# 家族のための よくわかる うつ

池田書店

はじめに

# うつ病は〝協働〟で治していきましょう

うつ病に苦しむ人が増えています。うつ病は生活にも大きな障害をきたすため、本人のみならず、家族などの身近な人も悩みます。うつ病は、がんに次ぐ「社会的損失の要因」とすら言われているのです。

うつ病の研究・治療は、実はまだまだ現在進行形です。次々に新しい薬が開発され、認知行動療法（心理療法の一種）の有効性もわかってきましたが、それでもまだ原因が特定されたわけではなく、特効薬も出ていません。

ただ、ひとつだけわかっていることがあります。それは、うつ病からの**回復には〝協働〟作業がとても有効**だということです。詳しくは本文で解説しますが、**キーワードは「バイオ・サイコ・ソーシャル」**です。

本書では、精神医療の最先端にいる医師と、心理療法の最先端にいる臨床心理士がタッグを組み、うつ病の正しい〝理解〟と、協働して治療に取り組む〝知恵〟を提示しています。

うつ病になった本人の身近にいるご家族が、〝協働作業〟にどう加わればよいのかを知り、〝希望〟を持って回復を待てるようになることが本書の目的です。

皆様にとって、暗闇を照らす街灯のような役割を果たせることを願いつつ、本書をお届けします。

# そして、〝希望〟を持ち続けましょう

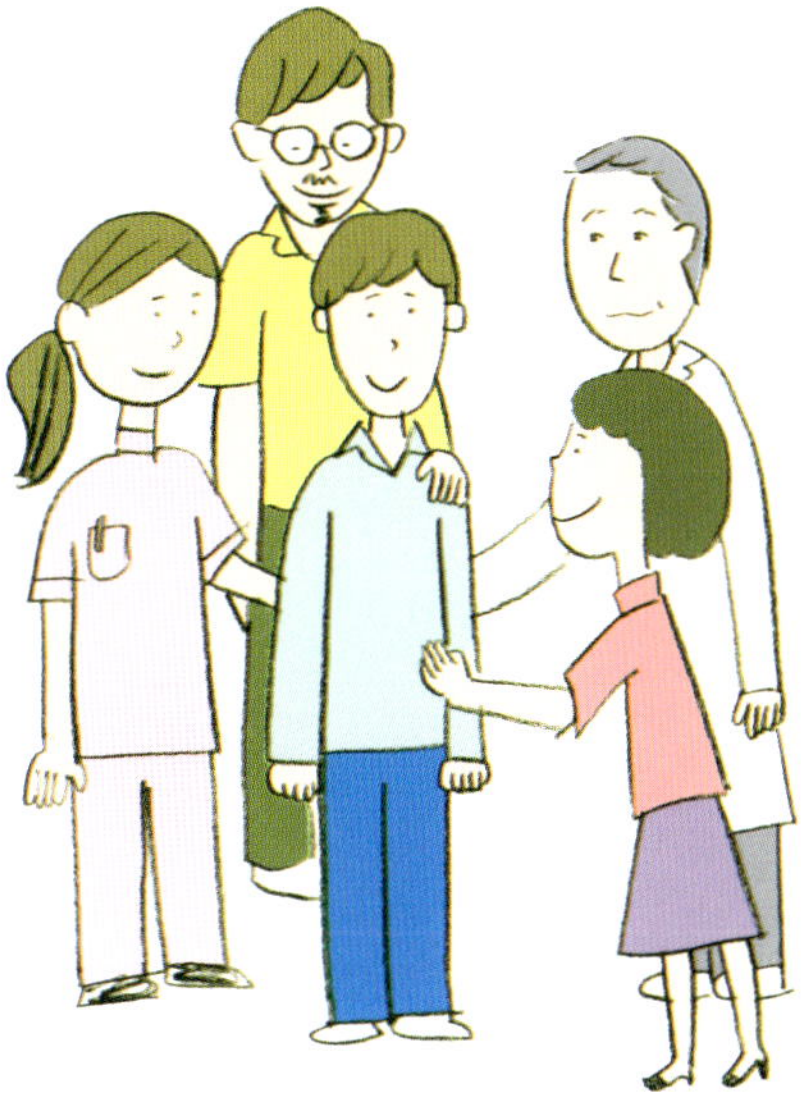

うつ病の治療は、
バイオ（身体）・サイコ（心理）・ソーシャル（社会）の
三位一体で取り組むことが理想です

# 目次

## 2章 大切なのは「協働」です

## 3章 家族・友人・同僚として「できること」をしましょう

## 4章 「希望」を捨ててはいけません

**資料**

# 1章 うつを「理解」しましょう

# 「うつ病」とは何でしょうか？

## 長い間、ひどい憂うつが晴れなければ、それはうつ病かもしれません

### 誰にでもある憂うつが極端になった状態

「うつ病」とは、誰にでもある心の「憂うつ」が、かなり重い状態で、長い期間続くものです。

誰であれ、嫌な出来事があったり、疲れがたまったりすると、心が晴れず、暗い気分になることがあるはずです。ただ、原因となった出来事が解決したり、他の楽しいことで気が紛れたり、ゆっくり眠って目覚めると気分爽快になったりと、憂うつな気分は時間とともに晴れていくものです。

ところが、状況が変わっても、気晴らしをしても、かなりの時間が経っても、ひどく憂うつな気分が変わらないことがあります。そして、突然の不安感や絶望感におそわれたり、原因のわからない体調不良が続いたりします。その症状のために、仕事や学校、家事や育児などの日常生活にまで支障をきたし、本人だけでなく、家族や周囲の人たちにも負担をかけるはめになる——ここまでくると、それは「うつ」または「うつ病」という診断を下される可能性があります。

### 「わかりにくい」ことが、うつ病の特徴

うつ病という診断が下されるほどの状態になれば、治療が必要になります。けれども、治療が必要なほどのうつかどうかという判断は、本人にも、家族など周囲の人にも、簡単にわかるものではありません。

実は専門家にとっても、診断が容易ではない病です。うつ病はさまざまな要素が絡み合って発症し、症状もさまざまな形で出現するので、とてもわかりにくいものなのです。

この「わかりにくい」ということが、うつ病の特徴のひとつだということを、周囲の人も理解することが必要です。

**ひどく落ち込むことは誰にでも……**

失恋した

仕事でミスした

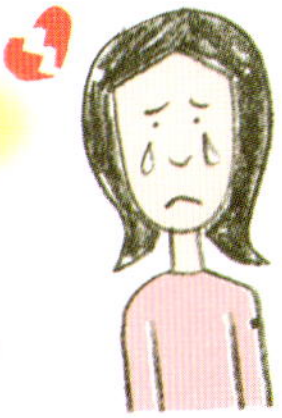

受験に失敗した

友人に誤解された

**けれども、たいていは時が解決するもの**

新しい恋を見つけた

1週間もしたら
気にならなくなった

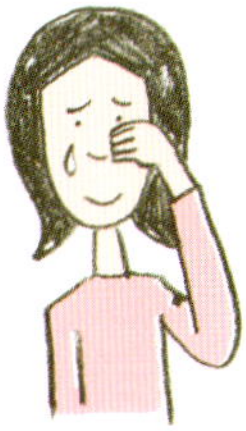

また頑張ればいいやと
思えるようになった

誤解されたままだけど、
友人は彼だけじゃない

**ところが、1か月経っても、3か月経っても、
ひどい落ち込みから抜け出せない場合、**

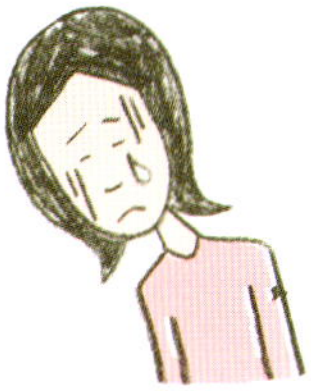

「うつ病」かもしれません

**普通の「憂うつ」よりも、
深く落ち込み、長く続き、はるかに苦しい
……それが「うつ病」です。**

# うつは心身のエネルギーが低下した状態

ガソリンのなくなった車を想像してみると、理解しやすくなります

## エネルギーがなくなれば、人は動けない

うつ病になると、生活の全般において意欲がなくなります。何もやる気が起きず、何をするにも億劫《おっくう》な感じがするのです。うつ病は英語で「depression《デプレッション》」と言いますが、これはエネルギーが低下した状態を指す言葉です。つまり、うつ病とは、「心身のエネルギーが低下した状態」とも言えるわけです。

私たちの体を「車」にたとえて考えてみましょう。車を走らせるには「ガソリン」が必要ですが、車を走らせればタンクからガソリンはどんどん減っていきます。もしも給油せずにひたすら走り続けたり、故障でタンクからガソリンが漏れ出したのに気づかなかったりしたら、どうなるでしょう。どちらにしてもガソリンがなくなり、車は動かなくなってしまいます。

私たちの心身もまた、動かすためにはエネルギーが必要です。ガソリンがなくなった車のように、心身を動かすエネルギーがなくなった状態こそが、「うつ病」だと理解してください。

## エネルギーの補給には、まず「休むこと」

ガソリンがなくなって車が動かなくなったとき、ドライバーはどうするでしょう。単なるガス欠であればガソリンを補給するし、故障であれば修理してからガソリンを補給します。もしも、それをせずにエンジンを吹かし続けたら、車体が壊れてしまうはずです。

うつ病も同様です。足りなくなった心身のエネルギーを、まずは補給しなければなりません。

そのためには、まずは心身ともに「休む」ことが必要です。もし、休養だけではエネルギーが十分に補給できない場合は、投薬や心理療法など、専門家の手を借りる必要があります。

## ガソリンのなくなった車

**後ろの車が怒っても**

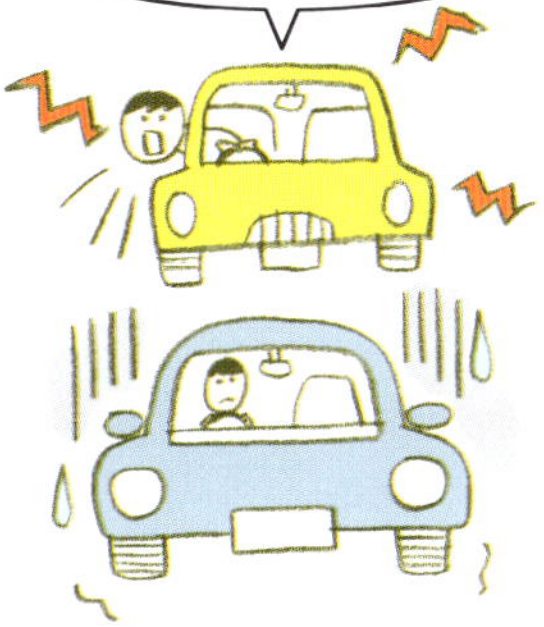
信号、青だよ!
早く動けよ!

**助手席の人が励ましても**

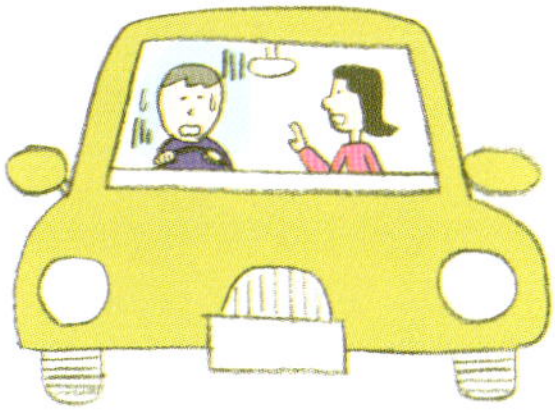
アクセルもっと
強く踏めば?

**車は動きません。
無理にアクセルを踏んでも、
車体が壊れるだけ……**

**まずは、ガソリンを
補給することです**

## うつ病になった人

**上司が怒っても**

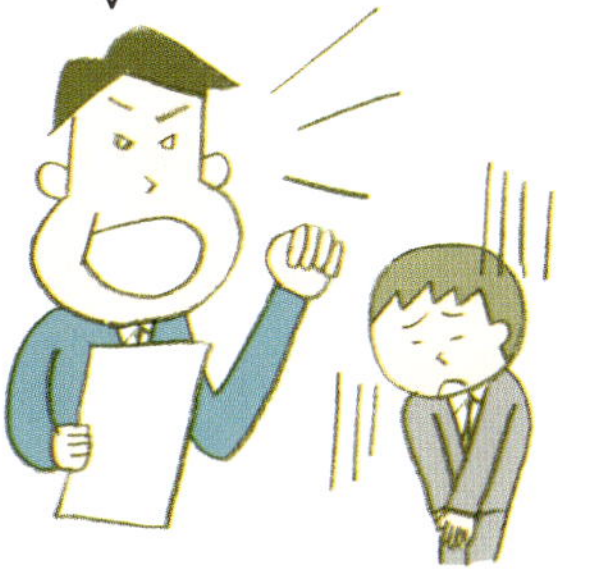
この企画、全然
進んでないじゃないか!

**家族が励ましても**

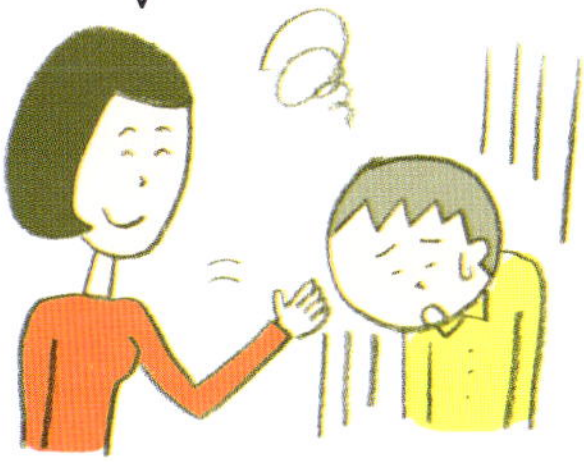
あなたなら
できるって!

**意欲が湧きません。
無理にがんばっても、
ますます状態が悪くなるだけ……**

**まずは、休養を
とることです**

# 発症から回復までは長い道のり

うつ病の発症・経過・回復のプロセスを知っておきましょう

## 急にいくつもの症状が同時に表われる

うつ病の兆候は、一般的に「心が重い」「やる気が出ない」「疲れが取れない」「眠れない」などの形で表れてきます。どれかひとつから始まるのではなく、ほとんど同時に、急にいくつもの症状が表れます。

そのような症状が2週間以上続き、どんどん重くなった場合、「うつ病」である可能性が高いと言えます。けれどもこうした変調は、身近にいる人でもなかなか気づきにくいものです。治療を必要とするうつ病かどうかを客観的に判断することは難しいでしょう。

判断の目安になるのは、症状が2週間以上続き、そのために「仕事や日常生活に支障が出ているか」どうかです。この2つに当てはまると判断したら、受診させましょう。うつ病と診断されれば、そこから治療が始まります。

## 良くなったり悪くなったりを繰り返しながら

うつ病は自然回復する場合もありますが、重度になると治療を受けなければ回復は見込めません。

ただし、治療を受けても一気に良くなることは滅多にありません。少し良くなり、また悪化して、というサイクルを繰り返しながら回復していきます。

また、いったん良くなっても、うつ症状がぶり返す（再燃・再発）人が少なくありません。ぶり返す間隔は人それぞれで、何十年も経ってから再発する人もいれば、1年間に回復と再燃を何度も繰り返す人もいます。

残念なことに、うつ病には特効薬も、誰にでも効く治療法もありません。回復までのプロセスは人それぞれ違いますが、たいていは長い道のりになります。

ただ、周囲の協力があり、本人が望みを捨てなければ、回復に向かう道のりは確実に短くなります。

うつ病の症状 20〜25頁
うつ病の専門家 74〜79頁

## 発症から回復まで

**発症**　いくつもの症状が同時多発する

↓ **症状の悪化**　／　↓ **自然治癒**

↓

**受診**　本人は症状を自覚しても受診したがらないものなので、周囲の人のアドバイスが必要になる

↓

**治療**　専門家による治療が始まる

↓

**症状の改善**

↓

**症状の悪化**（→ 症状の改善へ戻る）

↓

**徐々に回復**

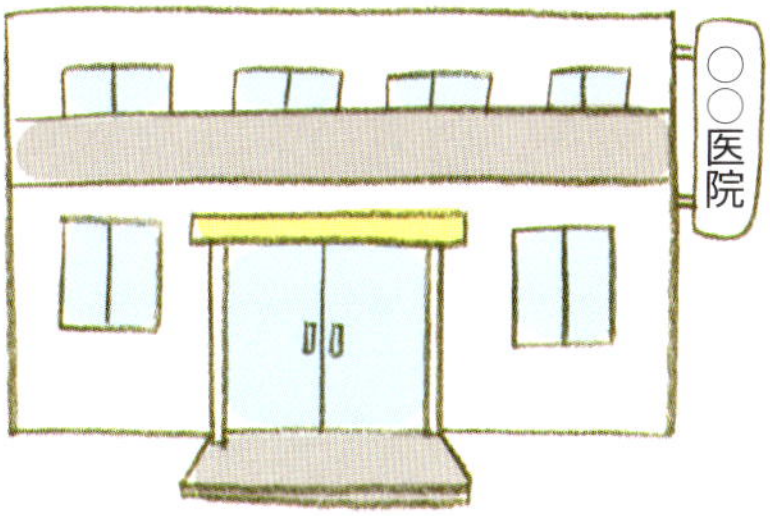


## うつ病の再燃と再発

| | | |
|---|---|---|
| 再燃 | ＝ | 回復から1年以内に、症状がぶり返すこと |
| 再発 | ＝ | 回復から1年以上経ってから、症状がぶり返すこと |

# 「心・体・生活」との関わり

## うつ病の発症には、3つの要因が複雑に関係しています

### 原因は「バイオ・サイコ・ソーシャル」

うつ病の原因は、いまだにはっきりとは解明されていません。ただ、原因はひとつではなく、「身体」「心理」「生活」の3つの要因が、複雑に絡み合って起こると考えられています。

専門家の間では、よく「バイオ・サイコ・ソーシャル」という用語が使われます。これは、人間の心身に変調が起こる要因を、生物学的な視点（バイオ）、心理的な視点（サイコ）、社会的な視点（ソーシャル）の3つの側面からとらえ、多角的に理解していこうという考え方です。

うつ病の場合、外から見れば心理的な（サイコ）変調が最も目立つかもしれませんが、発症している時には脳の機能（バイオ）にも異常が見られます。また、発症させる引き金として、生活環境や人間関係など社会的な（ソーシャル）要因から受けるストレスが見逃せません。この3つの要因が絡み合って、うつ病は発症し、悪化するのです。

### 治療についても3方面から

「バイオ・サイコ・ソーシャル」というのは、1970年代後半から提唱されるようになった考え方です。

その背景には、近代医療のあり方があまりにも生物学的な考え方に偏り、患者の「心の問題」や、人間を取り巻く「社会的な側面」に配慮が足りなかったのではないか、という反省があります。

詳しくは2章で述べますが、原因に「バイオ・サイコ・ソーシャル」の3つが関わっているのですから、治療もまたこの3つの側面から考える必要があります。

うつ病を理解するためには、「バイオ・サイコ・ソーシャル」という考え方を理解しておきましょう。

治療面でのバイオ・サイコ・ソーシャル 72頁

## うつ病の原因としての「バイオ・サイコ・ソーシャル」

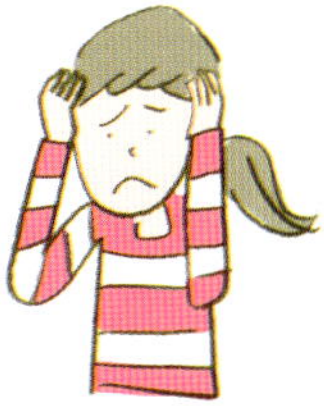

**Biology**
バイオ
**生物学的な要因**
体の問題＝能力・機能（思考力・意欲・判断力など）が低下する

「脳の機能低下」が「気分の落ち込み」などを促す

「脳の機能低下」が「社会生活」に支障をもたらす

「気分の落ち込み」が「脳」に影響を及ぼす

「社会でのストレス」が「脳」に影響を及ぼす

**Psychology**
サイコ
**心理的な要因**
心の問題＝マイナスの感情（気分の落ち込み、自信喪失など）が続く

**Social**
ソーシャル
**社会的な要因**
生活の問題＝環境（会社・学校・家庭など）や人間関係でストレスを感じる

「気分の落ち込み」が「社会生活」に支障をもたらす

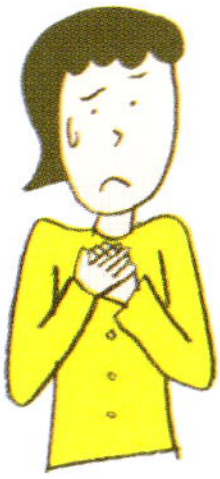

「社会でのストレス」がマイナスの気分を引き起こす

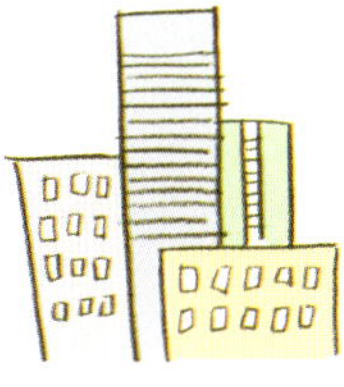

# うつ病の症状① 心の変化

## うつ病になると、感情・気分・思考力などが変わってきます

### 気のふさぎ、意欲の低下、イライラ感

うつ病は心の中（感情、気分、意欲など）に変化をもたらします。

顕著《けんちょ》なのは、「意欲（気力）の喪失」と「気分（感情）の落ち込み」です。具体的に挙げると、「何をやっても面白くなくなる」「何もやる気がしなくなる」「寂しくてたまらなくなる」「気が滅入ってどうしようもなくなる」「突然たまらなく悲しくなる」などです。

さらに、自分自身も含めて、物事を否定的・悲観的に考えるようになります。例えば「自分はダメな人間だ」「将来いいことなんて何もない」などです。そして、何かあると必要以上に自分を責めてしまいます。これが高じると、自殺願望を抱くようにもなります。

否定的・悲観的な考え方は、憂うつ感などと絡み合って、自己卑下《ひげ》や漠然とした不安感、焦燥感などを引き起こします。また、こうした感情が、イライラした攻撃的な言動として表れることもあります。

さらに、「こんなに苦しいのに、誰にもわかってもらえない」と思い込むようになる傾向もあります。

### 思考力の低下

うつ病になると、思考力も低下します。

そのため、頭がボーっとして、考えがまとまらなくなり、簡単なことでも判断ができなくなります。例えば、「今日のお昼、カレーにする？　スパゲティにする？」といった程度の質問にも、混乱して答えられません。それに伴って、話し方も遅くなります。

集中力や記憶力も下がるため、「頭が悪くなった」「もともとバカだから」などと思うようになります。

ただし、これらの変化は、おうおうにして周囲からは見逃されやすいものです。

## うつ病の人の心の変化

### 意欲・気力がなくなる

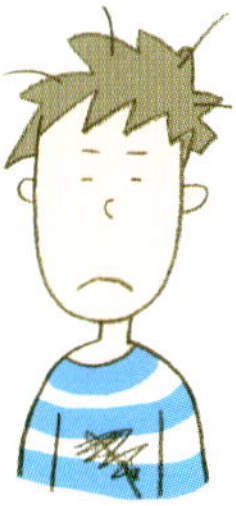

ひどくなると、洗顔すらしないことも

### 気分（感情）が落ちこむ（＝抑うつ状態）

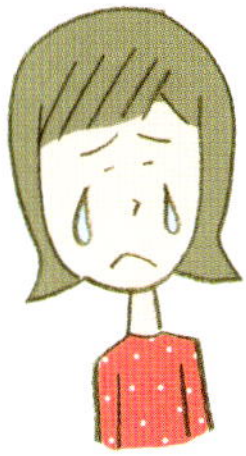

ひどくなると、理由なく涙を流すことも

### 喜びも悲しみも感じなくなる

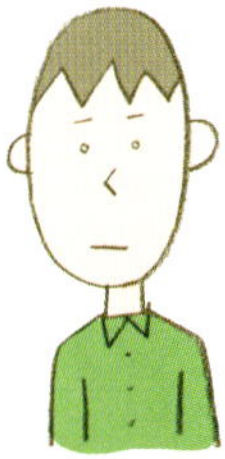

ひどくなると、動作が鈍くなることも

### 時々イライラした感情にとらわれる

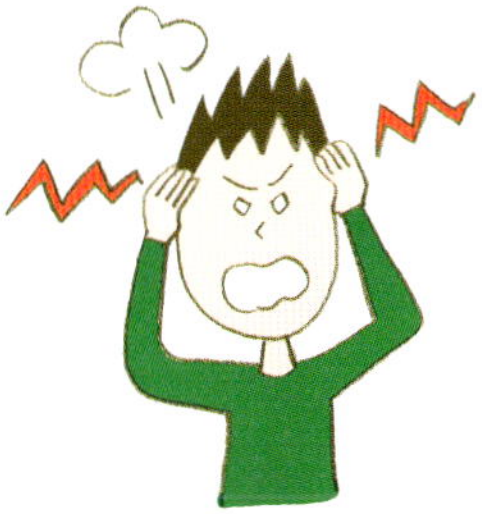

ひどくなると、攻撃的になることも

### 悲観的な考えをする

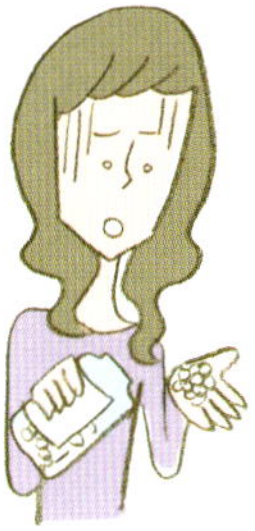

ひどくなると、
妄想や自殺願望を抱くことも

周囲から見ていると、いかにも「物憂げで暗く元気がない」という様子が見て取れることが多いのですが、反対に、心配をかけまいとしてわざと明るく振る舞い、心の中を見せない患者もいます。重症になるとそれもできなくなるのですが、初期の段階では明るく見える患者もいることを知っておきましょう。

# うつ病の症状② 体の変化

心だけでなく、体にもさまざまな症状が表れます

## 極端に疲れやすくなり、睡眠障害も起こりがち

うつ病は感情・気分・意欲などにだけ症状が表れると思われがちです。けれども実際には、うつ病になると極端に疲れやすくなります。

その他にも、さまざまな変化が体に表れることが多く、これを、うつ病の「身体症状」と呼びます。

代表的な身体症状には、まず「睡眠障害」が挙げられます。睡眠障害にもいくつか種類があり、主なものは入眠障害・熟眠障害・早朝覚醒・中途覚醒の4つですが、生物学的な原因の強いうつ病では、早朝に目覚めてしまう「早朝覚醒」が多いとされています。

逆に、昼や夕方まで眠ってしまい、いくら眠っても熟睡感が得られない「過眠」になる人もいます。

睡眠障害は、目が覚めるたびに気分が落ち込み、後悔や自責の念などで悶々として、再び眠りにつくことができなくなることが特徴です。その結果、疲労感ばかりが蓄積され、起床が難しくなってしまいます。

## 性欲減退、頭痛、肩こり、めまいなども

睡眠障害と同じぐらいよくある身体症状が「食欲不振」です。「何も食べる気がしない」「食べても味が感じられない」「おいしくない」などの症状が続きます。そのため体重が減少し、見た目もげっそりしてきます。

その他、特に男性は性欲が減退することが多いようです。また、男女を問わず、頭痛、頭に鉢をかぶせたような頭重《ずじゅう》、肩こり、めまい、耳鳴り、口の渇き、疲労倦怠感《けんたい》、関節痛、腰痛、さらに下痢、便秘、胃部不快感、腹部膨満感など、さまざまな「自律神経症状」が表れます。

うつ病のサインとしては見逃されがちですが、身体症状も典型的なうつ病の特徴です。

## 体の変化の例（身体症状）

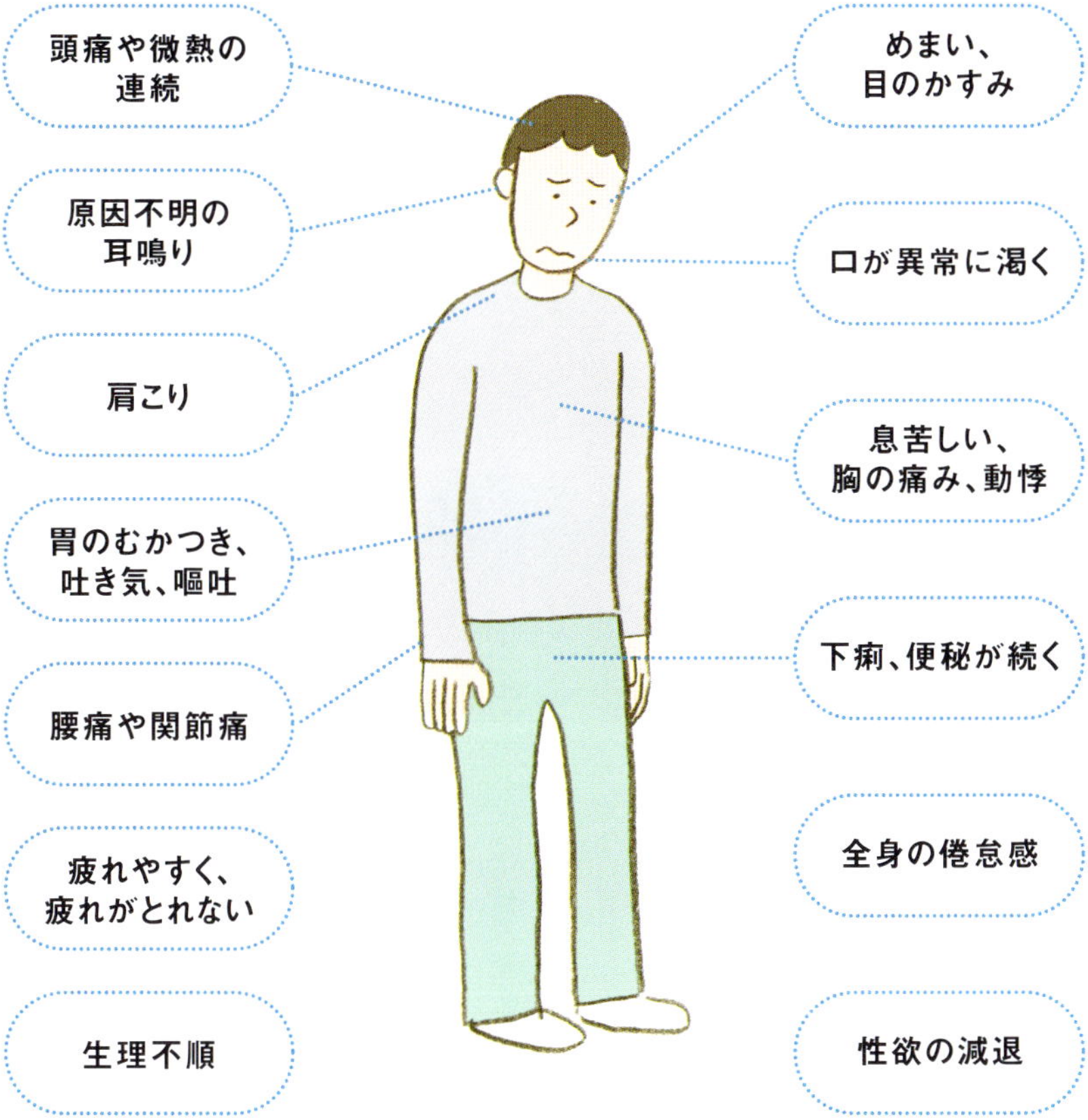
頭痛や微熱の連続
原因不明の耳鳴り
肩こり
胃のむかつき、吐き気、嘔吐
腰痛や関節痛
疲れやすく、疲れがとれない
生理不順
めまい、目のかすみ
口が異常に渇く
息苦しい、胸の痛み、動悸
下痢、便秘が続く
全身の倦怠感
性欲の減退

## 主な睡眠障害

| | |
|---|---|
| 入眠障害 ＝ | 布団に入って寝ようとしても、なかなか寝つけない |
| 熟眠障害 ＝ | 眠りが浅く、夢ばかり見て、熟睡できない |
| 早朝覚醒 ＝ | 夜が明ける前に目が覚めてしまい、眠れなくなる |
| 中途覚醒 ＝ | 夜中に何度も目が覚めてしまう |

# うつ病の症状③　生活の変化

周囲の人との関係に影響を及ぼし、悪循環を起こす場合もあります

## 「生活の乱れ」は大きなサイン

うつ病になると、心や体にさまざまな症状が表れます。意欲・気力、思考力・判断力・集中力・記憶力、興味・関心などが低下し、健康状態も悪くなります。

その結果、日々の生活にも変化が表れます。習慣だったことも、好きだったことも、できなくなります。具体的には、「新聞を読まなくなった」「テレビをほとんど見なくなった」「部屋の掃除をしなくなった」「化粧や身だしなみにかまわなくなった」などです。

読書やテレビドラマの視聴、あるいは掃除などごく日常的な行動は、実は集中力・記憶力・判断力などを駆使する高度な作業でもあるので、うつ病になると、こうしたことも難しくなってしまうのです。きれい好きだった人の部屋がだんだん汚くなっていけば、周囲の目には「生活の乱れ」として映ります。

## 周囲に迷惑をかけると「悪循環」が起こる

判断力が鈍ると、仕事でミスが続いたり、家事ができなくなったりします。約束事を守るのも難しくなるので、さまざまな支障が出てきます。

その結果、ミスを指摘されるなどして、周囲との軋轢《あつれき》が問題になるケースが少なくありません。そのようなことがあると、ただでさえ苦しいのに、いっそうストレスを感じ、うつ病は悪化します。症状が悪化すれば、ますます仕事に支障をきたして、周囲の人々の心証を悪くし、それがまた本人に跳ね返って来るという悪循環が止まらなくなるのです。

うつ病は、本人の心や体だけではなく、周囲との関係にも変化をもたらすものなのです。

夫婦の一方がうつ病になると、喧嘩《けんか》や対立が増えることも、夫婦の間ではよく見られる現象です。

## 生活上の変化の例

人づきあいが
悪くなる

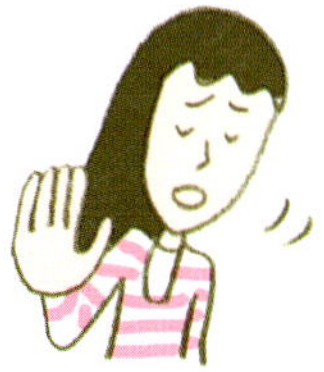

約束が
守れなくなる

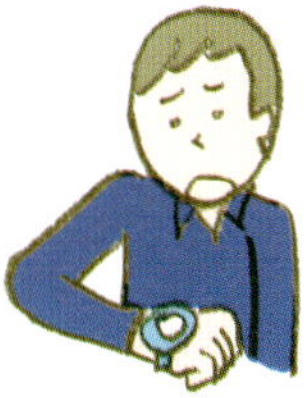

規則正しい生活が
できなくなる

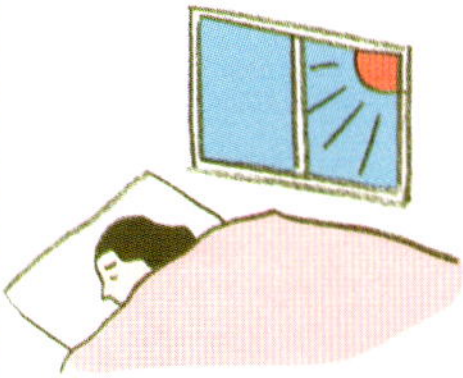

本や新聞を
読まなくなる

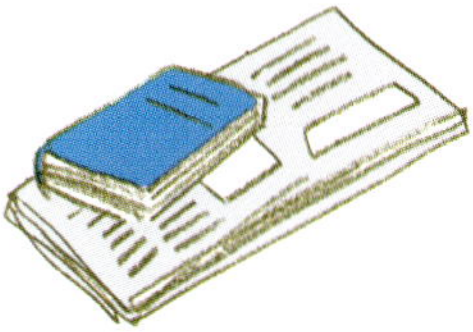

テレビを見ても以前の
ように反応しなくなる

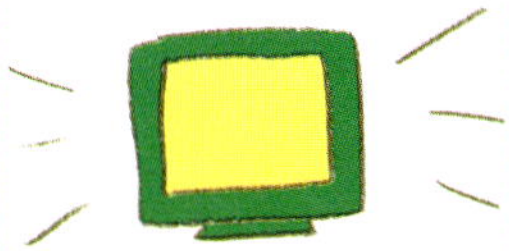

口数が減る

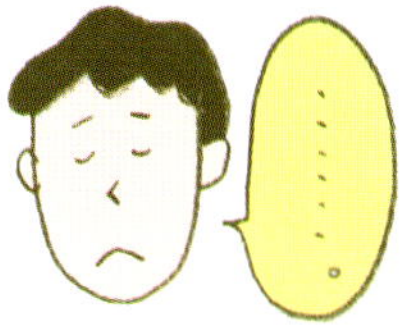

出かけなくなる

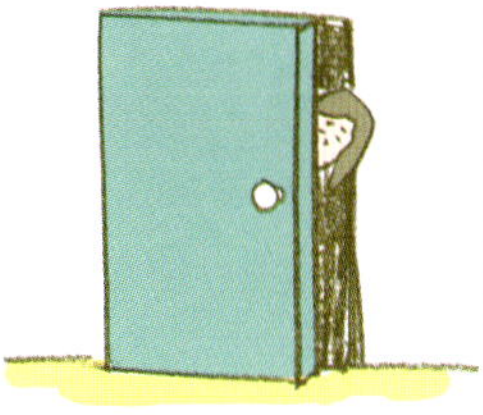

服や化粧に
かまわなくなる

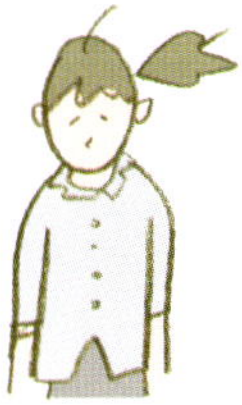

猫背気味で
視線が下向きになる

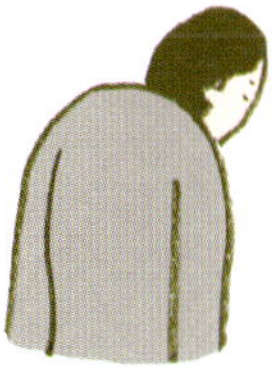

仕事や家事を
手順良くできなくなる

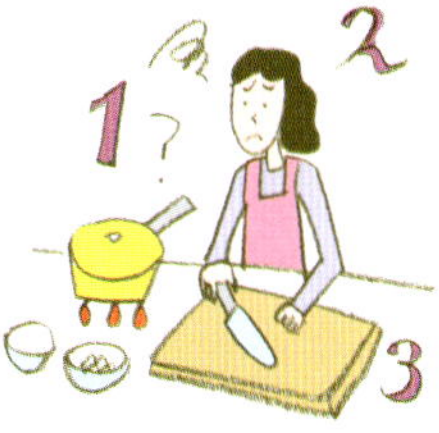


職場や学校に
遅刻や休みが多くなる

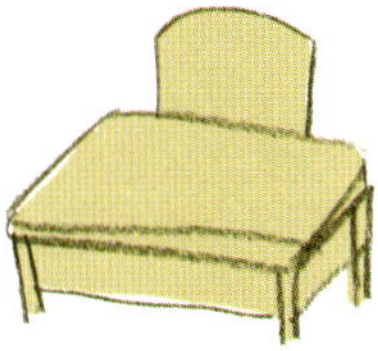

質問に対して
答えられなくなる

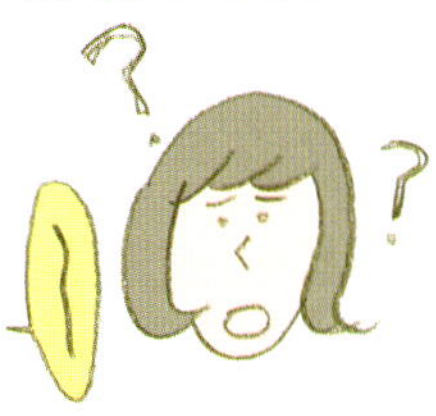

# 本人はとても苦しんでいます

## 肉体的にも精神的にも、「二日酔い」にそっくりな症状です

### 毎日が「二日酔い」のような状態

うつ病になると、「思考力・意欲・判断力などの低下」や「気分の落ち込みや自信喪失などの心理状態」が継続します。さらに身体症状による衰弱や、自殺願望にまで至るため、本人にはとてもつらい状態が続きます。

重度のうつ病になると、毎日がいわば「二日酔い」のような状態になります。

まず、精神的には、後悔や自責の念にとらわれます。実際の二日酔いでも、「あんなに飲まなきゃよかった」と悔やんだり自分を責めたりするものですが、一日ほど休めば回復するため、その思いは消えていきます。

けれども、うつ病の場合は、そんな後悔や自責の念がずっと続くのです。「なぜあんな失敗をしたんだろう」「俺はダメなやつだ」などの思いから、2週間も3週間も抜けられなくなってしまうのです。

### 横になっていることしかできない

肉体的にも、ひどい二日酔いのように気分がすぐれず、体がだるく感じられます。積極的に何かをしようという気分になれないので、横になっているしかありません。第三者からは怠けているだけに見えるかもしれませんが、そうではなく、実際に動けないのです。

二日酔いのような状態なのですから、第三者から「頑張って起きようよ」とか「たまには外に出てみれば」などと言われても、心身のバランスが崩れているために、応えることはできません。むしろ「頑張れない自分はダメなやつだ」という自責の念がさらに強くなってしまい、絶望感や孤独感に苛《さいな》まれ、状態がますます悪化してしまうこともあります。

それでいて、少し元気になると、周囲に八つ当たりをすることも珍しくありません。

## その苦しさは、まるで毎日が二日酔い

### 体のバランスが崩れる

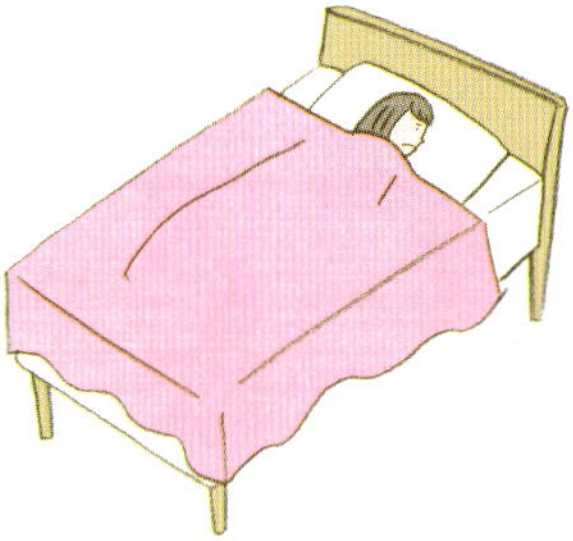

「何もしたくない」と
横になっているだけ

### 自責の念にかられる

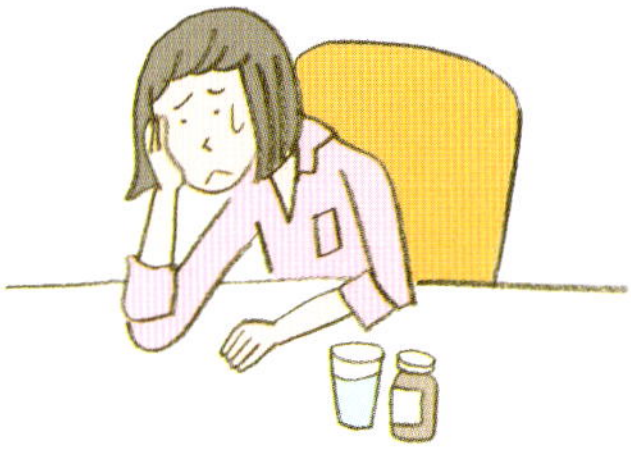

「自分はだめな人間だ」と
落ちこむ

### 少し元気になると攻撃的になる

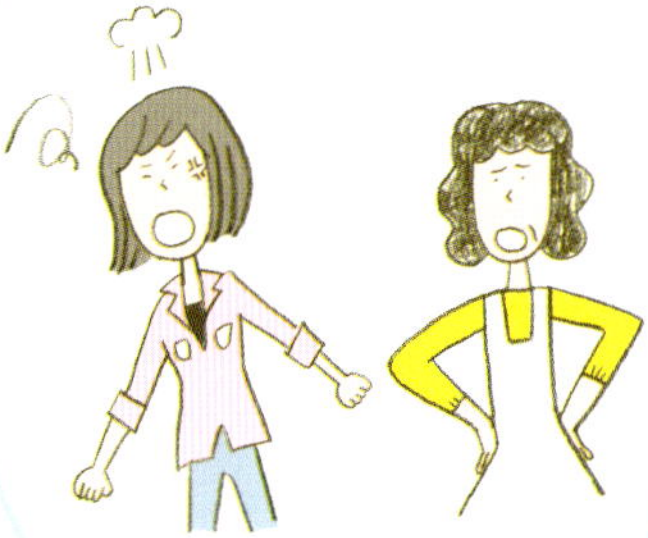

周囲に八つ当たりする

# うつ病の人の「脳の中」

脳の働きに障害が起きていると考えられています

## 脳内の情報伝達がうまくいかなくなるらしい

「うつ病」や「抑うつ状態」になると、脳内のメカニズムに何らかのアクシデントが起きているのではないか、と専門家は考えています。しかし、具体的にどのようなアクシデントが起きているのかは、まだはっきりと解明できていません。

現在のところ、有力な説と言われているのは「モノアミン仮説」です。

人間の脳内には120億~150億個の神経細胞があり、それらはすべてシナプスと呼ばれる接合部を介してネットワークで結ばれています。この中を神経伝達物質という化学物質が行き交い、情報を伝達することによって、脳は心身をコントロールしています。

神経伝達物質のうち、ノルアドレナリン、セロトニン、ドーパミンなどを総称して「モノアミン」といいます。不安、恐怖などに関係するノルアドレナリンと、睡眠、食欲などに関係するセロトニンが何らかの原因で不足したり働きが低下したりするとうつ状態になる、と考えられているのが「モノアミン仮説」です。

## 先進医療が解明するうつ病患者の脳の中

最近は、うつ病の脳の働きを解明するために、脳の血流を測定する検査が行なわれるようになりました。

脳の神経細胞が活動するためにエネルギーとして必要な酸素と糖は、血流によって0・3秒以内に神経細胞に届けられる仕組みがあるので、脳の血流で間接的に神経の活動を観察することができるからです。典型的なうつ病では、脳血流の増加量が少なくなります。

近赤外線を利用したNIRS（近赤外線スペクトロスコピー）検査は、「うつ症状の鑑別診断補助」として厚生労働省から「先進医療*」に認定されています。

## 最も有力な「モノアミン仮説」

### 神経細胞の間で情報が伝達されるしくみ

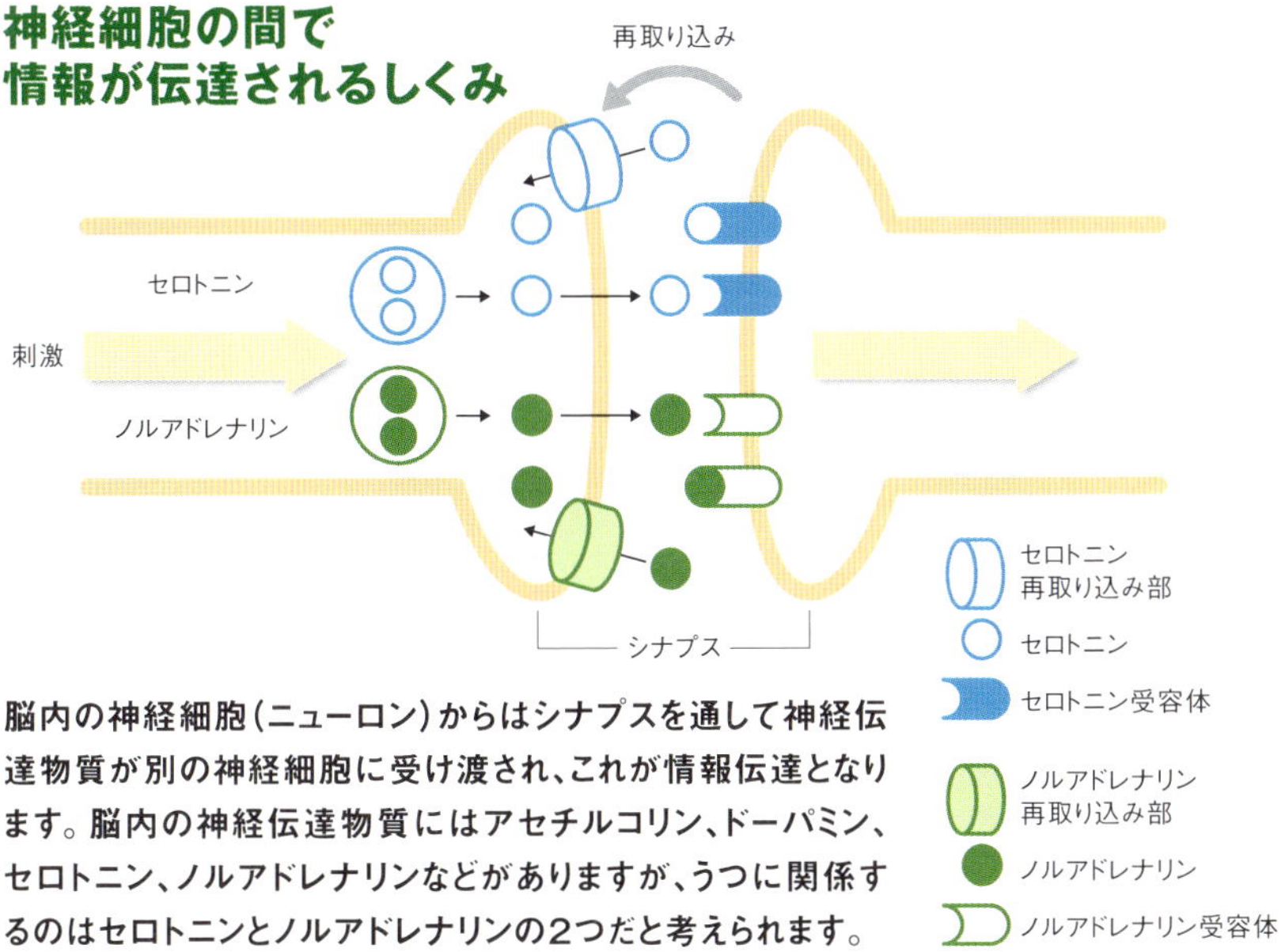
再取り込み
セロトニン
刺激
ノルアドレナリン
シナプス
セロトニン再取り込み部
セロトニン
セロトニン受容体
ノルアドレナリン再取り込み部
ノルアドレナリン
ノルアドレナリン受容体

脳内の神経細胞（ニューロン）からはシナプスを通して神経伝達物質が別の神経細胞に受け渡され、これが情報伝達となります。脳内の神経伝達物質にはアセチルコリン、ドーパミン、セロトニン、ノルアドレナリンなどがありますが、うつに関係するのはセロトニンとノルアドレナリンの2つだと考えられます。

## 近赤外線スペクトロスコピー（NIRS）

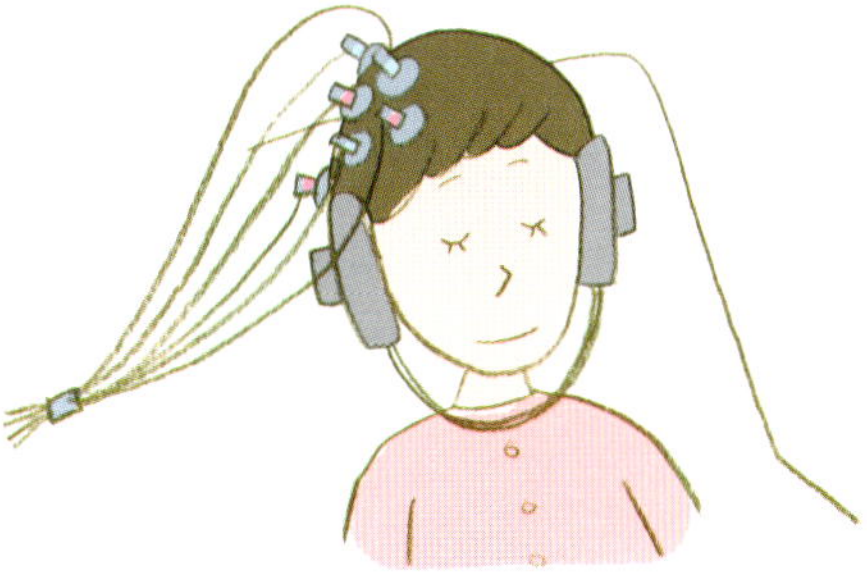

近赤外線（可視光線と赤外線の間の波長で、組織透過性が高い）を使って、脳血流の変化を調べる機械。健康な脳を検査すれば、前頭葉に血液が巡って活発に活動している様子が見られる。うつ状態の脳では、前頭葉に血流が少なく、前頭葉の活動が見られないことがわかる。

＊先進医療　一般の保険診療で認められている医療の水準を超えた最新技術として、厚生労働大臣から承認された医療行為。治療効果は高いが、費用は全額自費負担となる。

# うつ病の人の「心の中」

### うつ病の人の心は、健康な人とは異なる考え方や感じ方をします

## 憂うつな気分が病的な絶望感へと変わる

うつ病になった人は、健康な人とは違う感じ方、考え方をします。

例えば、嫌なことがあれば「悲しい」と思うのは普通のことです。うつ病の人も悲しく思うのは同じです。ところが、うつ病の症状が進んでくると、それが自然な悲しさではなく、病的な「絶望感」へと変わっていくのです。

逆に、何かいいことがあれば、普通は「嬉しい」と感じます。たとえ憂うつな気分でいたとしても、嬉しい出来事で気が晴れるものです。けれどもうつ病の人は、たとえいいことがあったとしても気が晴れることはありません。嬉しいとも感じません。そのため、普通の人には「気晴らし」になるような旅行や趣味も、うつ病の人にはすごく疲れるだけで、逆効果です。

## 事実と違う悪い方向に考える

うつ病の人の考え方は、健康な人よりもずっと否定的・厭世《えんせい》的です。

物事が何か悪い方向に向かっている場合、健康な人は、冷静に、客観的にその原因を探ろうとします。けれどもうつ病の人は、その原因は自分にあると思い込むのです。他の人が「あなたのせいではない」と言っても、信じようとはしません。

このような考え方の歪みが高じて、妄想を抱くケースもあります。事実ではないのに自分は極端に貧しいと思い込む「貧困妄想」、過去に非常に罪深いことをしでかしたと思い込む「罪業《ざいごう》妄想」、がんなどの不治の病にかかっていると思い込む「心気妄想」などです。この場合も、他の人が否定しても考えを変えることはありません。

## 健康な人とうつ病の人の違い

健康な人 / うつ病の人

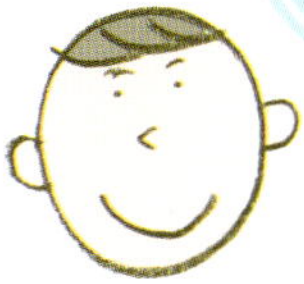
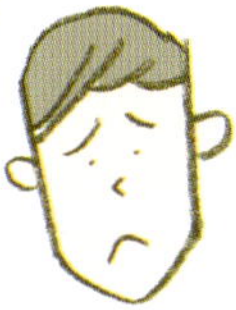

仕事や勉強がつらい

↓

休みたい

- 健康な人：休もう
- うつ病の人：休むと周囲に迷惑がかかる　休むと後で大変になる
  ↓
  休めない
  ↓
  がんばるしかない
  ↓
  （気力・能力の低下で）がんばれない
  ↓
  つらくてたまらない

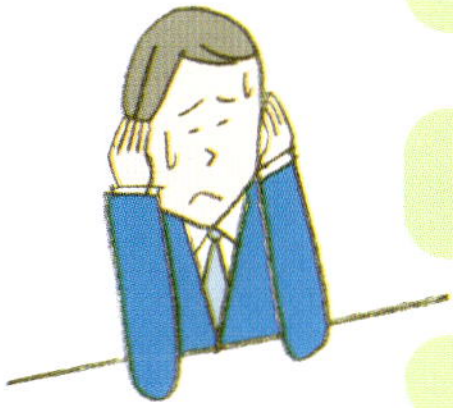

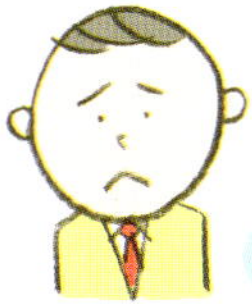
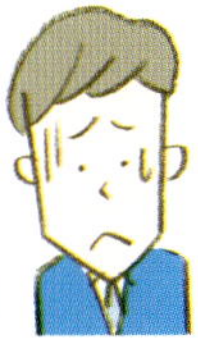

仕事で左遷が決まった

- 健康な人：落ち込む
- うつ病の人：落ち込む

↓

事態が一転して栄転が決まった

- 健康な人：嬉しい
- うつ病の人：落ち込みは変わらない

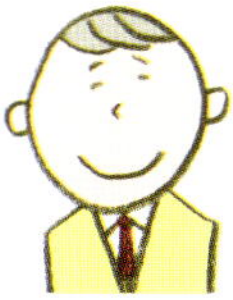
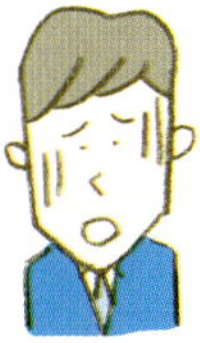

# うつ病の人から見た「社会」

自分の環境や自分を取り巻く人間を客観的に見ることができなくなります

## 「自分を理解してくれない」と恨みたくなる

「バイオ・サイコ・ソーシャル」の「ソーシャル」は、その人を取り巻く社会であり、環境であり、人間関係です。うつ病になると、自分を取り巻く社会や環境や人間関係を冷静に判断することが難しくなります。

もしも、家族や友人などの身近な人たちが、うつ病で「つらい」という切実な訴えを正面から受け止めてくれなければ、うつ病の人はさらに苦しみます。さらに学校や職場などの生活環境が理解を示してくれなければ、症状はさらに悪化します。そうなると、うつ病の人にとって周囲の人たちは、「どうして心配してくれないんだ」「全然わかってくれない」と恨みがましく思う対象になります。

逆に、社会との関係をうまく作れないのは「自分が悪いからだ」と、必要以上に自分を責めるケースもよく見られます。実際には環境や他の誰かに問題があったとしても、それを冷静に見極めることができず、「悪いのは全部自分」だと思うのです。

## 状況を客観的に判断できない

自分を不当に低く評価することは、周囲の人や状況を実際よりも高く評価することになります。「あの人はちゃんと仕事をしているのに、自分はろくに働いていない。私以外の人はみんな輝いて見える。私はダメな人間だ」などと思い込み、憂うつな気分に拍車がかかります。

うつ病のために心や体に変調をきたした人は、社会を見る目も歪んでしまうのです。そのため、他者に心を開かなかったり、社会から引きこもったりします。それがますます本人の孤立感を強め、うつ病の症状を悪化させるのです。

バイオ・サイコ・ソーシャル 18頁

## 現実の社会があるがままに見えなくなる

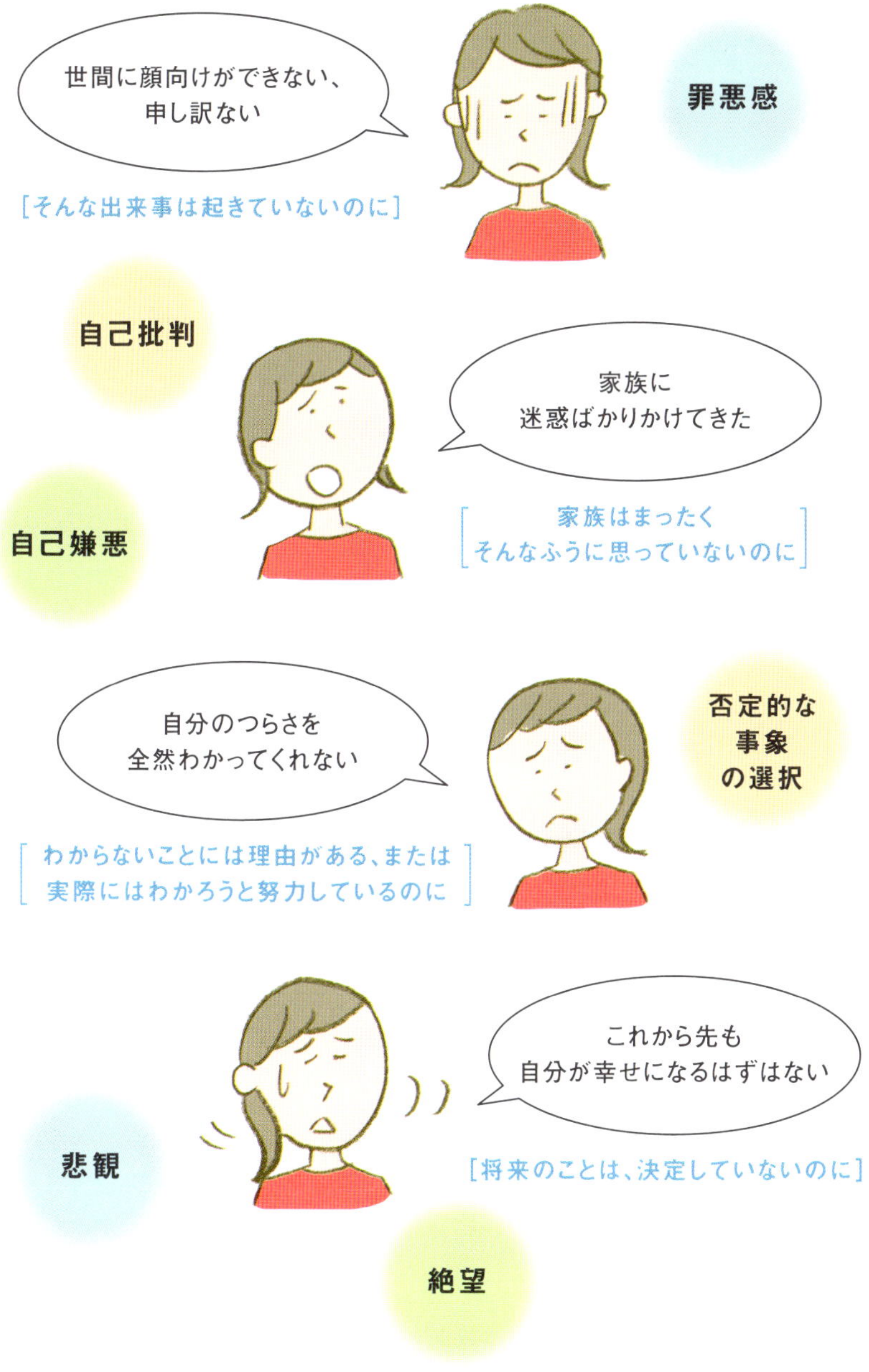
世間に顔向けができない、
申し訳ない
罪悪感
［そんな出来事は起きていないのに］
自己批判
家族に
迷惑ばかりかけてきた
自己嫌悪
［家族はまったく
そんなふうに思っていないのに］
自分のつらさを
全然わかってくれない
否定的な
事象
の選択
［わからないことには理由がある、または
実際にはわかろうと努力しているのに］
これから先も
自分が幸せになるはずはない
悲観
［将来のことは、決定していないのに］
絶望

# 「うつ病かどうか」の医学的な判断基準

## 専門家は「精神症状」と「身体症状」から判断します

### 一般的な診断基準は「DSM—Ⅳ」

うつ病を疑って精神科系の医療機関を受診すると、通常は、まず心理職などによって、自覚症状や病歴、生活環境、家族との関係などについて、ていねいな予診が行なわれます。そして、医師による診察の結果、心・体・生活面で、どのような症状が、どの程度表れているかに基づいて、診断が下されます。

一般的には、アメリカの精神医学会の診断基準となっている「DSM—Ⅳ《ディーエスエム・フォー》（精神疾患の診断・統計マニュアル第4版）」に従って、強い抑うつ状態のときに見られる9つの特徴的な症状（左頁①〜⑨）のうち5つ以上の症状が、継続して2週間以上、ほぼ毎日見られる場合にうつ病と診断されます。

DSM—Ⅳを使えば患者のイエス／ノーの答えで判断できるため、迅速に診断できます。けれども、この診断方法には課題もあり、決して万能ではありません。

### 症状だけでは判断が難しいのが現実

DSM—Ⅳでは、表面に表れる「症状」と「数」が診断基準であり、「症状の質や重さ」が考慮されないため、うつ病を引き起こした日常生活の問題点、家庭環境や社会的な背景、もともとの気質的な要因などが見落とされがちです。そのため、近年複雑化するうつ病の病態などに細かく対応するのが難しいのです。

また、経験の浅い医師がイエス／ノーの数だけで診断を下すケースがあり、誤診の原因にもなっています。

そのため、慎重な医師は、DSM—Ⅳだけで診断を下しません。初診時ですぐにうつ病などの病名を確定することもありません。受診時の声の大きさ、表情、態度や歩き方などを見て、薬物療法などの経過を3〜6か月ほど観察した後、正式に診断します。

## うつ病かどうかの診断基準（「DSM-Ⅳ」より抜粋し表現を変更）

最近2週間、ほぼ毎日、一日中……

| | |
|---|---|
| ①抑うつ気分 | 悲しい、憂うつ、気がめいる、むなしい、寂しい、つまらない、不安、喜怒哀楽がない、人に会いたくない、イライラする、怒りっぽい、希望がない。 |
| ②興味の喪失 | 何を見てもおもしろくない、喜びを感じない、性的関心が薄くなった。 |

1つも該当しない → うつ病ではない

1つ以上が該当する ↓

| | |
|---|---|
| ③食欲の変化 | 食欲がない。何を食べてもおいしくない。食べることに興味がない。体重が減った。 |
| ④睡眠障害 | 夜中に何度も目が覚める。朝早く目が覚める。疲れているのに眠れない。いくら寝ても寝足りない。一日中寝ている。 |
| ⑤精神運動性障害 | 落ち着きがない。話に脈絡がなく、抑揚がない。返答がないか、的外れ。動作が遅い。動かない。声が極端に小さい。極端に無口になる。 |
| ⑥気力の低下 | 何の意欲も湧かない。根気が続かない。何もできない。疲れやすく、いつも疲れている。何事をするにも時間がかかる。 |
| ⑦無価値観、罪責感 | 「自分は価値のない人間だ」「人間失格だ」「失敗したのは私の責任だ」「世の中の不幸はすべて自分のせい」などと自分を責める。 |
| ⑧思考力と集中力の減退 | 集中できない。記憶力が落ちた。考えがまとまらない。物事を決断できない。頭が悪くなった。 |
| ⑨自殺念慮 | 「死んだほうがよい」「生きていては周囲に迷惑だ」などと思う。 |

該当が3つ以下 → うつ病ではない

該当が4つ以上（①②とも該当なら3つ以上） → うつ病の可能性がある

「躁うつ病ではない」「症状のせいで、著しい苦痛や社会的・職業的などの機能に支障が起きている」「薬物の乱用、投薬による作用、体の病気が原因ではない」「愛する者との死別が原因ではない」の条件を満たしていれば、うつ病の可能性がある。

# 原因でうつ病を分類する考え方

従来は「原因」で3つに分類する考え方が一般的でしたが……

## DSM—Ⅳ以前の考え方

「DSM—Ⅳ」による診断が一般的になる前、うつ病は「原因」によって3つに分類されていました。ストレスなどによる精神的重圧が原因の「心因性うつ病」。ストレスとは関係なく、遺伝や体質などが原因の「内因性うつ病」。体の病気や服用している薬物が原因の「身体因性うつ病」です。

さらに、それぞれのうつ病も細分化されていました。

心因性うつ病は、本人が無意識のうちに抱えている精神的葛藤などによる「神経症性うつ病」、長期間にわたるストレスが原因となる「疲弊《ひへい》性うつ病」、失恋、喪失など特定のストレスが引き金となる「反応性うつ病」の3つに分類されます。

内因性うつ病は、躁状態と抑うつ状態を繰り返す「双極性うつ病」、うつ症状のみの「単極性うつ病」、40代半ば以降に発症する「退行性うつ病」の3つです。

ただし、いずれも同じような症状なので、内因性うつ病と心因性うつ病を正確に分類するのは困難です。また、ストレスが原因ではないとする内因性うつ病も、何らかのストレスが誘因となっている場合があり、最初は心因性うつ病と診断され、後から内因性だとされることもあります。

## 現在は「原因」で分類しない医師が多い

身体因性うつ病は病気や薬物の影響によるものなので、病気が治ったり、薬の服用を中止したりすればうつ症状が改善します。そのため、うつ病の分類から除外される場合もあります。

最近は「原因」よりも「症状」でうつ病の種類を捉える傾向が強く、この分類を重視しない医師のほうが主流です。

DSM—Ⅳ 34頁

## 原因で分類する場合のうつ病の種類（キールホルツによる）

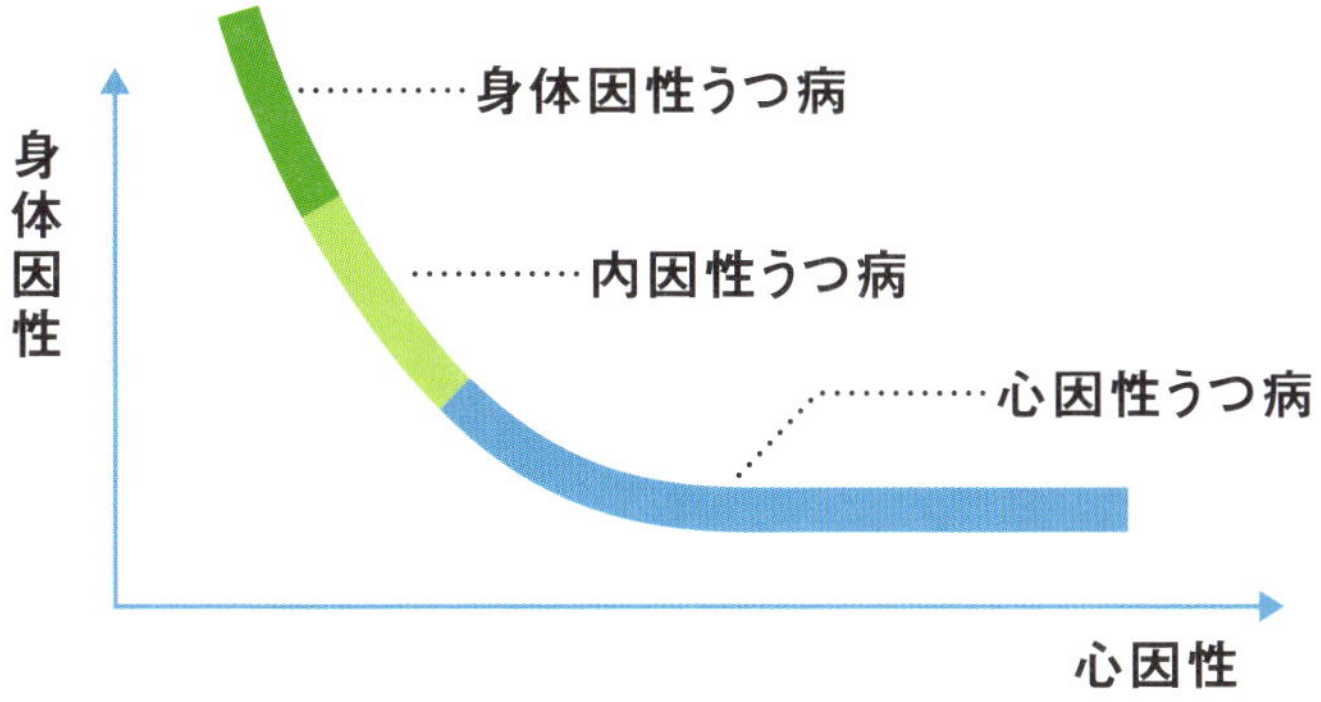
身体因性うつ病
内因性うつ病
心因性うつ病
身体因性
心因性

うつ病の分類はさまざまですが、
スイスの精神科医キールホルツによるこの分類は、従来一般的でした。

| | |
|---|---|
| 心因性うつ病 | 職場や家庭の問題などのストレスが許容を超え、適応しきれなくなることが原因。 |
| 内因性うつ病 | 自然に発症し、症状を繰り返す。季節に左右され、決まった季節になることもある。 |
| 身体因性うつ病 | 脳梗塞や甲状腺機能低下症など、身体の病気に伴う「器質性」（因果関係がはっきりしている）のうつ病。 |

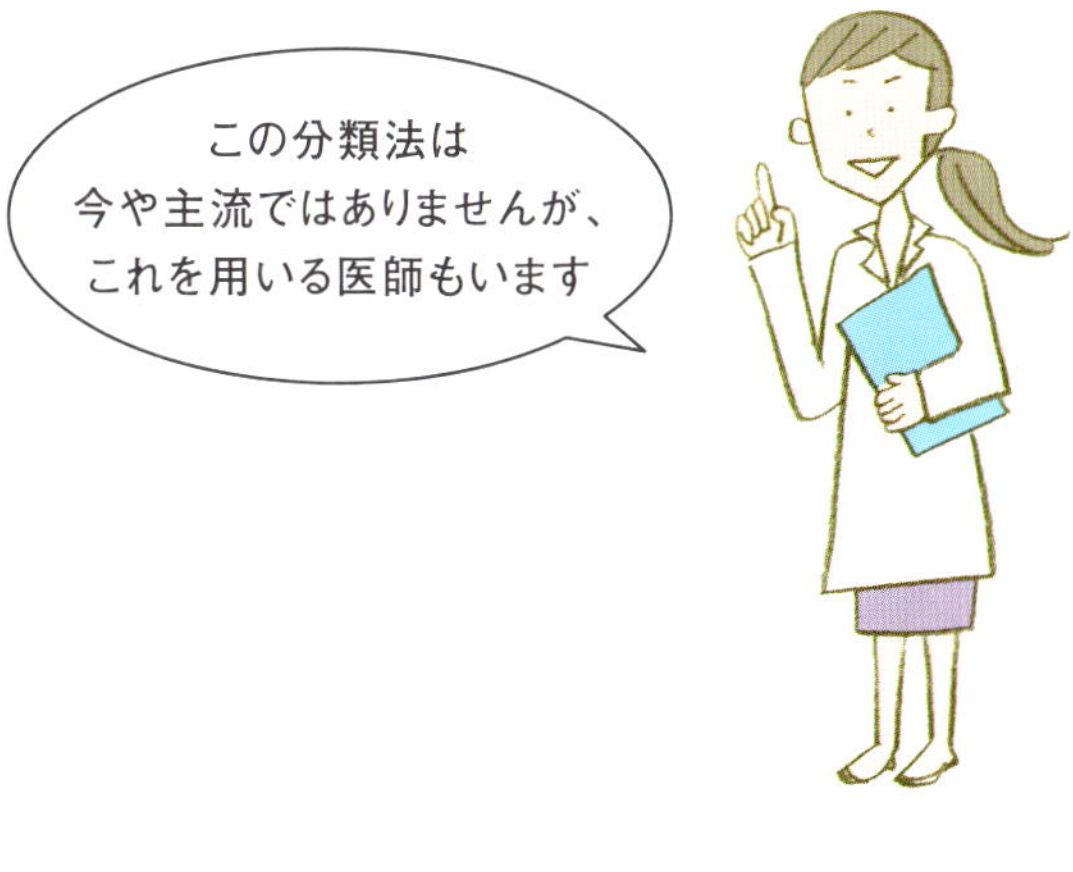
この分類法は
今や主流ではありませんが、
これを用いる医師もいます

# うつ病の医学的な位置づけ

## 精神障害の中の「気分障害」のひとつです

### いわゆる「うつ病」は「大うつ病性障害」

医学界では、うつ病は「精神障害（mental《メンタル》 disorder《ディスオーダー》）」として位置づけられています。

左頁に代表的な精神障害を掲載しましたが、この中にある「気分障害」の中の、「うつ病性障害」の中の、「大うつ病性障害」が、いわゆる「うつ（病）」のことです。

気分障害は別名「感情障害」と呼ばれ、日常生活に支障が起こるような感情の浮き沈みが、ある程度の期間持続して見られる症状を言います。つまり、うつ病は「感情の病気」のひとつと考えられているわけです。

ちなみに「大うつ病」という名称は、英語の「major《メジャー》 depression《デプレッション》」を訳したものです。実際には「主なうつ」といった意味合いですが、「major《メジャー》 league《リーグ》」を大リーグと訳したのにならったとか。だとしても、受ける印象から言って、あまり好ましい訳ではないでしょう。

この、厳密な意味の「うつ病」は、うつ症状が軽い「気分変調性障害」とは区別されます。

### うつ病の分類は難しい

一見するとうつ病に見えて、実はそうではない精神障害は少なくありません。

例えば、いわゆるヒステリーと言われる「解離性障害」、心理的な理由で仕事や学校に行けなくなる「適応障害」などです。また、パニック障害やＰＴＳＤなどが含まれる「不安障害」は、うつ病と併発することが多く、はっきりした区別ができにくい場合もあります。

細かい分類については、医師によって違う分け方をすることもあります。今はＤＳＭ―Ⅳが一般的ですが、「ＤＳＭ―Ｖ《ファイブ》」が発表されれば、また異なる分類がされる可能性もあります。

気分変調性障害 ＞ 42頁
DSM―Ⅳ ＞ 34頁

## 「精神障害」の主な種類

| 分類 | | 細かい分類、症状など |
|---|---|---|
| 幼児期～青年期に表れる障害 | | 学習障害や運動障害、広範な発達障害など |
| 認知障害 | | 認知症、せん妄、健忘性障害など |
| 物質関連障害 | | 酒、タバコ、薬、麻薬などへの依存（中毒） |
| 統合失調症と他の精神病性障害 | | 妄想、幻覚、自我解体などの症状 |
| 気分障害 | うつ病性障害 | **大うつ病性障害**、気分変調性障害 |
| | 双極性障害 | いわゆる躁病、躁うつ病、気分循環性障害 |
| | 一般身体疾患による気分障害 | 体の病を原因とする |
| | 物質誘発性気分障害 | 酒や薬物などの中毒を原因とする |
| | 全般性不安障害 | いわゆる不安神経症 |
| 不安障害 | パニック障害 | 呼吸困難など身体的、心理的なパニックを起こす |
| | 社会恐怖 | いわゆる対人恐怖症、赤面症など |
| | 外傷後ストレス障害 | 事故、事件、犯罪被害などで心に傷を負った状態 |
| | その他 | 小児の過剰不安障害、強迫性障害など |
| 身体表現性障害 | | 体の病がないのに耐えがたい痛みなどがある |
| 虚偽性障害 | | いわゆる詐病。しかし犯罪目的などではない |
| 解離性障害 | | いわゆる記憶喪失、ヒステリー、離人症など |
| 性障害と性同一性障害 | | 男（女）が自分を女（男）と感じる、不能、不感症など |
| 摂食障害 | | いわゆる拒食症や大食症 |
| 睡眠障害 | | 不眠や早朝起床、嗜眠症など |
| 適応障害 | | 他の明白な障害はないが仕事や学校に行けない |
| 精神遅滞 | | 通常は「知的障害」と呼ぶ |
| パーソナリティ障害 | | 思春期以後に表れる非常に偏った性癖、人格 |

『テキスト臨床心理学4　精神病と物質関連障害』の「DSM-4-TRの分類」より抜粋・まとめ

# 診断が難しいタイプ① 双極性障害

症状を見るだけでは区別がつきにくい、別の病気です

## 「うつ」と「躁」が交互に表れる悪循環

うつ病と同じように「気分障害」に分類されている精神障害に、「双極性障害」があります。かつては「躁うつ病」と呼ばれていました。

双極性障害は、気分が落ち込む「抑うつ状態」と、反対に気分が高揚し、自分ひとりで何でもできるような気がして、過度に活動的になる「躁状態」とが、交互に起きる病気です。

躁状態が軽い時は、やる気が充実して活動的になり、仕事などの生産性も高まります。ところが、ひどくなると数日間不眠不休で活動し続けたり、浪費や借金をしたりして、社会的信用を失ってしまうなどの問題が出てきます。さらに、自分が犯した失敗やトラブルに気づくと、今度は一転して自責の念から抑うつ状態になってしまうなど、悪循環を繰り返します。

## 特に診断が難しいのはⅡ型

双極性障害には、躁状態が重篤《じゅうとく》な「Ⅰ型」と、比較的軽い「Ⅱ型」があります。Ⅱ型の場合は、躁状態になっても「ちょっと元気な人」と見られるだけなので、周囲の人からは見過ごされがちです。

双極性障害の場合、抑うつ状態になって初めて医療機関に行くことが多いので、医師にとっても、その症状だけを見ると、双極性障害なのか、うつ病なのか、区別がつきにくいものです。そのため、残念ながら、誤診も決して珍しくありません。

しかも、うつ病の治療で服用した薬によって「薬物躁転」（薬の作用で、急に躁状態になる）してしまうこともあるので、ますます診断には慎重を要します。

正確な診断には、周囲の人のきめ細かな生活観察や、それまでの経緯などの聞き取りが必要です。

「気分障害」という分類 38頁

## 躁状態とは

- 気分が高揚する
- さまざまな活動に熱中する
- 多弁、早口になる
- 睡眠欲求が減少する
- 自尊心が肥大する
  「自分はすごい人間だ」と思う

## 「単極性うつ病」と「双極性障害」の違い

躁 ＝ 感情が湧きすぎてしまう状態　うつ ＝ 感情がなくなる状態

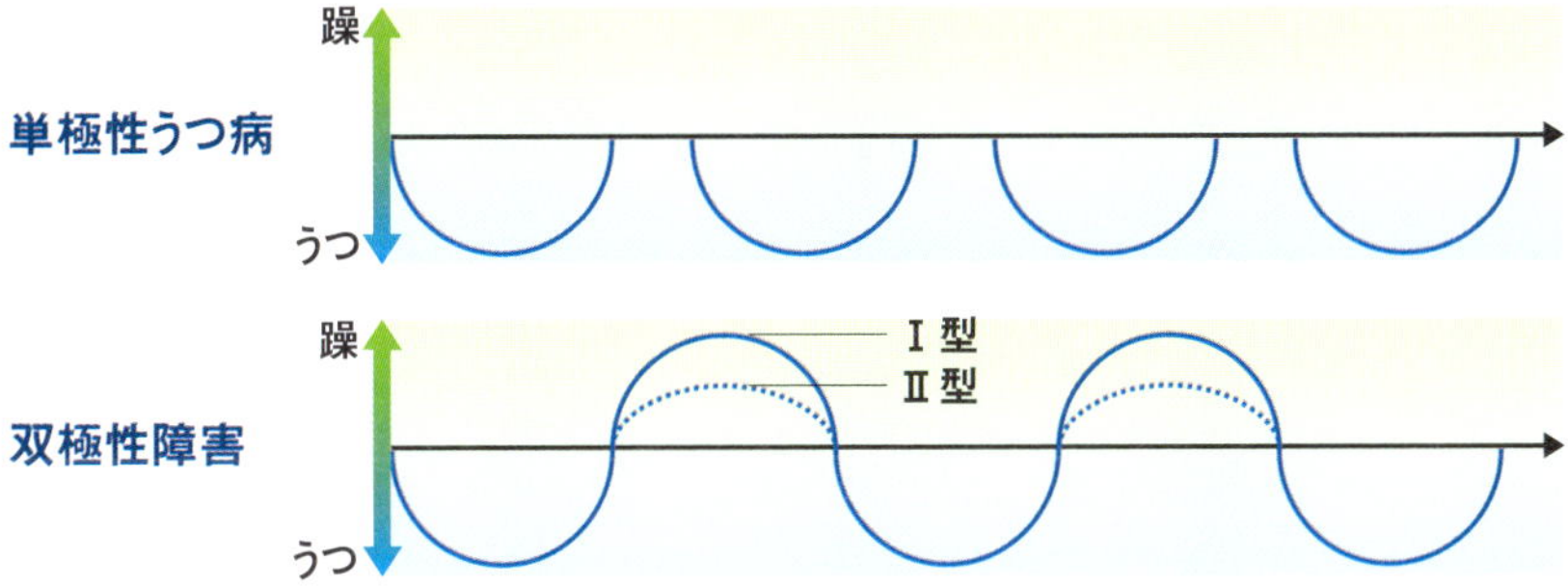


| | |
|---|---|
| 双極性障害I型 | 抑うつ状態の時よりも、躁状態(多弁、浪費、性的逸脱、多動、不眠など)の時のほうが大変。 |
| 双極性障害II型 | 躁状態の程度は軽く、うつ状態は重症。抑うつ状態の時だけを見ると双極性障害だとはわかりにくく、うつ病と区別がつきにくい。I型よりも自殺率が高く、アルコール依存になりやすい。 |
| 気分循環性障害 | うつ状態と軽い躁状態とが交互に繰り返されるが、その間に、2、3か月間まったく普通の状態が入ることもある。 |

# 診断が難しいタイプ② 気分変調症

「軽いうつ状態」が長期間続くのが特徴です

## 憂うつな気分が2年以上継続する

「気分変調症」は、「気分障害」の中の「うつ病性障害」の中で、大うつ病性障害（いわゆる「うつ病」）と並んで位置づけられています。「気分変調性障害」とも呼ばれ、以前は抑うつ神経症という病名で神経症のひとつに分類されていましたが、「DSM―Ⅳ」では気分障害の一種と分類されました。

気分変調症は、憂うつな気分、疲労感、集中力・判断力・気力・注意力などの低下、自信喪失などがいつも続くような状態です。ときには比較的大きな落ち込みなどが見られますが、ほとんどの場合、症状は軽度で日常生活を大きく脅かすほどではありません。

そのため周囲の人たちから見ると、「最近ちょっと元気がないようだ」と思われるだけの場合もあります。けれどもこのような軽い症状でも、それが2年以上長引くと、気分変調症である可能性があります。そうなると、薬物療法などの治療が必要です。

## ダブルデプレッション（二重うつ病）に要注意

抑うつ状態が日常的に続く気分変調症は、若い世代に多く見られます。ところが困ったことに、診断は難しいと言われています。

気分変調症で気をつけたいのは、軽い抑うつ状態が長引いているにもかかわらず、積極的に治療をしていない場合に起こる「ダブルデプレッション（二重うつ病）」という症状です。

これは軽度な症状が続いている間に、時々うつ病の大きな波がくる状態のことで、そのままにしておくと重篤《じゅうとく》なうつ病へと移行してしまいます。ダブルデプレッションが見られる気分変調症は自殺の確率が高く、一般的なうつ病よりも治療が困難だと言われています。

気分障害 38頁　DSM―Ⅳ 34頁

## 主な気分障害の特徴

| | 大うつ病性障害 | 気分変調症 | 双極性障害 |
|---|---|---|---|
| 症状 | うつ病の症状が表れる | 大うつ病ほどではないうつ状態が慢性的にある | 躁とうつの症状が交互に表れる |
| 症状が見られる期間 | 2週間以上、月単位で続く | 2年間以上続く | 2週間以上、月単位で続く |
| もともとの気質 | メランコリー親和型（他者に気を遣い、秩序や調和を重んじる） | 自己不確実（自分を肯定できず、小さな問題を深刻に受け止める。社会的な慣習や規則を重んじる） | 循環気質（社交的で親切、善良で温厚、明朗で活発だが、物静かで気弱な一面も） |

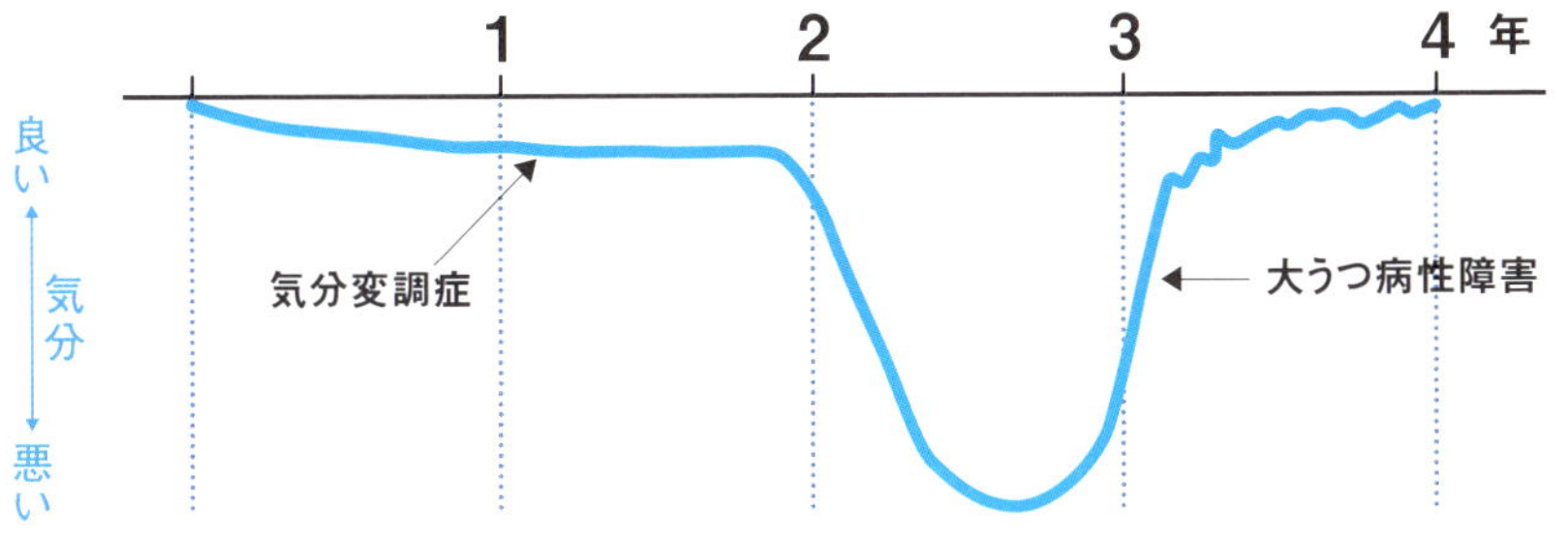


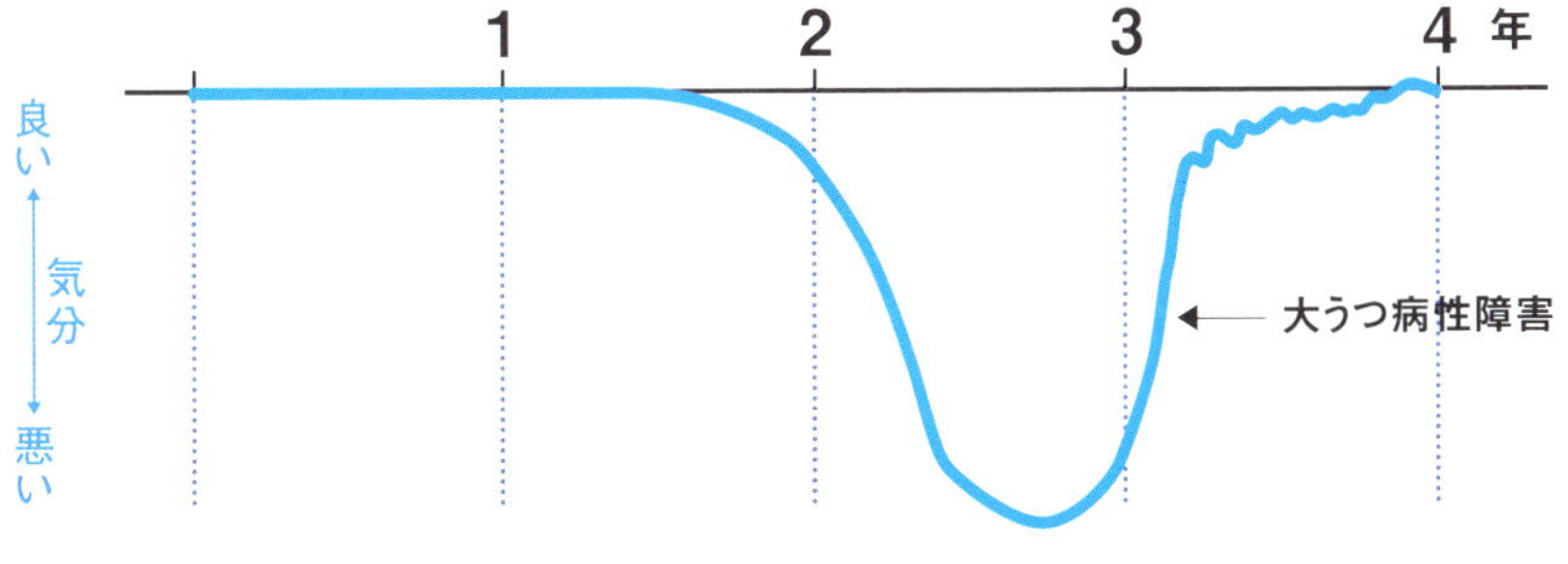

# 診断が難しいタイプ③　新型うつ

**21世紀になって急増した、従来のうつ病のイメージに当てはまらないタイプです**

## 好きなことなら気分が上向く新しいうつ

従来、うつ病は几帳面で責任感が強い人がなりやすいと言われました。そして、かかると趣味すら楽しめなくなるものでした。けれども近年は、こういう特徴に当てはまらない患者が20～30代を中心に増えています。「新型うつ」「擬態うつ」「非定型うつ」などと呼ばれ、うつ病にかかる人の半数近くを占めています。

新型うつの特徴は、仕事や困難なことに直面すると抑うつ状態になるのに、好きなことなら熱中できて抑うつ気分が消えることです。従来のうつ患者と違い、専門医療機関へ自発的に行き、そのために仕事を休むことに罪悪感がありません。診断書を手に「静養のために旅行へ行く」と職場に長期休暇を願い出る人もいます。そのため周囲の人には、「病気」でなく「わがまま」に映りがちです。けれども「苦しい」という気持ちや不安・焦燥感は、従来のうつ病と変わりません。

身体症状が強く出るケースが多いことも特徴です。また、従来のうつ病は早朝から午前中にかけて気分がふさぐ（日内変動）のに対し、新型うつでは夕方になると元気がなくなります。さらに、不眠でなく過眠、食欲不振でなく過食になるなどの違いもあります。

## 「リスクを回避したい」傾向の産物か？

最近の日本人には「他人を信頼しない」「リスクをとらない」人が増えているというデータがあります。他者を信頼し、リスクがあっても前向きに生きることのメリットよりも、目の前のリスクを回避したいと無意識に思う人が増えていることと、新型うつになる人が増えていることには、何らかの関係がありそうです。

現在のところ新型うつは、医師にとっても診断が難しく、治療法もまだ確立していません。

新型うつへの対応 ＞ 126頁　身体症状 ＞ 22頁

## 新型うつの見分け方

**うつ病の症状がある**

↓

| | |
|---|---|
| ①気分反応 | 自分のやりたいことはできるが、嫌なことはできなくなる。嬉しいことがあれば気分がよくなるが、些細なことで悪化することもある。突然涙が溢れるなど、気分のアップダウンが激しい。 |
| ②著しい体重増加、または著しい食欲増加 | 食べることを抑制できないほどの衝動に駆られ、その結果太る。 |
| ③過剰睡眠 | 1日10時間以上眠った日が1週間に3日以上ある（昼寝や、目覚めていても寝床にいる時間を含める）。 |
| ④鉛様麻痺 | 落ち込むと、手足が鉛のように重たく感じる。 |
| ⑤拒絶過敏性 | 他者から拒絶や批判をされることに敏感になるあまり、日常生活に支障が出ている。傷つくことを恐れるあまり、友人や恋人を作らないこともある。引きこもることも稀ではない。友人とケンカ、絶交することもある。 |

↓

**①の特徴が優勢であり、②～⑤のうち2つ以上に当てはまる**

↓

メランコリー型の特徴（几帳面で責任感が強い）がない、または緊張病性の特徴（外部からの刺激に反応できず固まってしまう）ではない。

↓

**新型うつの可能性がある**

## 新型うつと従来のうつ病の違い

| 新型 | 従来型 |
|---|---|
| 仕事の時だけ抑うつ状態になる | 趣味や特技の時でも抑うつ状態が続く |
| 休職中でも趣味などには積極的になる | 何もする気にならず寝てばかりいる |
| うまくいかないと他人のせいにする（＝他罰） | うまくいかないのは自分のせいだと思う（＝自責） |
| 早朝ではなく夕方から憂うつな気分になる | 特に午前中に症状が悪化する |
| 病院へ行くことに抵抗がない | 病院に行くことに抵抗がある |
| 他人に自分がうつ病であることを隠さない | うつ病であることを隠そうとする |

# わかりにくいタイプのうつ病

## 周囲の人にも本人にもわかりにくいうつ病があります

### 本人も気づきにくい「仮面うつ病」

精神症状が見られず、身体症状ばかりが前面に出てくるうつ病があります。これは精神的な症状がマスク（仮面）されていることから、「仮面うつ病」と呼ばれています。

仮面うつ病では、頭痛、腰痛、全身倦《けん》怠《たい》感、胃腸障害などを日常的に感じるものの、憂うつ感はそれほどありません。そのため、内科などを受診するのですが、特に体の異常は見つかりません。

担当医が精神科医ではないなど、うつ病に詳しくない場合、自律神経失調症などと診断されることもあり、身体的苦痛が大きいのにはっきりした病名がつかないことで、あちこち病院めぐりをしてしまう人もいます。

原因不明の身体症状が続いているときは、周囲の人も隠れたうつ病の可能性を考えて、早めに心療内科や精神科への受診を勧めたほうがいいでしょう。

### 冬になるとふさぎ込む「季節性うつ病」

身体症状と精神症状の両方が出るにもかかわらず、わかりにくいうつ病のひとつに「季節性うつ病」があります。これは、秋から冬にかけてうつ病の症状が出て、春になると改善されるため、「冬季うつ病」あるいは「季節性感情障害」とも呼ばれています。

「季節性うつ病」は症状が軽いうえに、春になると治ってしまうので、見過ごされがちです。けれども、毎年のように繰り返す傾向があること、ストレスなどの精神的原因がなくても発症することなどから、専門医への受診は必要です。

なお、季節性うつ病の患者は男性よりも女性の比率が高く、緯度の高い地方に住んでいる人や、日光の当たらない部屋に住んでいる人に多いようです。

うつ病の精神症状 20頁　うつ病の身体症状 22頁

## 「仮面うつ病」の主な症状

**次のような症状が、場所が一定せず漠然と感じられ、不快感が続く**

- 休んでも疲れがとれない
- めまい、立ちくらみ
- 頭痛、腰痛
- 肩や首、背中がこる
- 睡眠障害
- 胃が重い、おなかが痛い
- 食欲がない
- 性欲減退

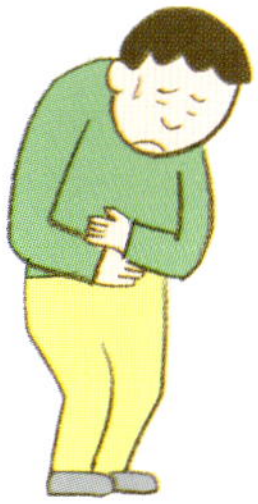

## 「季節性うつ病」の主な症状

**秋から冬にかけて次のような症状が出る**

- 思考力、集中力の低下
- 外出するのが面倒になる
- 虚無的、自己否定的になる
- 無気力
- 炭水化物や甘いものばかり食べる
- （不眠ではなく）過眠

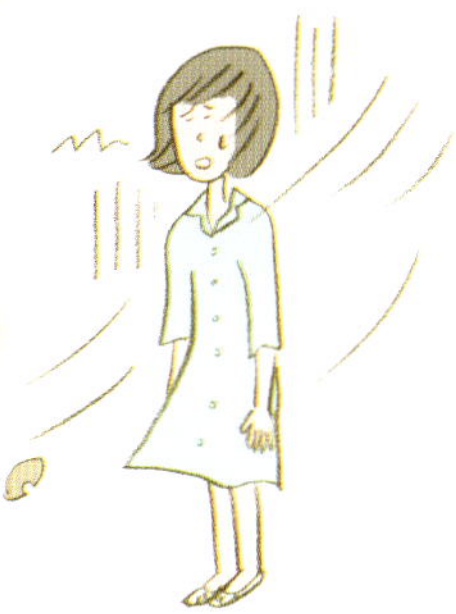

# うつ病と間違えられやすい精神障害

「全般性不安障害」「統合失調症」など、うつ病と似た症状を見せる他の心の病です

## 漠然とした不安が消えない「全般性不安障害」

うつ病と同じように、イライラや不安感などの精神症状と、睡眠障害や疲労感などの身体症状の両方が見られる精神障害に、「全般性不安障害」があります。

全般性不安障害になると、漠然とした理由のない不安感が長期間続き、症状が進むと日常の些細なことにも過敏に反応するようになり、集中力が低下したり、熟睡できなくなったりします。

発症の原因はストレスだと考えられています。ただし、仕事や家庭生活などで原因となるストレスがはっきりと特定できるわけではなく、あらゆる物事をいつも不安に感じ、その不安感を自分でコントロールできなくなってしまう、ということが特徴です。

男性よりも女性のほうが、年配の人よりも若い人のほうが発症しやすいと言われています。

## 「統合失調症」「境界性パーソナリティ障害」

「統合失調症」も、代表的な精神障害のひとつです。うつ病や双極性障害などと同じ気分障害には分類されませんが、うつ病と似たような症状を見せることがあります。特に思春期の患者の場合、統合失調症の前駆症状（初期症状）として抑うつ状態になることがあります。また、妄想・幻聴などの「陽性症状」が治まった後の「陰性症状」では、無気力などうつ病と同じような症状が表れます。

また、対人関係の不適応や情緒不安定、衝動的行動などが特徴の「境界性パーソナリティ障害」にも抑うつ感などが見られることが多いため、うつ病との区別が難しいと言われています。

これらの精神障害は、うつ病と同じような症状であっても、治療法は全く異なります。

他の精神障害 39頁

## 全般性不安障害

日常生活のいろいろなことに過剰な不安があるのに、原因が特定できない

不安を感じている状態が、半年間以上続いている

不安のない日がほとんどない

下の症状が3つ以上ある

- □ いつも緊張していて落ち着かない
- □ すぐに疲れてしまう
- □ イライラして集中できない
- □ いろいろなことに過敏に反応してしまう
- □ 体がいつも緊張している
- □ 熟睡できなくなっている

## 統合失調症

初期は疲労、体の痛みやうずきを感じたり、睡眠パターンが変わったりする

幻覚、妄想、興奮状態になることがある（＝陽性症状）

自発性や感情表現が乏しくなり、引きこもることがある（＝陰性症状）

## 境界性パーソナリティ障害

見捨てられる不安が強い

セルフイメージ（自己像）が、良いほうと悪いほうの両極端になる

他者への評価が、過大評価・理想視から、急に非難・攻撃へと変化する

他者を自分の思うように操ろうとして、他者と安定した関係が保てない

感情や価値観が不安定で、変化しやすい

虚言が多い、キレやすい

転職、自殺未遂を繰り返す。薬物に依存し、行きずりのセックスを繰り返す

# うつ病と間違えられやすい体の病気

「慢性疲労症候群」「更年期障害」など、うつ症状が出る体の病気があります

## 「慢性疲労症候群」などでも、うつ症状が出る

体の病気でも、うつ病に似た症状が出ることがあります。

例えば、検査しても特に体の異常は見当たらないのに、長期間にわたって強い疲労感が続く「慢性疲労症候群」です。慢性疲労症候群では、全身倦怠《けんたい》感、集中力や思考力の低下、頭痛、睡眠障害などの症状が表れます。発症にはストレスが関係していると言われており、免疫系や神経系、内分泌系の異常ではないかと考えられています。喉の痛み、リンパ節の腫れ、筋力低下など、うつ病ではあまり見られない症状も出てきますが、大きな違いは、慢性的な激しい疲労感があることです。ただし、うつ病を合併している場合も少なくなく、判別の難しい病気です。

また、「更年期障害」「甲状腺機能亢進《こうしん》症」「甲状腺機能低下症」などでも、うつ病とよく似た症状が見られます。

## うつ病が体の病気を知らせることも

なお、重篤《じゅうとく》な病気の前触れとしてうつ症状が表れる場合があり、これを「警告うつ病」といいます。

警告うつ病は、高齢者にうつ病の症状が出たために治療を始めたのになかなか良くならず、そのうちに体の調子も悪くなってきたので調べてみると、がんや脳腫瘍などが見つかる、というような経過をたどり、特に膵臓《すいぞう》がんの予兆として表れることが古くから指摘されてきました。当初は膵臓の病気による内分泌異常がうつ病を引き起こすのではないかと言われていましたが、近年の研究では、うつ病によって体の免疫力が低下するために、がんを発病しやすくなるという説が有力になっています。

## 体に病気のある人がうつ病を併発する率

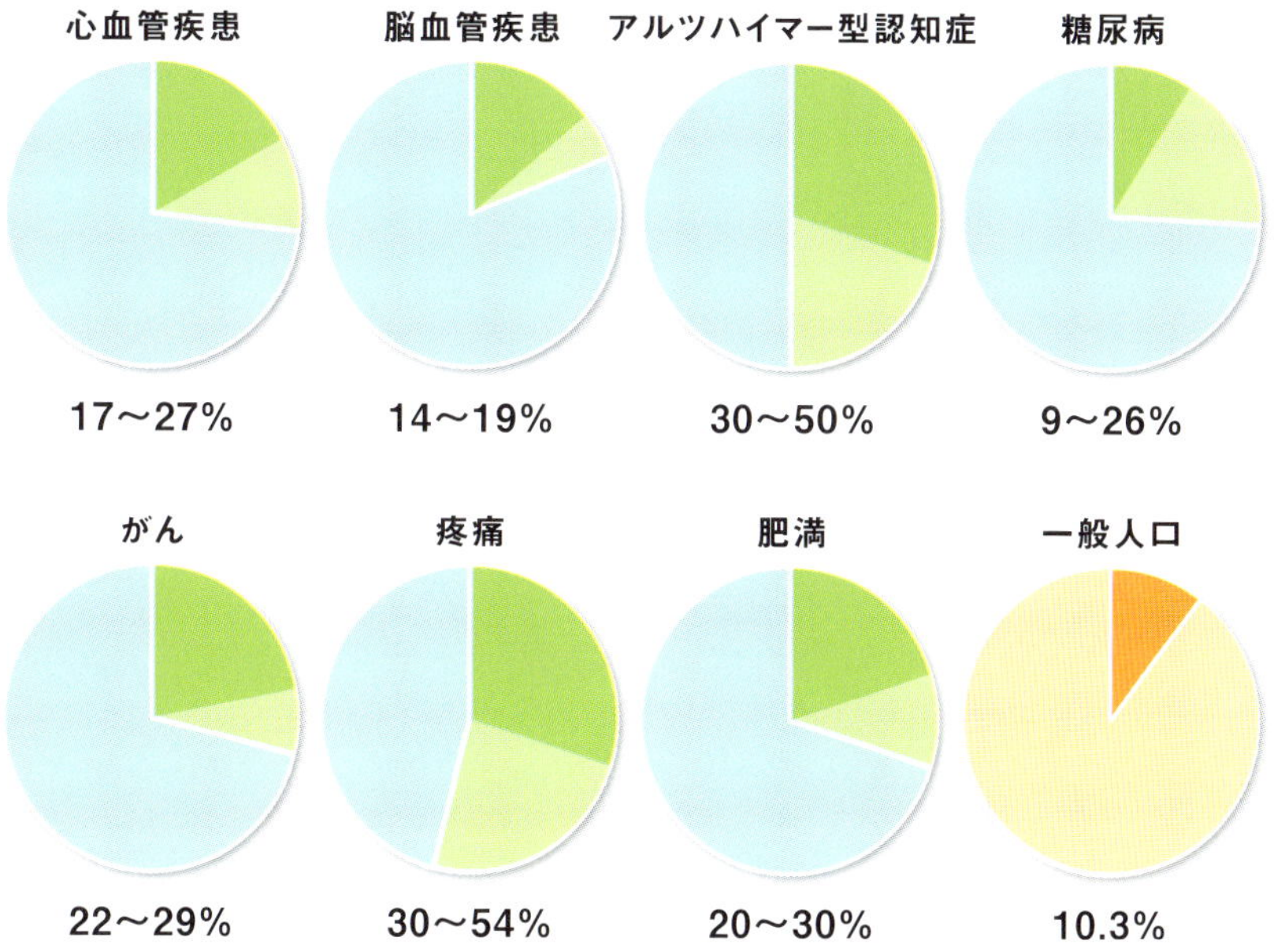
心血管疾患
17〜27%
脳血管疾患
14〜19%
アルツハイマー型認知症
30〜50%
糖尿病
9〜26%
がん
22〜29%
疼痛
30〜54%
肥満
20〜30%
一般人口
10.3%

（Evansら 2005改変）

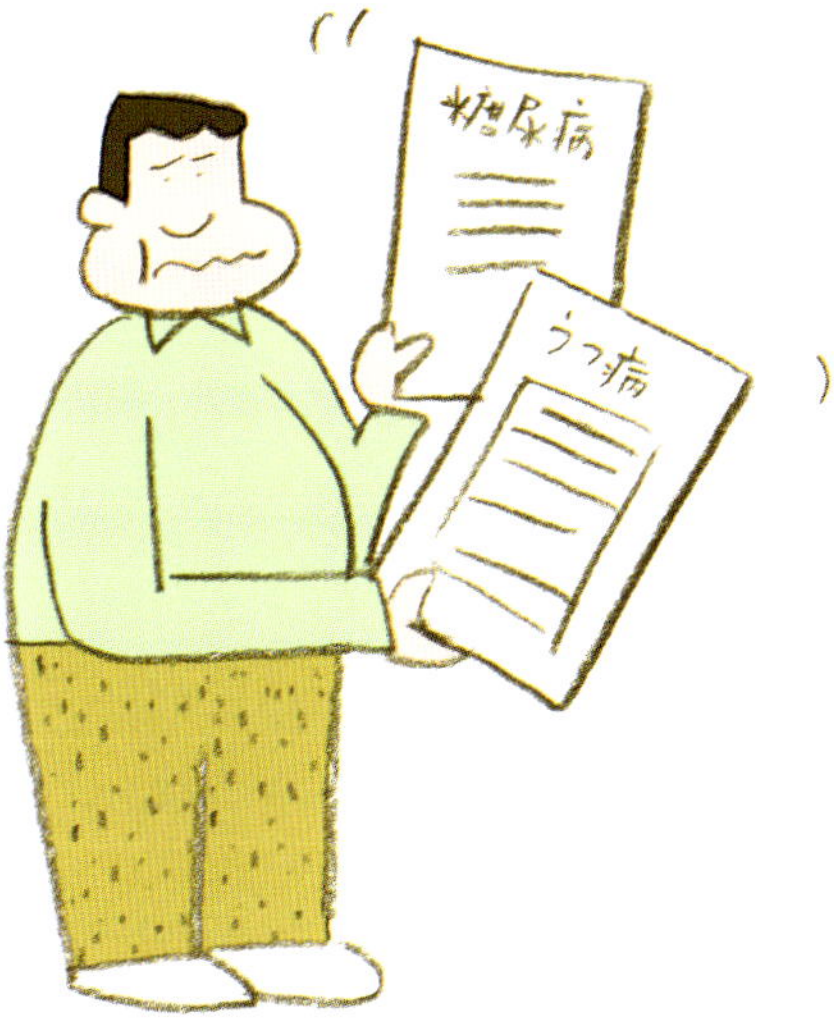
糖尿病
うつ病

# 発症の原因①　気質や遺伝

気質や遺伝もうつ病の誘因と考えられていますが……

## うつ病は遺伝するのか？

なぜうつ病になるのか、その原因については、残念ながらまだ定説がありません。

ただし、うつ病の発症に「遺伝子」が何らかの影響を与えていることが、専門家に認められるようになってきました。といっても、うつ病が「遺伝するかどうか」については、まだはっきりと解明されていません。

例えば、一卵性双生児の片方がうつ病になった場合、もう片方も発症する確率は50〜70パーセントです。これは高い確率で遺伝するようにも見えますが、逆に30〜50パーセントは遺伝しないと捉えることもできます。

そのため、遺伝子だけが要因ではないと言われており、気質や年齢、家庭環境や職場環境など、さまざまな要因が複雑に関係して、うつ病を発症すると考えられています。

## うつ病になりやすい気質・性格はあるのか？

遺伝子よりも昔から指摘されていたのが「気質」との関係です。以前は「循環性格」「執着性格」「メランコリー親和型性格」の3つが、うつ病になりやすい気質だとされていました。

循環性格は双極性障害の患者に多いことが知られていますが、執着性格、メランコリー親和型性格はうつ病の人たちに多く見られる気質だと言われます。

執着性格とメランコリー親和型性格には、共通して几帳面・正直・真面目・仕事熱心などの特性があります。どれも大切なことですが、無理な頼み事を断れないなど、ストレスを溜めやすい側面もあります。そのため、これらの性格はうつ病の要因になると見られていますが、遺伝と同じように必ずうつ病を発症するというわけではありません。

## うつ病になりやすいとされてきた3つの性格

### 循環性格
（ドイツの精神医学者クレッチマーが提唱）

- 親切で社交的
- 明るい性格で活動的
- 反対に気弱で物静か、悲観的な面も持つ

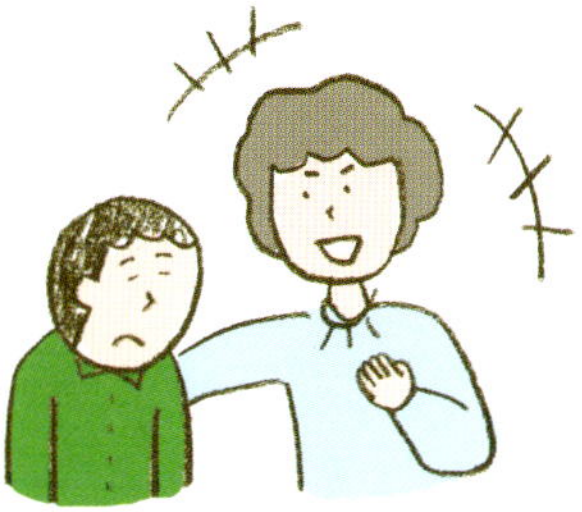

### 執着性格
（精神医学者下田光造が提唱）

- 真面目で責任感や正義感が強い
- 几帳面で仕事熱心
- 思い込みが激しい
- 気分転換がなかなかできない
- どんなことも徹底的にやらなければ気がすまない

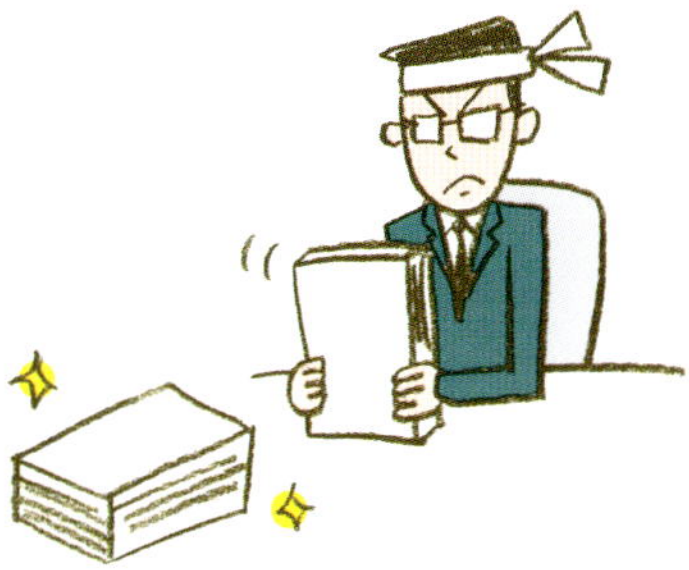

### メランコリー親和型性格
（ドイツの精神医学者テレンバッハが提唱）

- 真面目で几帳面、秩序を重んじる
- 他人との円満な関係を好む
- 頼まれ事を断れない
- 人との争いを嫌う

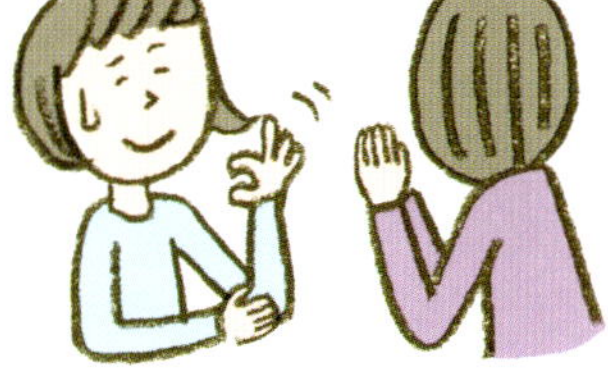

# 発症の原因② 病気や薬物

体の病気や薬が、うつ病を引き起こすこともあります

状態になることもあります。

体の病気に重なってうつ病が併発すると、気分がふさぎ込むために、体の病気の治療がきちんとできなくなり、その結果、病状が悪化したり、回復が遅れたり、他の病気を合併したりすることが少なくありません。

そのため、体の病気と並行してうつ病の治療が必要になります。

## メタボの人はうつ病になりやすい!?

「メタボリックシンドローム」*が、うつ病の発症と関連性があるという調査結果があります。

それによると、メタボリックシンドロームの男性がうつ病になる割合は、そうでない人の約2・3倍に上ります。原因まではっきり確定できたわけではありませんが、40年間にわたる調査を行なった九州大学では、症状が出ないほどの小さな脳梗塞がメタボリックシンドロームによって起きているため、うつ病を発症したのではないかと推測しています。

メタボリックシンドロームだけでなく、心筋梗塞、糖尿病、がんなどにかかると、その患者の20パーセント前後の人がうつ病を発症すると言われています。

その他にも、パーキンソン病、インフルエンザ、潰瘍性大腸炎、慢性関節リウマチなどの影響で、抑うつ

## 薬の影響でうつ病になることも

病気だけでなく、服用している薬の副作用でうつ病の症状が出ることがあります。

具体的には、鎮静剤、解熱剤、降圧剤、抗生物質、利尿剤、向精神薬、副腎皮質ホルモン、インターフェロンなどです。

たいていの場合は、薬を替えたり、量を減らしたりすれば、うつ症状が改善します。

## 身体疾患とうつ病の困ったスパイラル

身体疾患の発見
↓
**うつ病の発症**
↓
**治療意欲の低下** うつ病の主症状である意欲の低下が、体の病気に対する「治りたい」という意欲を低下させます。
↓
**病状の悪化** 例えば、高血圧症でうつ病を発症している場合、降圧薬を使用しても血圧が安定せず、変動することがあります。
↓
**入院・治療の長期化**
↓
**回復が遅れる** / **病気の再発率が高まる** / **※死亡率が高まる**

※例えば、心筋梗塞を発症した半年後の死亡率が、うつ病を合併していると、合併していない場合の 5.7 倍というデータがあります。

## 気分の変化を引き起こすおそれのあるもの

| | |
|---|---|
| **依存物質** | アルコール、アンフェタミンと関連物質、コカイン、幻覚剤、吸入剤、アヘン、フェンシクリジンと関連物質、鎮静剤 |
| **治療薬** | 麻酔薬、鎮痛剤、抗コリン薬、抗てんかん薬、降圧剤、抗パーキンソン薬、抗潰瘍薬、強心薬、経口避妊薬、向精神薬、筋弛緩剤、ステロイド、スルフォンアミド |
| **重金属や毒物** | ガソリンや塗料などの揮発性物質、有機リン系殺虫剤、神経ガス、一酸化炭素、二酸化炭素 |

上記の薬物が必ずしも気分の変化を引き起こすわけではありません。
また、上記に含まれていなくても気分の変化を引き起こす薬物はあります。

| | |
|---|---|
| **＊メタボリック・シンドローム** | 「男で85cm以上、女で90cm以上」の腹囲（おへそ回り）があり、かつ、次の3項目のうち2項目以上当てはまる人 |
| **血液中の脂質** | HDL値40mg/dℓ未満か、中性脂肪値150mg/dℓ以上．あるいは既に異常値改善のための薬物治療を受けている |
| **血圧** | 収縮期血圧が130mmHg以上か、拡張期血圧が85mmHg以上、あるいは既に異常値改善のための薬物治療を受けている |
| **血糖値** | 空腹時110mg/dℓ以上、あるいは既に異常値改善のための薬物治療を受けている |

# 発症の原因③　生活・環境の変化

悪いことだけではなく、良いことであっても、うつ病の引き金になります

## 生活の変化は、たとえ良いことでもストレスに

うつ病の発症には、さまざまな「ライフイベント」が大きな誘因となります。

ライフイベントとは人生の節目となる出来事のことで、就職・退職、結婚・出産・離婚などが主な例として挙げられます。悲しみや失意を伴うライフイベントとしては、病気、事故、家族や親しい人との死別、ペットロス、離婚、リストラ、退職、借金などがあり、このような出来事はいかにもうつ病の引き金になりそうに思えます。ところが実際には、志望大学への入学、結婚、栄転、新居への引っ越し、出産など、一般的には喜ばしいライフイベントも誘因となるのです。

これは、生活の変化に応じて自分のそれまでの役割や人間関係、生活スタイルを変えざるをえないことが大きなストレスになるからだと考えられています。

## 「適応障害」と呼ばれることも

ライフイベントがうつ病の誘因になるのは、人間には本来、環境変化への適応能力が備わっているのにもかかわらず、ストレスが大きすぎるなどの理由でその能力が追いつかず、変化した環境にうまく適応できず、心身に症状が表れてしまうためだとされています。

ライフイベントというはっきりしたストレスの原因があって抑うつ状態になってしまったケースを「適応障害」と診断し、ライフイベントなどの原因が見当たらない場合を「うつ病」として、両者を区別することもあります。

適応障害では、症状が表れた時点からさかのぼって3か月以内で何らかのストレスになるライフイベントが特定できます。そして、ストレスの原因が取り除かれると、症状が軽快します。

## うつ病の誘因となるライフイベントの例

**学業の変化**
入学、転校、留学、留年、退学、卒業

**仕事の変化**
就職、栄転、左遷、転勤、失業、単身赴任、トラブル、テクノストレス、解雇、転職、退職

**健康上の変化**
妊娠、出産、流産、更年期、病気、事故

**家庭内の変化**
家庭不和、離婚、子どもの教育、子どもの独立、介護

**経済的変化**
投資などの失敗、破産

**生活環境の変化**
家の新築、転居

**喪失体験**
家族や親しい人の死、ペットの死

**結婚など**
結婚、離婚、別居、恋人との別離

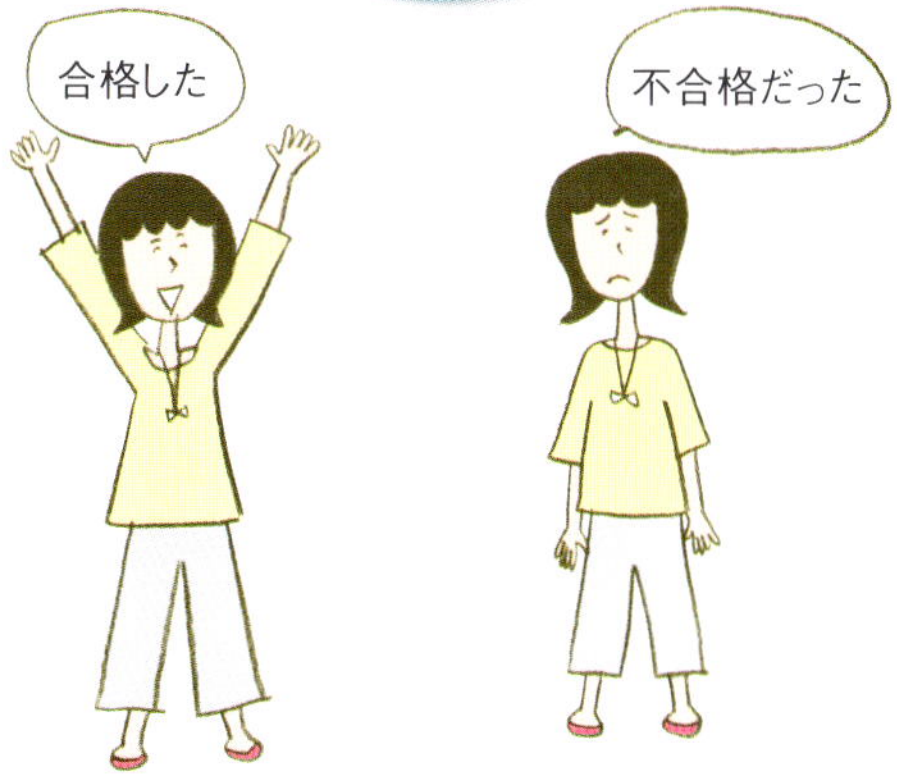


「おめでとう」でも「残念だったね」でも、結果は同じ?

# 最近のうつ病の傾向

がん、心臓疾患とならぶ三大疾患になっています

## 国民の4人に1人が心を病む時代

厚生労働省の統計によると、うつ病や双極性障害などの「気分障害」の患者数は、1999年には44万人余だったのに、2002年には71万人余、2008年には104万人余と、21世紀になって急増しています。なかでも双極性障害や気分変調症の患者数の増加に比べて、うつ病の患者の増加が目立ちます。

また、別の調査（一般の人たちがこれまでどんな病気にかかってきたかという「生涯有病率」）によると、日本の場合は、うつ病が6・7パーセント、双極性障害が0・7パーセント、さらに一生の間に気分障害になるリスクが14・1パーセント、何らかの精神疾患になるリスクが24・4パーセントと、およそ国民の4人に1人が最低1回は心の病を体験するという結果が出ています。

同じような傾向が他の国でも見られることから、日本を始めとする先進諸国では、「精神疾患」をがん、心臓疾患とならぶ三大疾患として位置づけ、国家的政策の優先課題として考えるようになってきています。

## うつ病は「病気による生活障害」最大の原因

WHO（世界保健機構）や世界銀行では、病気やケガなどが社会へどれだけダメージを与えるかを測る指標として「DALY《ディリー》（障害調整生命年）」を算出・発表していますが、これによると日本ではうつ病がトップになっています。

さらに、2010年に厚生労働省が発表した統計によると、うつ病や自殺による日本の経済的損失は2兆7000億円にのぼると試算されており、これからは社会的な視点でも、うつ病などの対策が急務であることを示しています。

気分障害 38頁

## 気分障害患者数の推移

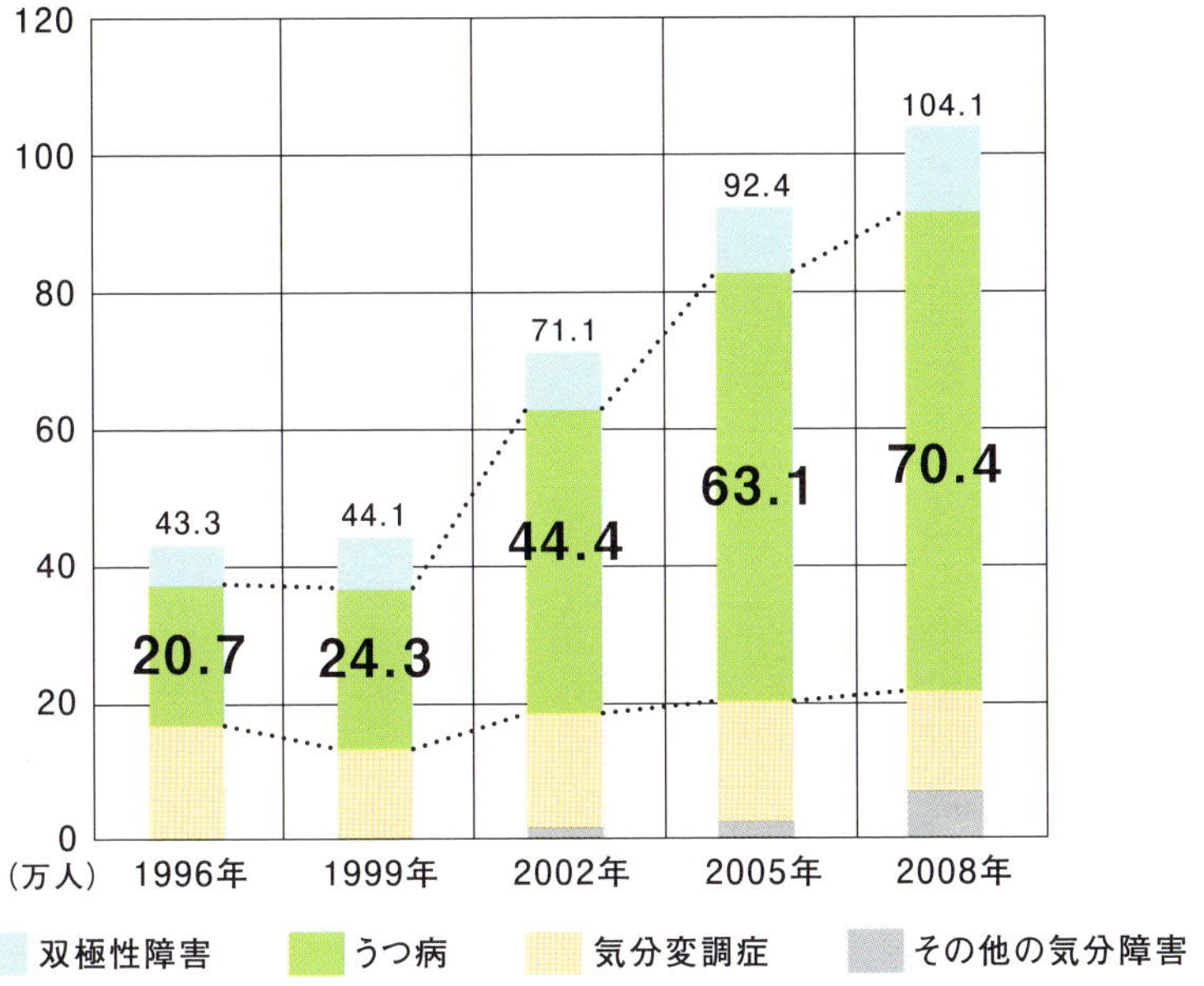
120
100
80
60
40
20
0
(万人)
1996年
1999年
2002年
2005年
2008年
43.3
44.1
71.1
92.4
104.1
20.7
24.3
44.4
63.1
70.4
双極性障害
うつ病
気分変調症
その他の気分障害

「日本生物学的精神医学会誌　21巻3号」厚労省の患者調査

## 社会へ与えるダメージの大きい病気やケガ

**DALY値(日本人10万人あたりの値／2004年)**

「日本生物学的精神医学会誌　21巻3号」
WHO2010年資料

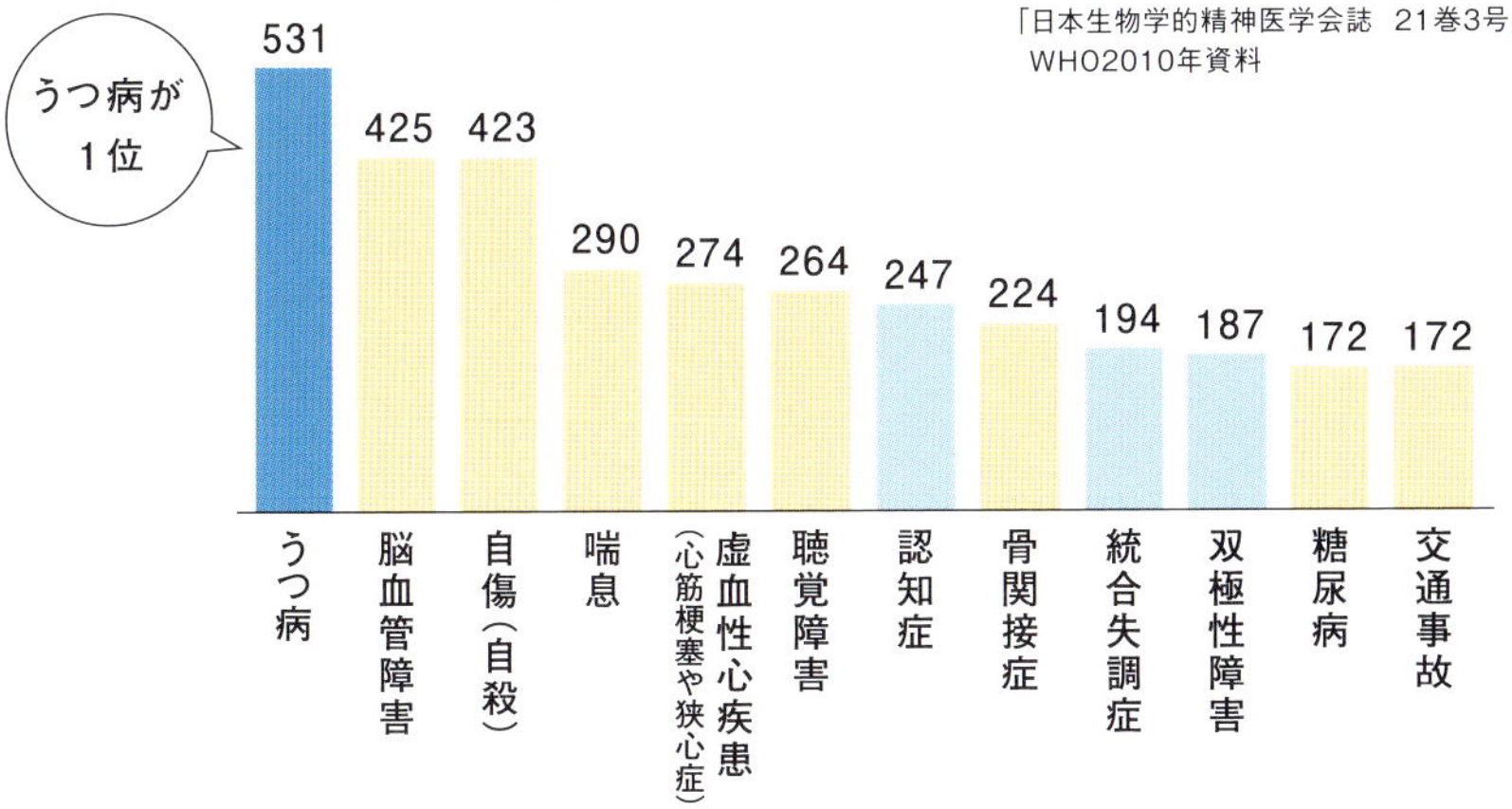
うつ病が
1位
531
425
423
290
274
264
247
224
194
187
172
172
うつ病
脳血管障害
自傷(自殺)
喘息
虚血性心疾患(心筋梗塞や狭心症)
聴覚障害
認知症
骨関接症
統合失調症
双極性障害
糖尿病
交通事故

# 年代による特徴① 学齢期

子どものうつ病のサインは、大人とは異なります

## 約1割の子どもが抑うつ状態に

ある調査によれば、12〜14歳で抑うつ状態にあるのは約5％、18歳までに15〜20％が抑うつ状態を体験しています。別の調査によれば、小学生の約8％、中学生の約23％、合計で約13％が抑うつ傾向にあります。

子どものうつ病が話題になってきたのは、この20年以内のことです。それには、昔は「子どものうつ病はない」「あっても軽度な身体症状だけ」などの先入観があったため、きちんと調査されてこなかったこともありますが、近年は子どもも忙しくなり、友人や家族との関係も複雑化してきたという事情もあります。

子どもにも、転校、受験、入学、卒業、親の離婚・再婚、失恋などのライフイベントがあり、社会性や自我、自立心が育つのに伴いストレスが起き、挫折感、劣等感などのマイナスの感情も芽生えてきて、うつ病の誘因となってしまうことがあるようです。

## 子どもは気持ちをうまく伝えられない

子どもがうつ病になった場合、憂うつ感や焦燥感などを言葉でうまく伝えられず、体の不調ばかり訴えたり、イライラして問題行動を起こしたりすることがあります。極端に夜更かしする、朝起きられないなど、睡眠の乱れもよく見られます。食事の量や好みが変わってしまうなどということもあります。不登校になる子どもも珍しくありません。そのため、周囲はそちらの問題に気をとられてうつ症状を見逃しがちです。

学齢期にうつ病になって治療を受けられなかった場合、回復しても再発の危険性が高まります。

なお、思春期で抑うつ状態が見られる場合、うつ病ではなく、統合失調症などの可能性が高いので、必ず専門家に診てもらいましょう。

子どものうつ病への対応 134頁

## 子どものうつ病のサイン

### 元気がない

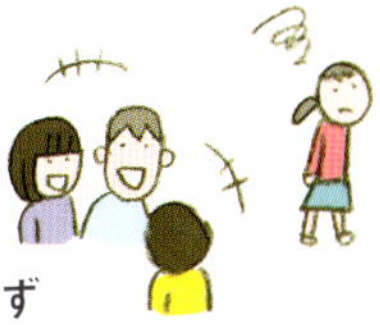

友達と遊びたがらず
ふさぎこんでいる

### 突然泣く

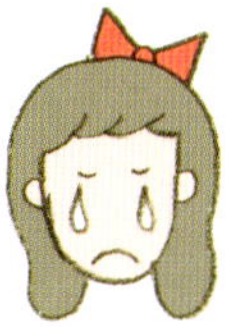

特に理由もなく
突然泣き出すなどする

### 朝、起きられない

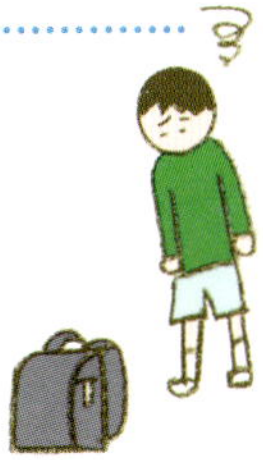

学校に行きたがらず、
遅刻や早退が増える

### 成績が下降

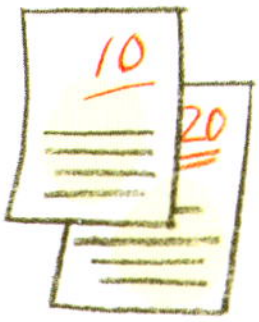


集中力が低下してきて
成績に影響が出てくる

### そわそわしている

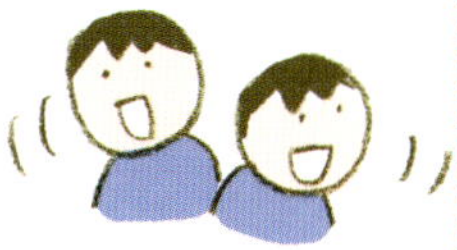

いつもじっと
していなくて
落ち着きがない

### イライラしている

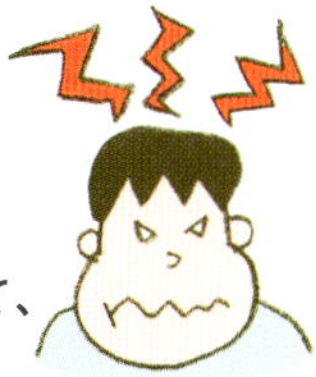

親の言葉に反発して、
すぐ怒ったりする

### 情緒不安定

泣いたり怒ったり、
嘆いたりする

### 頭痛や食欲不振

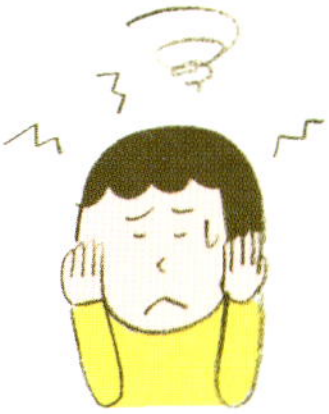

体の不調を
訴える

## 子どもがうつ病になるきっかけ

- 両親の不和、離婚
- 転居、転校
- 友人や恋人との別れ
- 授業やクラブ活動などで落ちこぼれた

# 年代による特徴② 青年～壮年期

近年になって、20～30代のうつ病が急増しています

## ライフイベントの多さが青年期のうつ病の誘因

従来、うつ病を発症するのは40代以降が多いとされていたのですが、統計によれば20～30代の人が心の不調を訴えるケースが多いことがわかってきました。

この青年期の特徴は、就職、転職、昇進、結婚、出産など、人生の節目となるライフイベントがあることです。そのたびに生活環境や仕事などに大きな変化が生じるわけですが、それにうまく対応できない場合に、ストレスとなってうつ病の症状が出てくるのだと考えられます。

女性の場合は、妊娠、出産、更年期など、ホルモンバランスが乱れやすいライフイベントが青年期以降に次々と出てきます。そのため、体の不調だけでなく、精神的にも不安定になりやすく、うつ病への大きな誘因となります。

## 中高年男性のうつ病はわかりにくい

中高年のうつ病は、割合からすると少数ですが、仕事や人間関係のストレスから発症する人や、子どもが独立した寂しさから発症する女性などがいます。

40～50代の男性のうつ病は、周囲から見てわかりにくいという特徴があります。それは、その年代の男性は、ある程度社会性が発達しており、プライドもあるため、他人に弱音を吐くまいと取り繕う傾向が強いからです。そういう人は、家族に請われて訪れた診察室でも、苦しさを隠して笑顔さえ浮かべ、医師に困っていることを話しません。もちろん本当の笑顔ではありませんが、その区別は難しいものです。

そういう人がうつ病かどうかを測る基準は、「大切な人を大切にできなくなっているか」「仕事の納期が遅れ、約束を守れなくなっているか」の2点です。

ライフイベント 56頁

## 働き盛りのうつ

中間管理職となり、
板ばさみ状態で憂うつになる

仕事の重責がとても負担なのに、
断れずに我慢を続けてしまう

頑張りすぎた結果、
燃え尽きたように
無気力になってしまう

## 女性のうつ

どれもホルモンバランスの変化から起きます

### 月経前不快気分障害

月経の始まる少し前から
精神状態が不安定になる

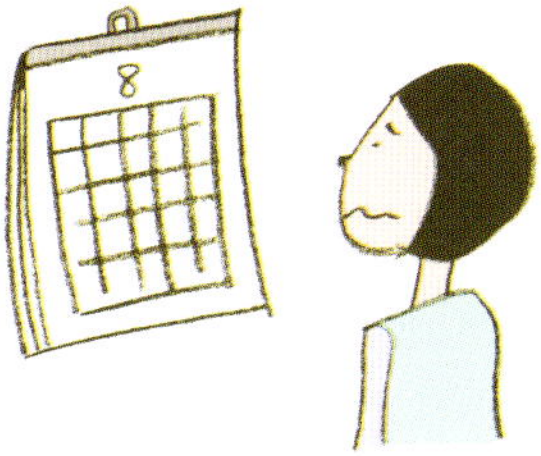


### 産後うつ

出産後のホルモンの乱れと出産の疲れ、
育児への不安からうつになる

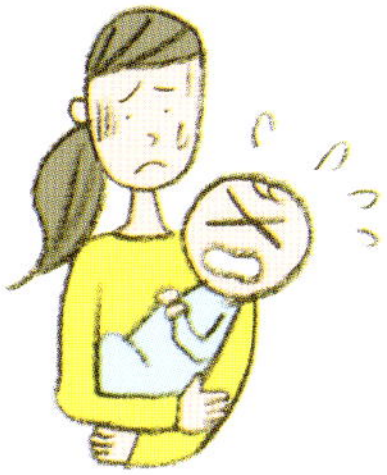

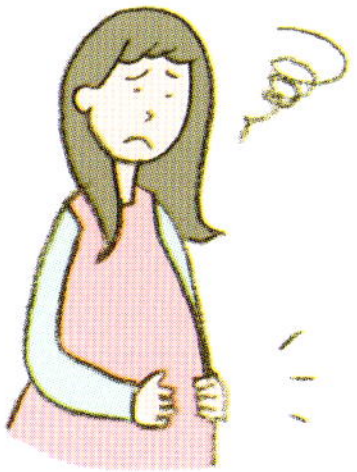

### マタニティブルー

産後うつよりも早い時期に憂うつになるが、
一過性のものと解釈される

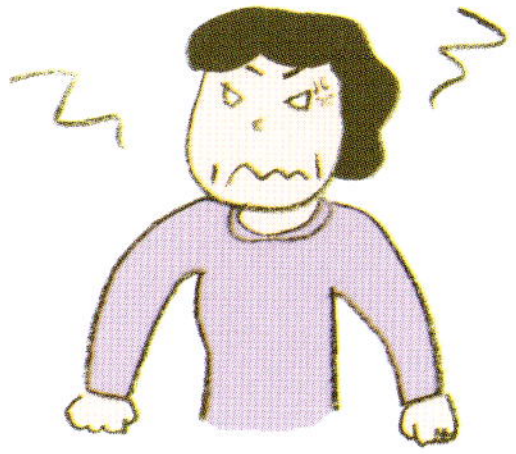

### 更年期うつ

更年期に、憂うつ感、イライラなど
うつ病のさまざまな症状が出る

# 年代による特徴③　老年期

喪失体験と老化の不安が、発症の原因だと考えられます

## 認知症と間違えやすい老年期のうつ病

老年期のうつ病の特徴は、残遺症状（興味・関心の薄れなどが元に戻らないなど）があること、完治しにくいこと、薬の副作用が強く、再発を防ぐための服薬期間が長いことなどです。焦燥感や不安感のほうが抑うつ気分よりも目立つことが多く、本当は違うのに「自分はがんにかかっていてもうすぐ死ぬ」などと思い込む「心気妄想」もよく見られます。

また、認知症と同じような症状が見られることがあります。例えば、「日時や曜日、自分のいる場所がよくわからない」「物忘れがひどい」「表情に乏しい」などです。これを「仮性認知症」といいますが、本当の認知症のように進行して失語や徘徊などが起きることはありません。また、うつ病が改善すると症状は収まるため、一過性の認知症とも解釈できます。

ですから周囲の人たちは、このような症状があるからといって、認知症に違いないと決めつけず、早めに専門医の診察を受けさせることが大切です。

ただし、認知症がきっかけでうつ病になることはあります。

## 老年期のうつ病は自殺率が高い

老年期には、家族との死別や定年退職などの喪失体験が重なるうえ、肉体的な衰えや脳の老化もあるため、ストレスへの抵抗力が落ちてきます。このような要因からうつ病を発症することがあるのですが、本人も家族も、睡眠障害や食欲不振、倦怠感や疲労感などを老化のせいだと思い込んでうつ病の治療をせず、症状を悪化させてしまうケースが多いのです。

孤独や生活苦もあり、自殺に至ることが多いことも特徴です。

## 60歳以上のうつ病の特徴

- 身体症状が表われやすい
- 不安・焦燥感が表われやすい
- 食欲不振・体重減少
- 意識障害（せん妄）が表われやすい
- 認知機能障害が表われやすい
- 薬物療法が効きにくい
- 治療に副作用が出やすい

## うつ病か認知症かわかりにくい高齢者の抑うつ状態

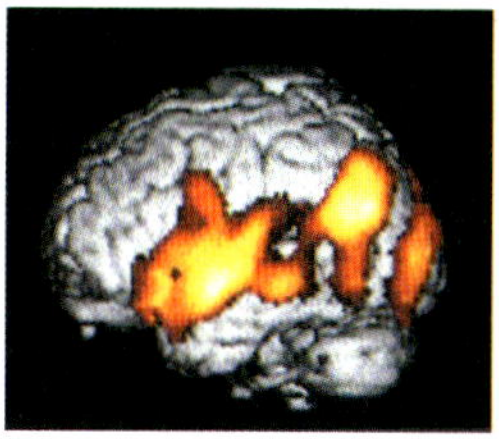

時間をかけると思い出せるのであれば、認知症ではありません。不安な場合は、病院へ行きましょう。病院で脳血流を調べれば、一目瞭然です。

◀左から見た脳血流低下部位。前頭葉は保たれている。

## 老年期のうつ病と認知症の違い

| | 老年期のうつ病 | 認知症 |
|---|---|---|
| うつ病の症状 | 常にある。認知症があっても、うつ病の症状のほうが先に出る。 | 無いことが多い。うつ病があっても、認知症の症状のほうが先に出る。 |
| 認知症の症状 | 弱い。しっかりしている部分もある。 | 強い。全般的に出る。 |
| 開始 | 急に症状が出る。 | いつのまにか始まる。 |
| 質問への返答 | 「わからない」と言う。 | 的外れの受け答えになる。 |

# うつ病と「自殺」の関係

増加する自殺者の背景には、うつ病が大きく関わっていると言われます

## 自殺する人の9割以上に精神的な障害

1998年以降、日本では年間に自殺で亡くなる人が12年間連続で3万人を超えています。これは年間の交通事故死亡者数の3倍以上にもなり、他の国々と比較してもとても多い数です。

自殺の原因は、病気、失業、借金などによる生活苦、家庭不和などだと言われています。しかし、実は、そこから抑うつ状態になり、最終的に自殺に至るのではないかとも考えられます。

近年、自殺者の増加に歯止めをかけようと、自殺対策のための研究が盛んに行なわれています。その中で注目されているのは「心理学的剖検《ぼうけん》」と呼ばれる手法です。これは、自殺してしまった人の家族や友人など周囲の関係者からさまざまな情報収集を行ない、故人がどのような経緯で自殺したのか、どのような精神状態にあったのかを明らかにする調査手法です。

この調査によって、自殺で亡くなった人の9割以上は、うつ病や双極性障害をはじめとする何らかの精神的な障害を抱えていたことがわかってきました。

## 中高年の自殺が特に多い理由

自殺者の年齢を見ると、60歳以上が36・6パーセント、50代は19・8パーセント、40代は16・0パーセントとなっています（警察庁・2009年の調査）。つまり、自殺者全体の70パーセント以上を、中高年が占めているということです。

この高い数値には、中高年の人たちは抑うつ状態になってもなかなか精神科などへ足を運んで受診したがらないという背景があります。自分でもどう対処していいのかわからないうちに症状が悪化し、自死に至るケースが多いのでしょう。

## うつ病が原因・動機の自殺

| 1年間で自殺した人 | | そのうち「うつ」が原因と思われる人 | |
|---|---|---|---|
| 男性 | 2万4165人 | 男性 | 3696人 |
| 女性 | 9822人 | 女性 | 3253人 |

### 男性は40、50代、女性は50、60代に多い

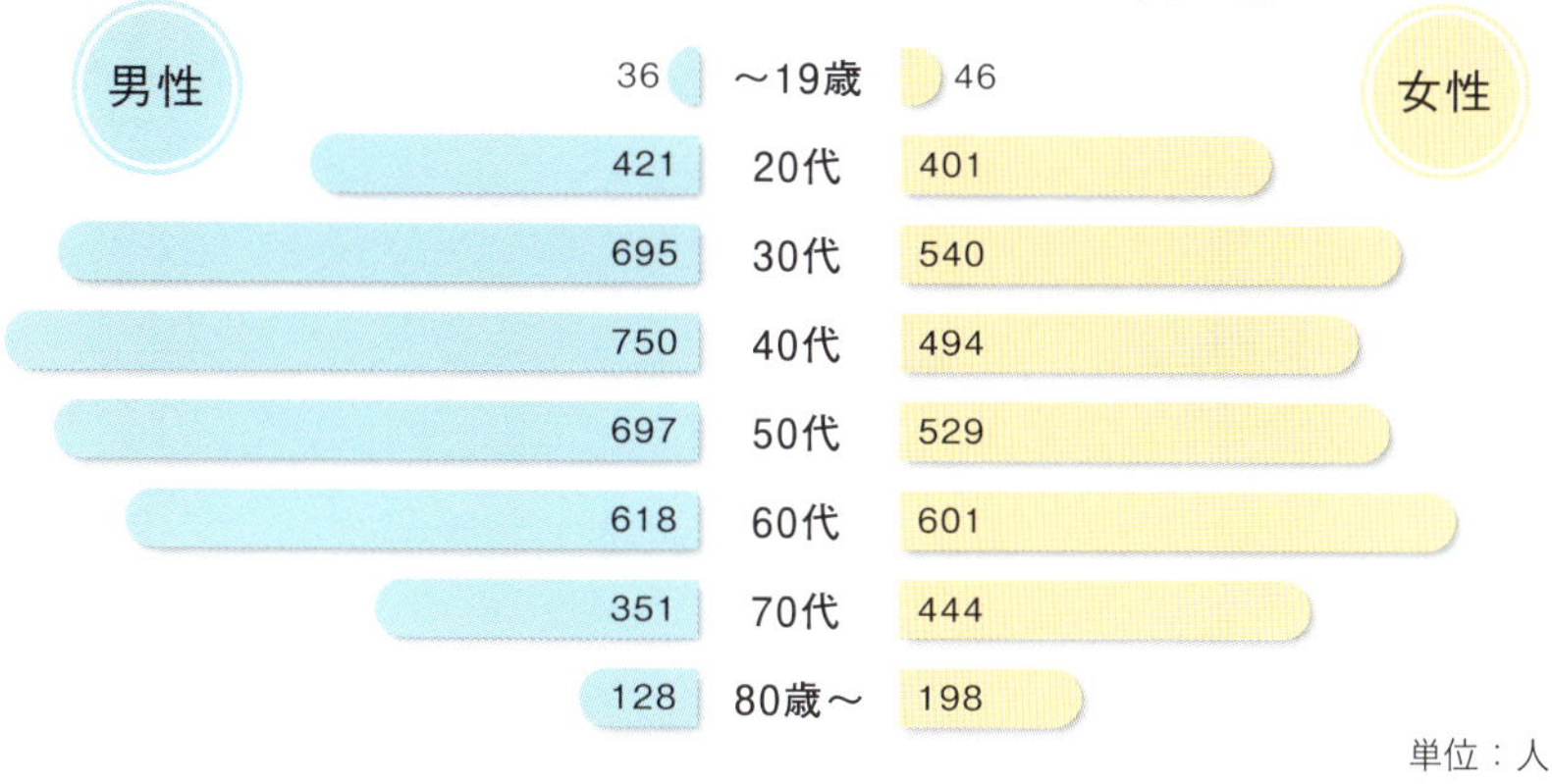
男性
女性
36
～19歳
46
421
20代
401
695
30代
540
750
40代
494
697
50代
529
618
60代
601
351
70代
444
128
80歳～
198
単位：人

### 圧倒的に多いのは無職の人

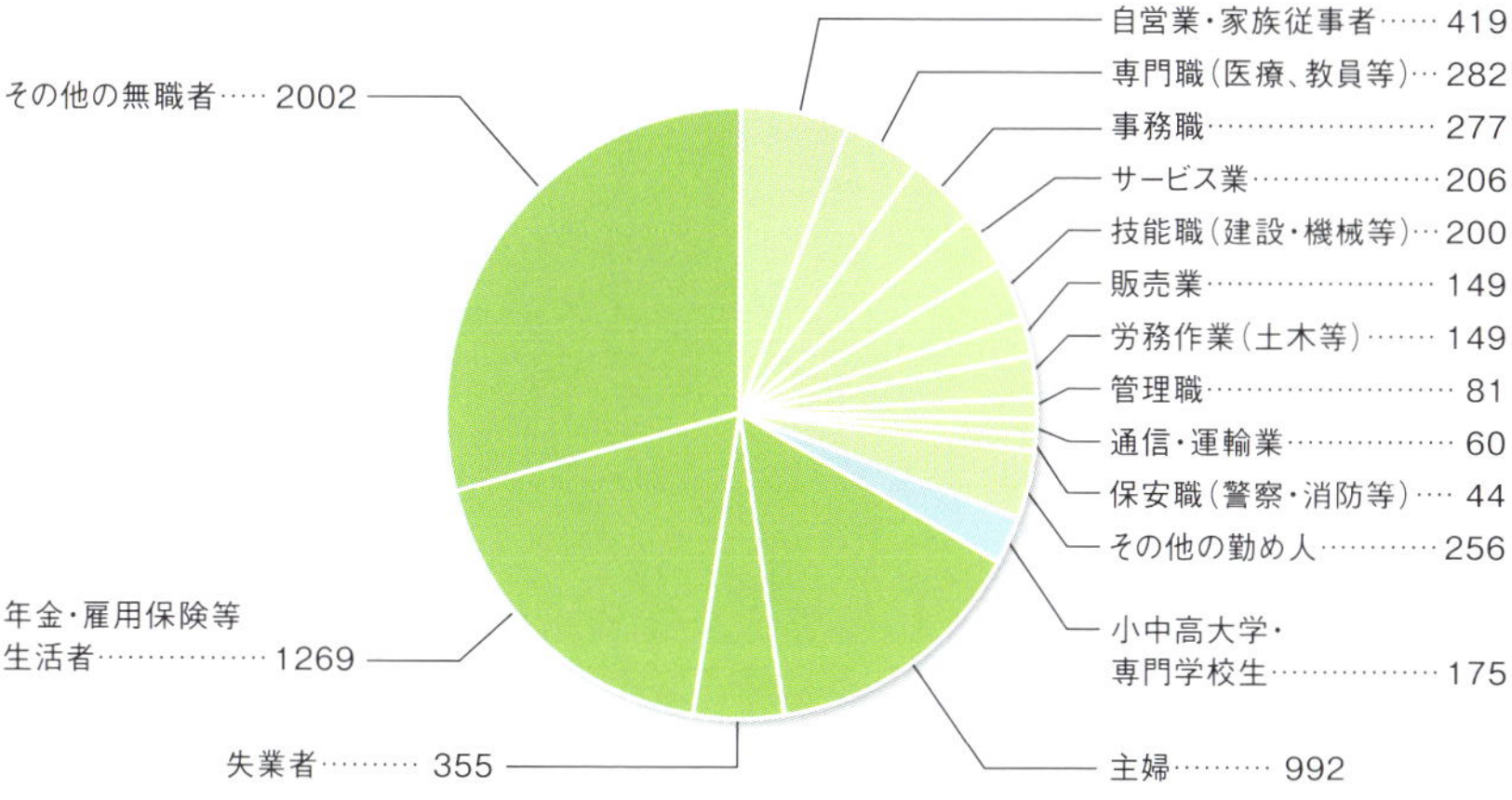
自営業・家族従事者……419
専門職（医療、教員等）…282
事務職……………………277
サービス業………………206
技能職（建設・機械等）…200
販売業……………………149
労務作業（土木等）……149
管理職……………………81
通信・運輸業……………60
保安職（警察・消防等）…44
その他の勤め人…………256
小中高大学・
専門学校生………………175
主婦………992
失業者………355
年金・雇用保険等
生活者………………1269
その他の無職者……2002

（警察庁生活安全局生活安全企画課調べ／2009年）

# 家族がうつ病を作り出している

家族モデルの崩壊が叫ばれています。現代は核家族化・少子化の流れの中で、家族間の良好な関係を築くことが難しい時代だとも言えます。

経済成長が停滞し、終身雇用システムが機能しなくなり、将来に不安を抱えた大人が増えています。働き手としての父親や母親は、非常にストレスのかかる労働環境に置かれるようになりました。

ストレスを抱えた親のもとにいる子どもは、親の不安や苛立ちを身近で感じながら生活することになります。子どものほうも「お受験」に象徴されるように早くから競争にさらされて、遊びや地域社会での活動を通して自己を確立する機会を得られずに大人になっていくケースが見られます。

親側は育児ノイローゼや育児放棄といったリスクを抱え、子側は親の過剰な期待や苛立ちに顔色をうかがうことで、心的なストレスを抱える悪循環も考えられます。こうした家庭環境にいると、うつ病のリスクは高まります。

互いにストレスを抱えた親と子が、家族というものをどう捉えていくか、家庭生活を互いに居心地の良いものにしていくにはどうすればいいのか――自分たちにとっての家族のあるべき姿を意識的に考え、互いに作り上げていく姿勢が必要でしょう。ひいては互いの痛みを分かち合い、支え合っていくことができれば、家族こそがうつのリスクを減らす最高の存在ともなりうるのです。

# 2章 大切なのは「協働」です

# うつ病かどうかを見極める

## 以前とは違う状態が続いていたら、注意深く様子を見てください

### 発見や治療が遅れがちな理由

うつ病になると精神的にも身体的にも多くの症状が表われますが、その割には発見や治療が遅れがちです。

発見が遅れる理由はいくつかあります。まず、気分の異常は自分で認識することが難しいのです。また、たとえ身体症状を自覚していても、それが精神症状と関係するとは思わず、体調不良や更年期障害や老化などのせいだと思うのです。さらに発症するのは真面目な人が多いため、体や心の不調を自分の弱さだと思い込み、「これではいけない」と自分を責めるだけで無理を続け、受診や治療が必要とは考えないのです。

そのため周囲に対して「ヘルプ」のサインを出さないまま、症状が悪化します。

家族や周囲の人たちも、症状が軽いうちは見過ごしがちです。また、「仮面うつ病」のように、身体症状に精神症状が隠れている場合もあります。すると、早期治療のタイミングを逃し、重症になることもあります。

### 「以前と違う状態」に気づくこと

とはいえ、本人よりも、家族などの周囲の人たちのほうが問題に気づきやすいものです。ですから、小さな変化（うつ病のサイン）を見逃さないでください。

もしも、食欲の低下や睡眠障害などの身体症状はもちろん、「以前と違って口数が少なくなった」「ぼんやりしている」というような状態が続いていたら、さりげなく、しかし注意深く観察してください。

うつ病かどうかを素人が判断するポイントは、そのような症状が「2週間以上続いている」かどうか、症状のせいで学校や会社を休みがちになったなど「生活に支障が出ている」かどうかです。この2つに当てはまる場合、うつ病の可能性があります。

うつ病の症状 20〜25頁
仮面うつ病 46頁

## 周囲から見たうつ病のチェックポイント

すべて、「以前はそんなことはなかった」ことが前提です。

### 家で

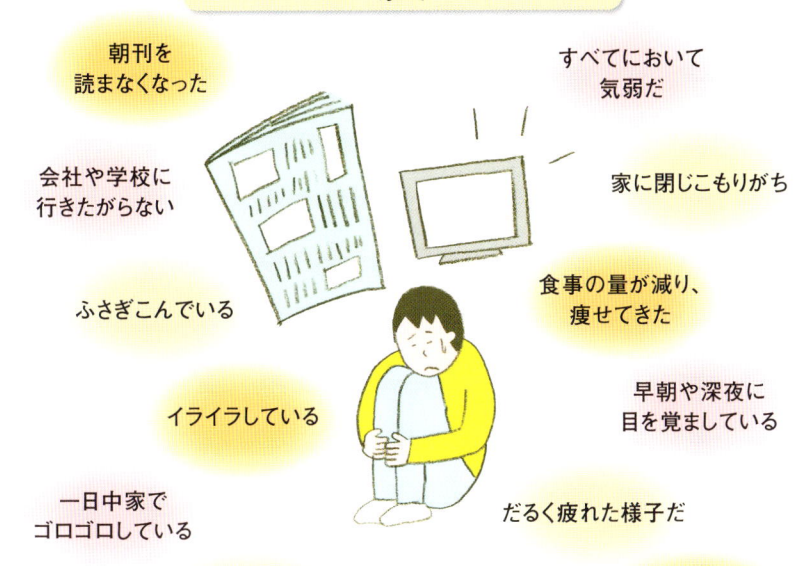

朝刊を
読まなくなった

すべてにおいて
気弱だ

会社や学校に
行きたがらない

家に閉じこもりがち

ふさぎこんでいる

食事の量が減り、
痩せてきた

イライラしている

早朝や深夜に
目を覚ましている

一日中家で
ゴロゴロしている

だるく疲れた様子だ

好きな趣味に
興味を示さない

朝起きるのが
とてもつらそうだ

### 職場で

仕事が遅い

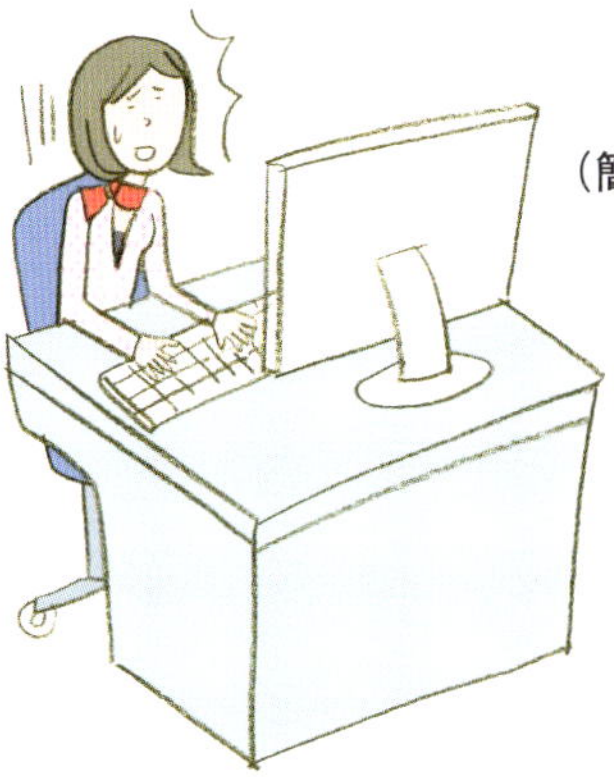

ミスが多い
（簡単な書類が書けない、
計算ができない）

遅刻や欠勤が
増えた

午前中や休み明けに
調子が悪そうにしている

付き合いが悪い

# 周囲の「協力態勢」が大切な理由

治療面での「バイオ・サイコ・ソーシャル」を知っておきましょう

## 「負の相互作用」の悪循環を断ち切る

うつ病は、「バイオ・サイコ・ソーシャル」の3つの要因が複雑に絡み合って起こります。

うつ病になると、思考力・意欲・判断力などが下がる「能力や機能の低下」（バイオ）と、「抑うつ気分や自信喪失などの心理状態」（サイコ）と、人間関係の悪化や仕事上のトラブルなど「社会への不適応」（ソーシャル）の3つの面が次々に表われ、放置しておくと、それらが相互に影響し合って症状が悪化します。

ですから、そういう負の相互作用をいち早く断ち切る必要があります。断ち切るためには、治療面でも「バイオ・サイコ・ソーシャル」の3つの側面からアプローチするのが効果的です。

バイオ面は精神医学の、サイコ面は臨床心理学の領域とされています。

## ソーシャルは「福祉」＋「家族」

ソーシャル面では、「人間関係」と「社会環境」が関わってきます。

前者では、家族間や職場などでの人間関係がうまくいかなくなると、うつ病の症状が悪化し、それがもとでさらに人間関係が悪化していくという「負の連鎖」を断ち切る必要があります。それについては臨床心理士などの心理職が面談などを通して調整する役割を担いますが、家族の協力も必要です。

後者では、生活不安や経済不安などへの支援やサポートで、社会環境を整える必要があります。その任にあたるのは、生活そのものを支援する社会福祉の専門職（医療ソーシャルワーカーなど）です。

このように、バイオ・サイコ・ソーシャル各領域の「協力態勢」が整っていることが、治療の理想形です。

要因としてのバイオ・サイコ・ソーシャル 18頁

## うつ病の治療面での「バイオ・サイコ・ソーシャル」

この3者の協力態勢がとれれば、うつ病の治療の効果は高くなります。

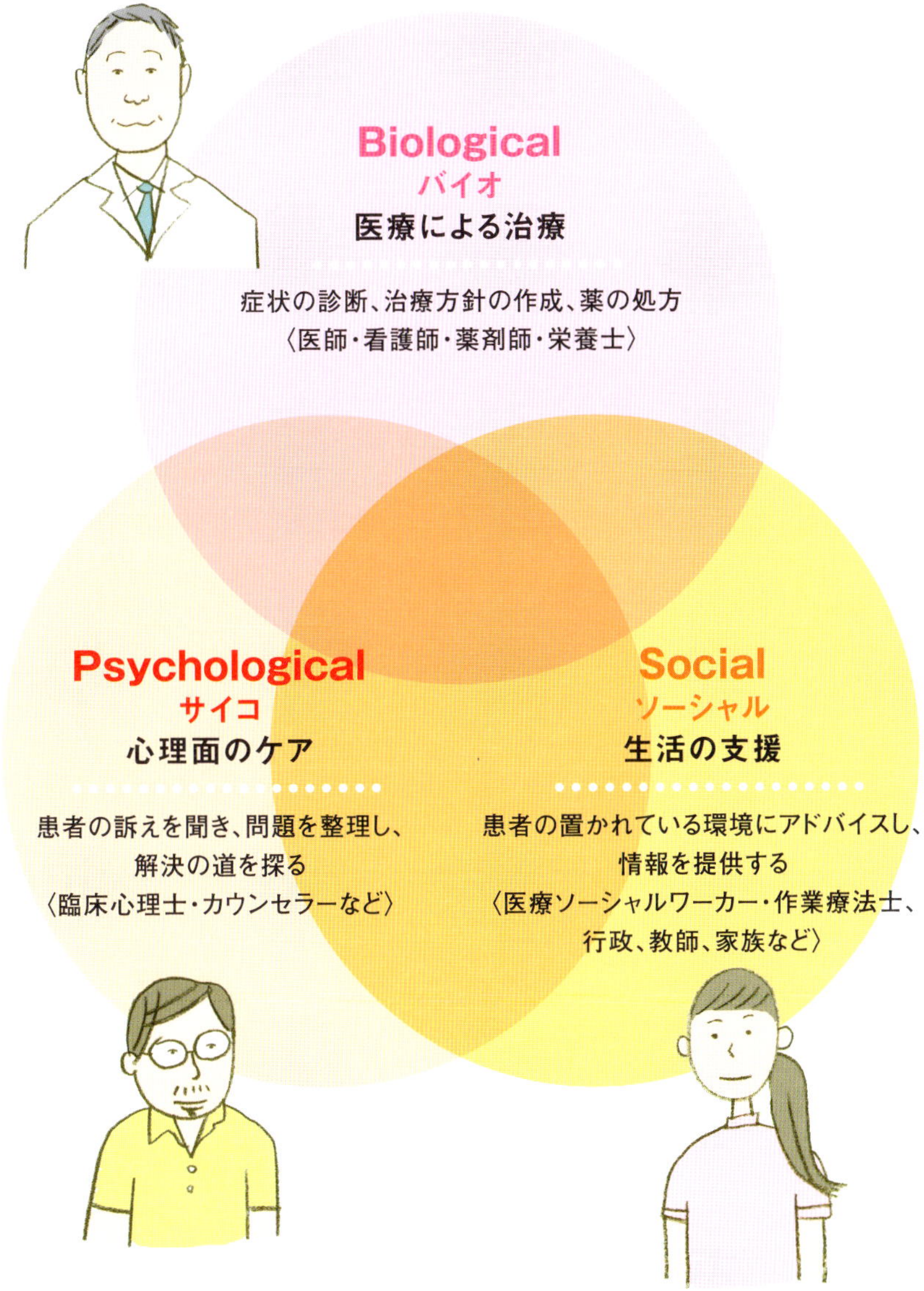
Biological
バイオ
医療による治療
症状の診断、治療方針の作成、薬の処方
〈医師・看護師・薬剤師・栄養士〉
Psychological
サイコ
心理面のケア
患者の訴えを聞き、問題を整理し、
解決の道を探る
〈臨床心理士・カウンセラーなど〉
Social
ソーシャル
生活の支援
患者の置かれている環境にアドバイスし、
情報を提供する
〈医療ソーシャルワーカー・作業療法士、
行政、教師、家族など〉

# うつ病の専門家① 精神科医

## 医師は、医学的アプローチでうつ病を治療します

### うつ病を治療する医療の専門家

治療におけるバイオ・サイコ・ソーシャルで、「バイオ」を主として担うのは医師です。つまり、うつ病に生物学的・生理的・医学的にアプローチし、治療をする役割です。何らかの事情で内科医にかかる人もいますが、本来は「精神科医」がその任にあたります。

精神科医は、医学的なデータに基づいた診察を行ない、診断を下した後に、患者の状態に合った治療方法を考えて施します。主流は薬を飲む「薬物療法」ですが、他にもいろいろな治療方法があります。

実際の精神科医は、サイコやソーシャルの知識も備えており、精神療法（心理療法）も施すのですが、時間的な制約から十分にはできていないケースが多々あります。医師はバイオ面でのエキスパートだと考えて、医学的な面で頼りにするといいでしょう。

### 大きな権限を持つ「精神保健指定医」

精神科医の中には、「精神保健指定医」という資格を持つ専門医がいます。これは、精神障害の治療において、入退院・隔離・精神鑑定などを、法律のもとに行なえる医師です。

重い精神障害の場合、患者自身に病気の自覚がない（「病識がない」と言います）ために治療しにくいケースがあります。このような場合に、本人の同意が得られなくても治療できるように設けられた資格です。うつ病で自殺する恐れがある場合には、本人が拒否しても「医療保護入院」という措置をとることができます。

指定医になるには、5年以上の実務経験などが必要です。この資格は、臨床現場での力量の善し悪しを証明するものではなく、法的な知見を備えているかどうかに重きが置かれています。

要因としてのバイオ・サイコ・ソーシャル 18頁

## 精神科医の役割

| | |
|---|---|
| 診察（問診） | ・病歴（症状が、どのように推移してきたか?）<br>・主観的な苦悩（どのように感じているか?）<br>・社会的支障（仕事などに、どう影響しているか?） |
| 診断 | ・客観的な基準（DSM-ⅣやICD-10など）に照らす<br>・見立て（何が問題で、何が必要か） |
| 治療 | ・薬物療法<br>・修正型通電療法<br>・高照度光療法<br>・断眠療法<br>・精神療法（心理的ケア） |

## 薬物療法の流れ

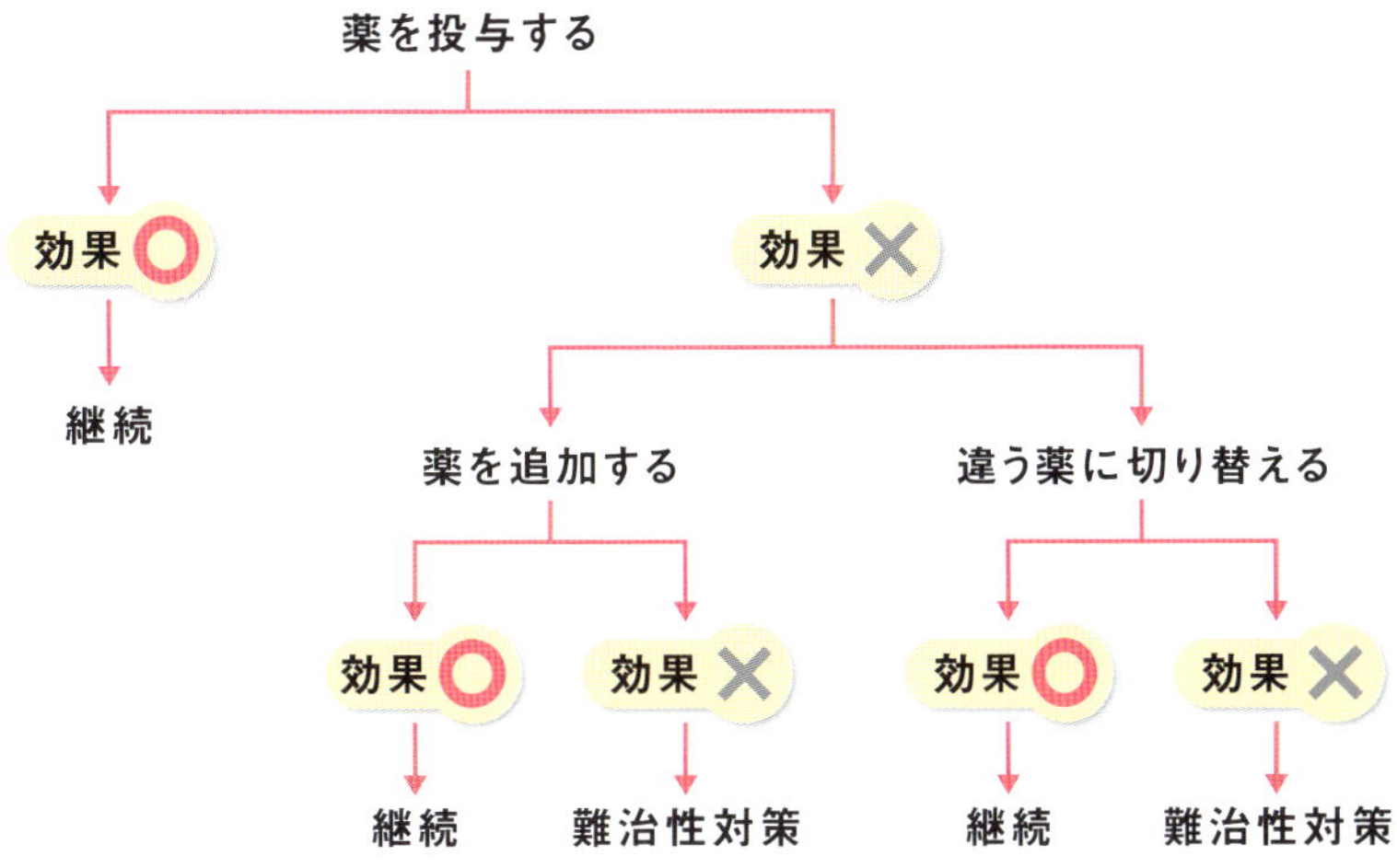
薬を投与する
効果○
継続
効果×
薬を追加する
違う薬に切り替える
効果○
継続
効果×
難治性対策
効果○
継続
効果×
難治性対策

# うつ病の専門家② 心理職

心理のプロは、心理学的アプローチでうつ病の症状を改善させます

## 「心理療法」の専門家

うつ病の治療におけるバイオ・サイコ・ソーシャルで、「サイコ」に強いのが心理職です。心理学に基づいた心の病の知識と治療の技術を持つ専門職で、うつ病に対しては主に「治療的コミュニケーション（面談）」を通して、心理療法を施します。

心理職は、治療的コミュニケーションのスキルを用いて、じっくりと患者の言うことに耳を傾けることにより、発症に至るプロセスや生活環境の問題点などを明らかにします。そして、本人が抱えているストレスや心的外傷、あるいは本人の考え方の問題などを見つけ出し、適切な助言を施します。

そういう面談を繰り返すことでうつ病の症状を和らげていくのが「心理療法」であり、心理療法の中でもうつ病に有効なのは「認知行動療法（ＣＢＴ）」です。

## 信頼できる肩書きは「臨床心理士」

心理職は、心理療法専門のクリニックのほか、精神科病院をはじめとする各種病院や公共機関、企業や学校のカウンセリングルームなどにもいます。

ただし、心理職は医師と違い、日本ではまだ国家資格ではありません。そのためもあり、「カウンセラー」「セラピスト」「心理療法士」などさまざまな肩書きが乱立していますが、それらの人が皆うつ病に効果的な認知行動療法を施せるわけではありません。

その中で「臨床心理士」だけは、日本臨床心理士資格認定協会という財団法人が認定しており、半ば公的に認められた資格だと言えます。臨床心理士の資格を得るには、指定された大学院の修士課程を修了後、実地研修などを経て、資格審査に合格しなければなりません。また、5年ごとに資格更新審査があります。

治療におけるバイオ・サイコ・ソーシャル 72頁　認知行動療法 102頁

## 心理職の役割

**心理療法を行なう**　うつ病の人との“治療的コミュニケーション”（特に「認知行動療法」）を通して、問題を解決する

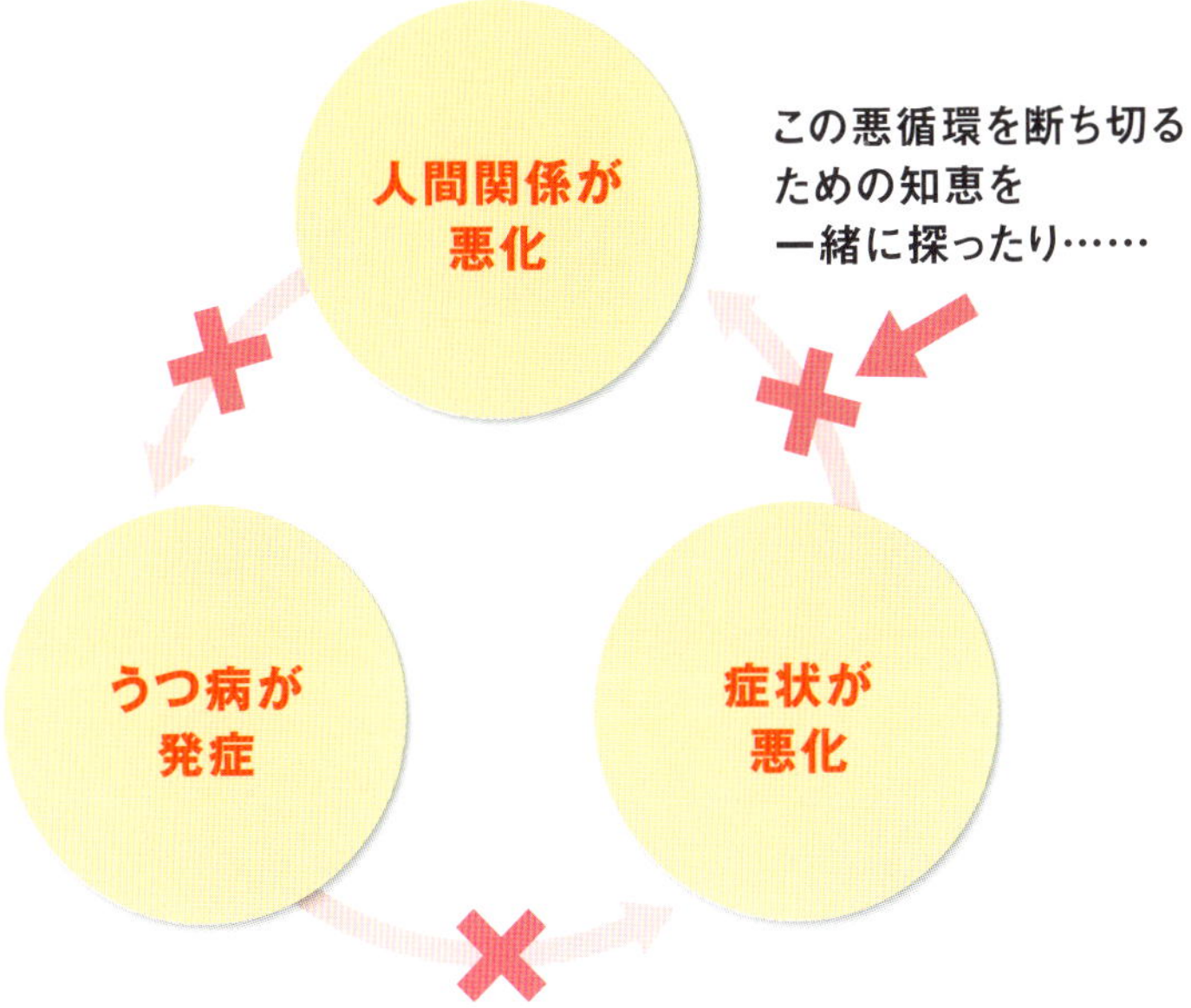
人間関係が
悪化
この悪循環を断ち切る
ための知恵を
一緒に探ったり……
うつ病が
発症
症状が
悪化

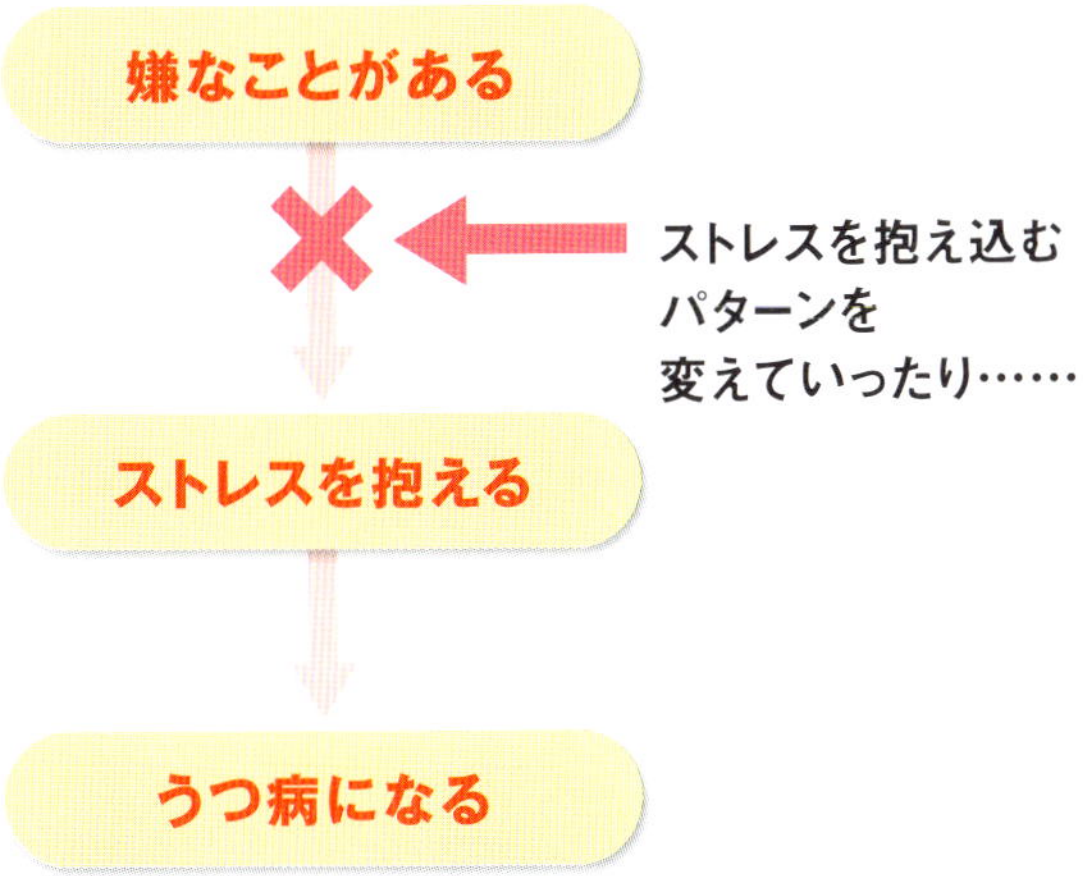
嫌なことがある
ストレスを抱え込む
パターンを
変えていったり……
ストレスを抱える
うつ病になる

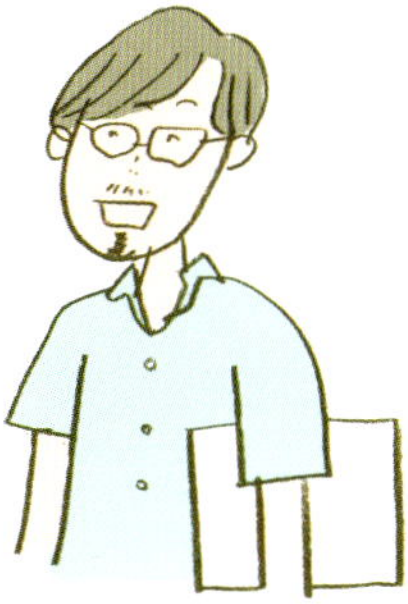

# うつ病の専門家③　福祉の専門家など

## 社会福祉のプロは、うつ病からの社会復帰や社会参加を支援します

### うつ病を生活面から支援する専門家

医師や心理職によってある程度うつ病の症状が改善しても、うつ病に至った環境が変わらず、また、うつ病のために以前と同じ生活を送れなくなったにもかかわらず社会復帰への手助けがないままでは、うつ病が再発する可能性が高くなってしまいます。

こうしたリスクに備えるのが、うつ病の治療におけるバイオ・サイコ・ソーシャルの「ソーシャル」の役割です。

ソーシャルに強い専門家には、いくつかの職種がありますが、まず医療の分野に特化した社会福祉の専門職である「医療ソーシャルワーカー」が挙げられます。具体的には、治療のプロセスで起こるさまざまな社会的・経済的な不利益を緩和し、休暇中や社会復帰に際しての生活支援をしてくれます。

医療ソーシャルワーカーの業務指針は、左頁のとおりです。大きな病院にはたいてい専属の医療ソーシャルワーカーが常駐しており、家族も相談できます。

### 社会復帰や社会参加を支える「精神保健福祉士」

特に心の病を抱えた人の社会復帰や社会参加支援を担う、「PSW（Psychiatric Social Worker）」と呼ばれる国家資格があります。PSWは「精神保健福祉士」または「精神科ソーシャルワーカー」の略称で、医療機関や生活支援施設、福祉行政機関などにおいて、現在約5万人が登録されています。

PSWは、患者の問題解決に向けて、関係諸機関との連絡や調整をしたり、家族との面接を行なったりしながら、医療と地域生活との橋渡し役として常に患者側の権利擁護の視点に立つことが求められている、まさにソーシャルの分野を支えるスペシャリストです。

治療におけるバイオ・サイコ・ソーシャル　72頁

## ソーシャルを担う人々

・医療ソーシャルワーカー
・精神保健福祉士（PSW、精神科ソーシャルワーカー）
・作業療法士、ほか

## 医療ソーシャルワーカーの役割

うつ病の原因、あるいは結果となる“経済不安”や“労働環境”をケアする

- 療養中の心理的・社会的問題の解決・調整・援助
- 退院援助
- 社会復帰援助
- 受診・治療援助
- 経済的問題の解決調整援助
- 地域活動

### たとえて言えばインフラの整備

うつ病の治療が「車の運転」だとすると……

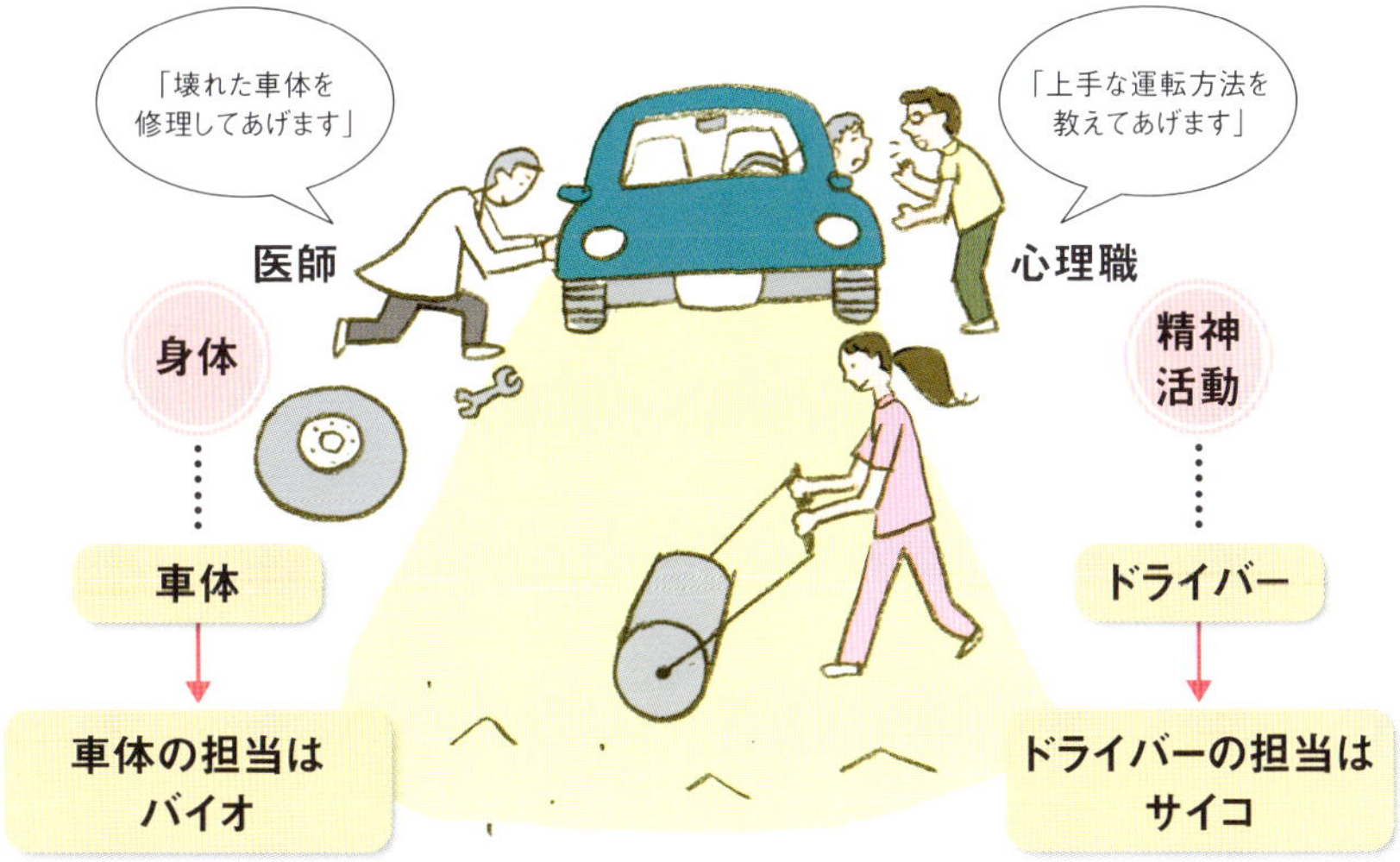
「壊れた車体を
修理してあげます」
「上手な運転方法を
教えてあげます」
医師
心理職
身体
精神
活動
車体
ドライバー
車体の担当は
バイオ
ドライバーの担当は
サイコ

でも、いくら整備された車とドライビングテクニックの確かなドライバーがいても、道路や駐車場などのインフラが整っていなければ、安心して運転はできません。

車が安心して通れるようにインフラを整えるのが、社会福祉の専門家の役割です。

# 一般的な病相と治療の流れ

**病相、つまり病状の段階に合わせた治療方法があります**

## うつ病の4つの病相

うつ病の発症から回復までの病相（一定期間続く一定の病状）を大きく分けると、「前駆期」「極期（急性期）」「回復期」「中間期」の4つの段階があります。

「前駆期」では、睡眠障害や食欲不振などの「身体症状」のほか「精神症状」も表れます。この段階でうつだと気づけばいいのですが、単なるスランプや体調不良、疲れだと思い、ほうっておく人が多いのです。すると次第に精神症状も身体症状もひどくなってきます。

「極期」は、うつ病の症状が最もひどい時期で、仕事や家事などができなくなります。こうなると、周囲の人たちも気づいて病院へ行くように勧めるため、この段階で治療を始めるケースが多いようです。

治療が進み「回復期」になると、徐々に食欲が出てくるなど体の症状から改善してきます。しかし、この時期は少し元気に見えても精神面ではまだ安定しておらず、自殺を図る危険性もあるので、注意を要する段階でもあります。

なお、「中間期」は軽快して社会復帰をしている状態です。軽快しても再発の可能性がとても高いので、油断させないために「まだ、うつ病とうつ病の間の段階ですよ」という意味を込めて、こう呼んでいます。

## うつ病が回復する経過は一進一退

骨折などとは違い、うつ病は治療を開始してからも、良くなったり悪くなったりを繰り返しながら回復に向かいます。薬を飲んで休んでいても、効果が目に見えるように表われるとは限りません。ですから、なかなか思うような治療効果があがらず、本人や周囲の人たちが落胆することもありますが、焦らずに、あきらめずに治療を続けることが大切です。

身体症状 22頁　精神症状 20頁

## うつ病の経過（発症から回復まで）と治療法

| | 前駆期 → | 極期（急性期） → | 回復期 → | 中間期 |
|---|---|---|---|---|
| 病相 | 心身の調子が低下し、疲れやすく、以前は普通にできたことがつらくなる。この段階で治療を開始すれば回復も早いが、本人はこれを病気と思わないことが多い。 | さまざまな症状がはっきり表われる。周囲の人も異常に気づくことから、この段階になってようやくうつ病と認識して受診に至り、治療が開始されることが多い。 | 治療によって回復に向かいつつある段階。ただし自殺するエネルギーすら残っていない極期と違い、意欲が高まったために小さなきっかけで自殺するケースも多い。 | ひと通りの治療が終わり、社会復帰も望める状態。ただし、再発までの間の時期という見方もあり、再発予防のためにストレスへの対応や心身への配慮が必要。 |
| 治療 | 認知行動療法（休ませるため） | 薬物療法 | 薬物療法と認知行動療法（社会に出ていくため） | |

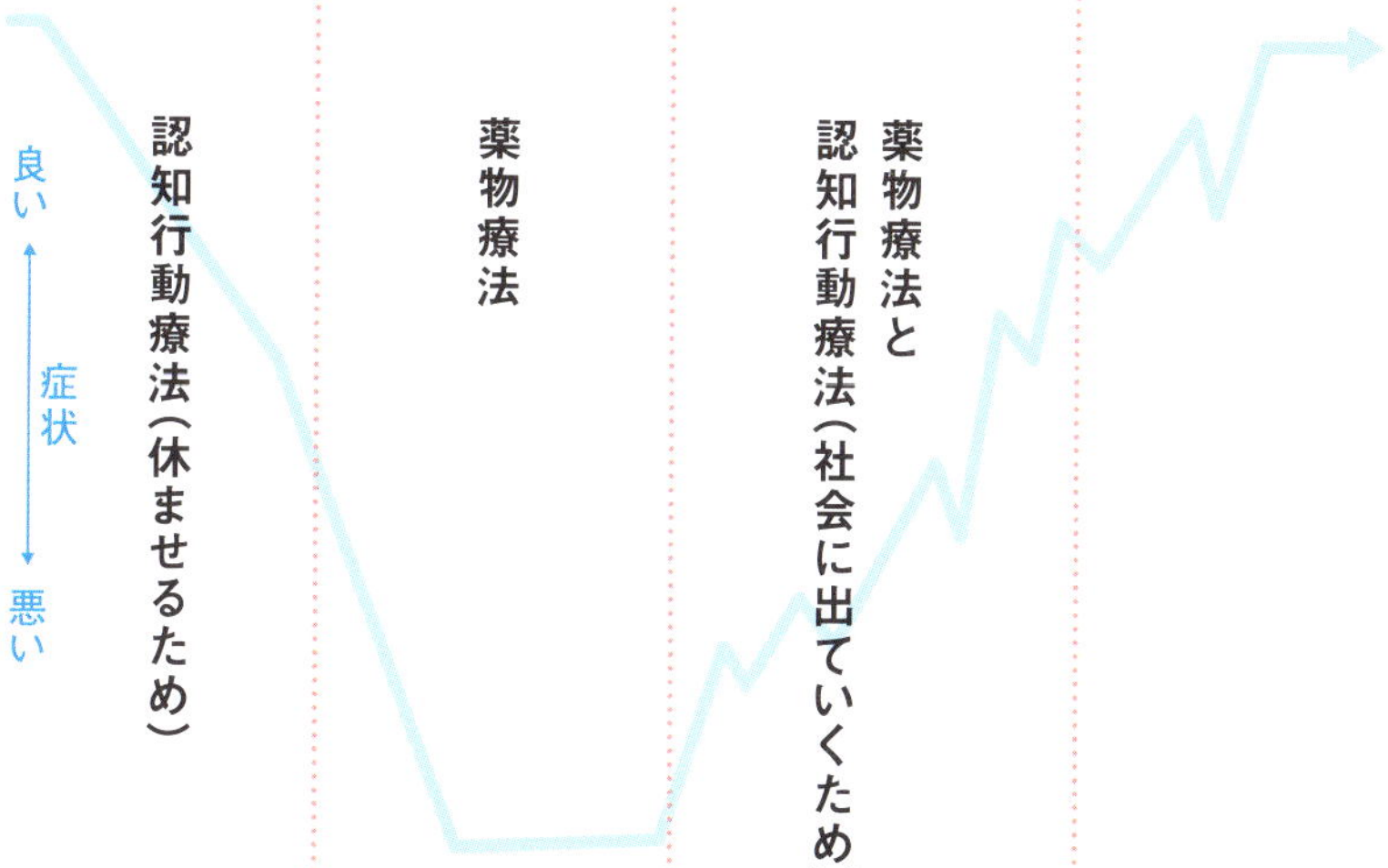

# 医療機関を選ぶ――受診すべき診療科

受診先に迷ったとき、問い合わせ先はたくさんあります

## 心の病は「精神科」「精神神経科」「神経科」へ

心の病を診てくれると思われている医療機関にも、精神科、心療内科、神経科などいろいろな名称があるので、どこに行けばよいのか迷うかもしれません。

最も適切なのは「精神科」です。精神科は、うつ病や双極性障害、統合失調症、アルコール依存症など、心の病と呼ばれる病気全般を診断・治療する診療科です。精神科医だけでなく臨床心理士も在籍し、薬物療法と認知行動療法の両面で対応できる所もあります。

「精神神経科」「神経科」と名乗っている医療機関も、内容は精神科と同じです。これらは「精神科を受診するのは抵抗がある」という人が多いため、神経科などの名称を使っているようです。大きな病院ではなく、「メンタル・クリニック」「神経クリニック」などと名乗っている小さな医院も同じです。

## 体と心を診る「心療内科」は内科の一種

「心療内科」は、過敏性大腸炎などストレスと関連する病気を治療する所で、心と体をひとつのものとして考える心身医学の立場から診断・治療を行ないます。あくまでも内科の一種なので、双極性障害や統合失調症などの精神病の治療はしません。軽度の抑うつ状態や、仮面うつ病のように身体症状が強いうつ病であれば治療してくれますが、重症になると精神科を紹介されることになります。

残念なことに、身体症状が強いと、精神科や心療内科ではなく内科を受診する人が6割以上もいて、うつ病の治療が遅れているという報告があります。

うつ病も早期治療がとても大切です。どこに行けばよいか迷う場合は、かかりつけ医や最寄りの保健所などに相談してみましょう。

## 多くの人が適切ではない診療科を訪れている

### うつ病患者の初診診療科

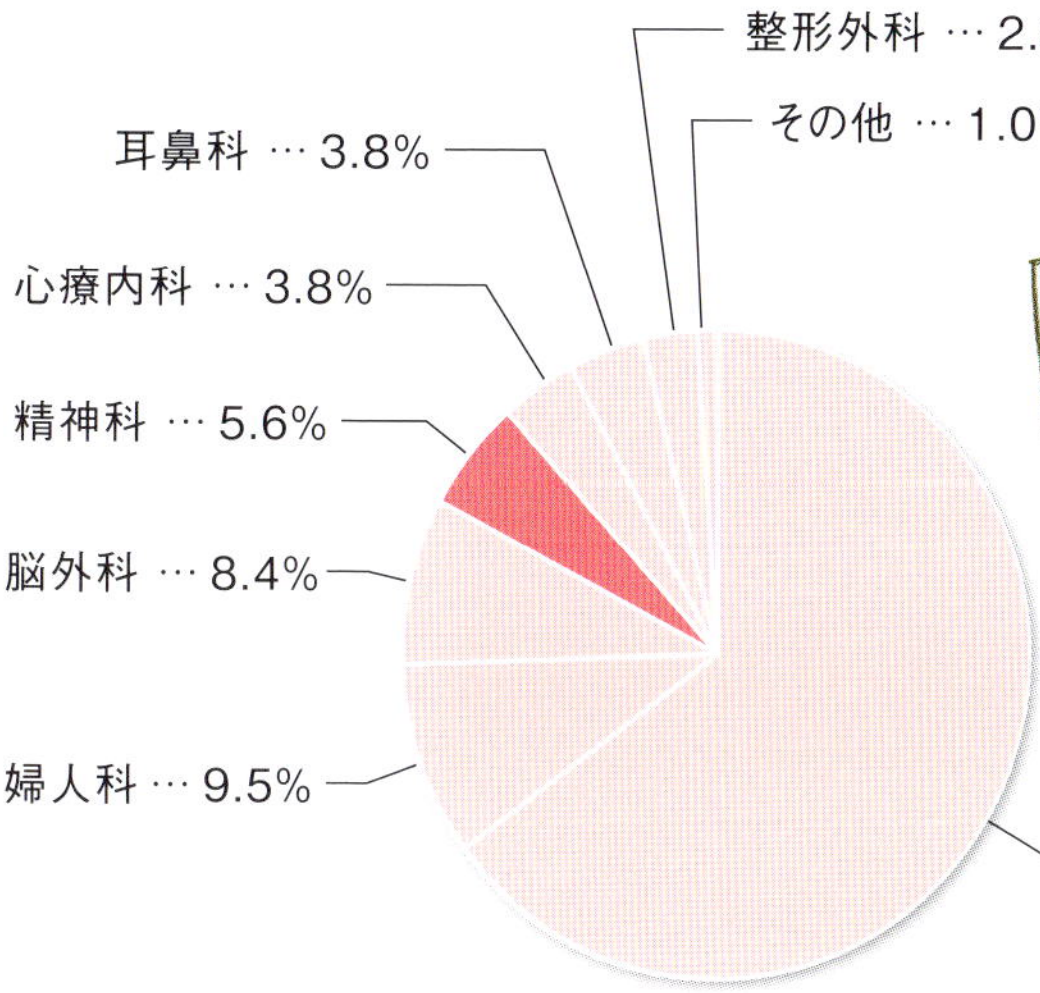
整形外科 … 2.8%
その他 … 1.0%
耳鼻科 … 3.8%
心療内科 … 3.8%
精神科 … 5.6%
脳外科 … 8.4%
婦人科 … 9.5%
内科 … 64.7%

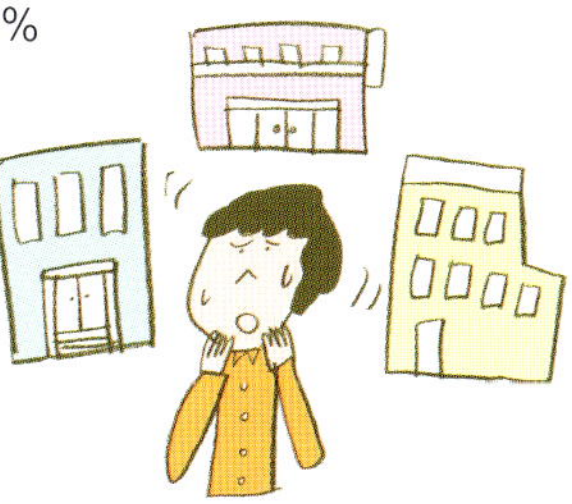

うつ病による体の不調から、6割以上の人が最初に内科を受診し、最初から精神科や心療内科に行った人は1割にも達しません。

（三木治　心身医学 2002）

### どの科を受診したらよいかわからない場合……ここに尋ねてみましょう

- かかりつけの内科医
- 職場の産業医
- 保健所
- 精神保健福祉センター、こころの健康センター
- 受診を考えている医療機関

# 医療機関を選ぶ――善し悪しを見分ける

うつ病の治療にとって、病院や医師選びはとても大切です

## 増加するメンタルクリニックだが……

最近は精神科・神経科・心療内科などの看板を掲げた医療機関が急増しています。1996年からの10年間で倍近くなり、特に都心において顕著《けんちょ》です。そのため、うつ病も治療しやすくなったような印象がありますが、なかにはあまり評判の良くない所も存在し、病状が悪化してしまうなどの問題も少なからず出てきています。心の病は診断が難しいため、訪れる病院やクリニックごとに違った病名をつけられるというケースも珍しくありません。誤診されないためには、信頼できる医療機関を選ぶことが必要です。

なお、大学病院などの大きな総合病院、精神科のみがある単科の病院、個人開業の小さなメンタルクリニックなどは、それぞれメリット・デメリットがあることも知っておきましょう（左頁）。

## 医療機関だけではなく医師選びも大切

症状が回復して安定するまでには、病院には何回も通うことになり、その期間は長きにわたります。ですから、医療機関だけでなく、医師選びも重要です。

残念ながら、見立ての怪しい医師もいないわけではありません。素人には見分けることが難しいので、評判を聞くなどして調べてみるといいでしょう。

なお、腕の善し悪しではなく、「相性」も大切です。うつ病の治療には、医師との信頼関係がとても重要です。治療方針などで医師に不満があったり、疑問があったりしたら、まずは率直にそれを伝えなければいけません。もしも医師がそれに対してきちんと回答してくれなければ、信頼関係を築くことは難しくなります。そういう場合は、別の医師を探すことも考えてみましょう。

## 医療施設の特徴

| 大学病院、総合病院の中にある精神科、心療内科 | |
|---|---|
| 長所 | ・外科や内科など、他の診療科と連携しながら治療を行なう<br>・最先端の検査設備などが整っている |
| 短所 | ・予約制でも待ち時間が長いことが多い<br>・平日のみなど、診察の日時が限られている場合が多い<br>・担当医が異動になる場合がある |

| 精神科の単科病院 | |
|---|---|
| 長所 | ・うつ病などの初診外来患者を積極的に受け入れている<br>・入院施設があるので、入院が必要な場合も転院しなくてすむ<br>・社会復帰などへのリハビリを積極的に行なっている |
| 短所 | ・昔からの閉鎖的なイメージがある |

| 個人開業などのクリニック | |
|---|---|
| 長所 | ・完全予約制で、週末や夜間も診察可能な所もある<br>・落ち着いた綺麗なイメージで、あまり抵抗なく受診できる |
| 短所 | ・重篤な症状の場合は対応できず、大病院などを紹介される<br>・入院施設はない<br>・健康保険が適用されない所もある |

## 医師の善し悪しを見分けるチェックポイント

- ○ 治療の基本方針を事前に説明してくれる
- ○ 話しやすく、患者の言うことを最後までちゃんと聞いてくれる
- ○ 質問にきちんと答えてくれる
- ○ 処方する薬について、副作用も含めて説明してくれる
- ○ むやみに大量の薬を処方しない
- × 初めから3種類以上の抗うつ薬を処方する
- × どんどん薬の種類を増やす

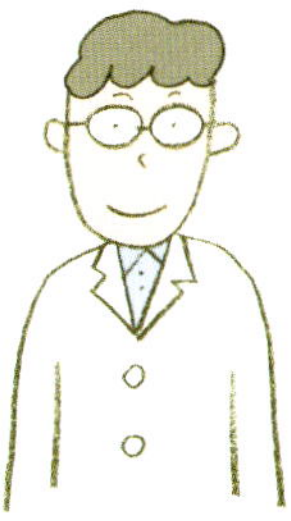

# 信頼できる心理職の見つけ方

優秀な「臨床心理士」に出会うことがスタートです

## 病院を通して探すこともできる

学校のスクールカウンセラーや企業の産業カウンセラーなど、心理職も身近な存在になってきました。とはいえ、どこに行けば心理職による適切な認知行動療法を受けられるのかわからない人も多いはずです。

探し方としては、まず、精神科や神経科の病院または医師を通じて、信頼の置ける心理職を紹介してもらう方法があります。治療には医師と心理職との連携が理想ですから、既に連携の態勢をとっている所を見つけられればベストだと言えるでしょう。

また、日本臨床心理士会（左頁）を通じて調べることもできます。

なお、私設の心理相談機関は、本人が病院には行きたくないと主張する場合に、「話を聞いてもらうだけでも」と言って連れ出しやすい先でもあります。Eメールなどを利用した相談窓口がある所もあります。

## コストは病院よりもかかることを覚悟

日本では現在、心理職による心理療法は医療行為とみなされないため、医療保険が適用されません。つまり、心理職による治療には、ある程度の費用がかかります。

なお、心理職のスキルについては、経験や手法がまちまちで、ばらつきがある傾向が否めません。また、スキルとは別の次元の「相性」というものも、医師との間以上に問題になりがちです。ですから、優秀で、信頼の寄せられる心理職と出会うことは、たいへん重要ながらも困難なのが実情です。

心理職はうつ病の治療において欠かせない存在ですが、国家資格化されていないなど、課題も多いことはたしかです。

心理職の役割 76頁

## 医師と臨床心理士の連携がとれた所を探す

**入り口はどちらでも……**

**病院に電話して**　　**私設の心理相談機関に電話して**

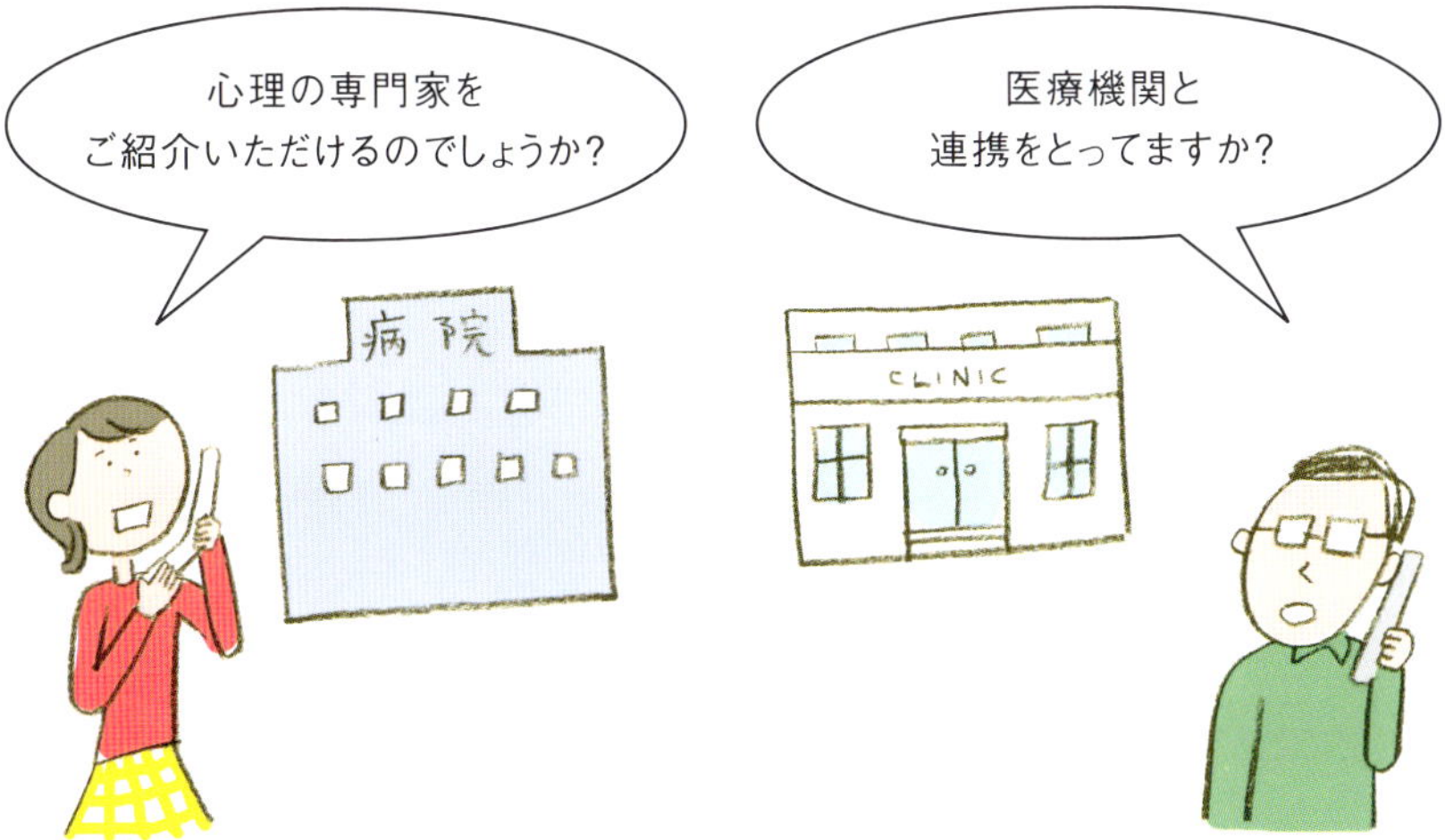
心理の専門家を
ご紹介いただけるのでしょうか？
医療機関と
連携をとってますか？
病院
CLINIC

## 社団法人 日本臨床心理士会ホームページ

**http://www.jsccp.jp/near/**

ここには「臨床心理士に出会うには」という検索エンジンがあります。
都道府県・相談したい疾患・年齢・臨床心理士の性別などの基本条件を入力し、さらに対応可能な各種療法など詳細な条件を入力すれば、本人の状態に適した、臨床心理士のいるクリニックや各種機関を探せます。

## 信頼できる心理職とは？

1. 話をしっかり聴いてくれ、受け入れてくれる
2. 患者に今、何が起きているのかを、わかりやすく説明してくれる
3. 心理療法の中でも「認知行動療法（CBT）」ができる
4. 治療の具体的な方針を示せる

# 体の治療は「薬物療法」が主流

薬物療法を始める前に、これだけは知っておきましょう

## うつ病の治療に薬を使う理由

医師によるうつ病の治療は、薬物療法が基本です。

ところが、「心に作用する薬」だという理由で、服薬に抵抗を感じる人が少なくありません。

まず、「飲み始めるとやめられなくなるのでは」「どんどん薬が増えていくのではないか」「薬で性格が変わってしまうのでは」などの不安を抱く人がいます。また、「薬に頼らなければならないほど自分は弱くない」と思い込んでいる人もいます。いずれにせよ、最初は本人が薬物療法に消極的なことが多いのです。

たしかに薬を飲み続けなければならないケースはありますが、これは仕方のないことです。意志だけで自分の心の状態をコントロールすることはできないからです。うつ病の原因のひとつと考えられている脳の神経伝達物質の減少を、意志だけで阻むことはできません。ですから、どうしても薬の力が必要なのです。

## 服薬は医師の指示どおりに

薬物療法について知っておくべきことは、薬を飲み始めたからといって、すぐに症状が改善するわけではないということです。ですから、「効かないから」とすぐに服薬をやめてしまったり、勝手に服用量を増やしたりせず、必ず医師の処方どおりに、指示に従って飲み続けることが大切です。

また、治療を続けていると次第に抑うつ状態が改善されていきますが、「もう治った」と勝手に判断して、薬の量を減らしたり、服薬を中止したりしてはいけません。特にSSRIを急に止めると、不安感や憂うつ感やイライラ感が、ぶり返してきます。

うつ病は再発率が高いので、服薬を継続することには、予防の意味も含まれています。

脳の神経伝達物質 28頁　SSRI 90頁

## 薬物療法の流れ

**発症**

↓（病院で診察を受ける）

**服薬開始**

↓ 約6～12週間　少量から始めて、徐々に増やしていく

**服薬の継続**

↓ 約4～9か月　効果のあった量を飲み続ける

**薬を減らす**

↓ 約3～6か月　症状が安定したら、徐々に減らしていく

**治癒**

↓ 約半年から1年　再発予防の目的で、少量を飲み続ける

**服薬終了**

## 服薬で守るべきこと

- 指示された量の薬を毎回規則正しく飲む（勝手に薬を減らしたり増やしたり、服薬をやめたりしない）
- 妊娠中、授乳中は必ず医師に相談すること
- 他の薬も服薬している場合は、医師に伝える
- 服薬中は眠くなるので、車の運転など危険を伴う作業は避ける
- 服薬中はアルコールを控える
- 副作用かなと思ったら、必ず医師に相談する

# 処方された薬の内容を把握する

本人も家族も、薬の名前や効用を知っておくべきです

## 抑うつ状態を改善する「抗うつ薬」

薬物療法の中心となるのは「抗うつ薬」です。抗うつ薬とは、脳内にある神経伝達物質の機能を回復させ、症状を緩和する薬です。具体的には、気分の落ち込み、気力減退、不安や焦燥感、憂うつ感などの精神症状を改善し、さらに睡眠障害、食欲不振、頭の重さや動悸《どうき》、胸苦しさなどの身体症状を和らげます。

抗うつ薬にはいろいろな種類がありますが、最も多く使われているのは、「SSRI（選択的セロトニン再取り込み阻害薬）」「SNRI（セロトニン・ノルアドレナリン再取り込み阻害薬）」「NaSSA（ノルアドレナリン・セロトニン作動性抗うつ薬）」です。この他に、1950年代に登場した「三環系」や、1980年代に開発された「四環系」もありますが、副作用が強いため特別の場合を除いて今はあまり使われません。

## 抗うつ薬の他に処方される薬

抗うつ薬だけでは改善できない症状を緩和するために、「睡眠薬」「抗不安薬」「気分安定剤」「抗精神病薬」などを併用する場合があります。これらは、抗うつ薬も含めて「向精神薬」と総称されています。向精神薬とは、脳の神経に直接作用し、さまざまな精神症状を改善する薬のことです。

例えば、どうしても睡眠障害が改善されずに寝つけない場合には睡眠薬を処方し、不安感が激しすぎる場合は抗不安薬を併用して、症状の改善を図ります。

これらの薬が一度に処方されると不安になるかもしれませんが、どれも必要以上に効きすぎることはないので、決められた服薬をきちんと守ることが大切です。

本人も家族も、どんな薬を飲んでいるのかをきちんと把握しておくことは、とても大切です。

脳内の神経伝達物質 28頁

## 日本で主に処方されるうつ病の薬

| 分類 | 構造による分類 | 物質名 | 商品名 |
|---|---|---|---|
| 抗うつ薬 | SSRI | フルボキサミン | デプロメール、ルボックス、他 |
| | | パロキセチン | パロキセチン　パキシル |
| | | セルトラリン | ジェイゾロフト |
| | | エスシタロプラム | レクサプロ |
| | SNRI | ミルナシプラン | トレドミン |
| | | デュロキセチン | サインバルタ |
| | NaSSA | ミルタザピン | レフレックス、レメロン |
| | その他の構造 | トラゾドン | レスリン、デジレル、他 |
| | 三環系 | イミプラミン | トフラニール、他 |
| | | アミトリプチリン | トリプタノール、他 |
| | | クロミプラミン | アナフラニール、他 |
| | | アモキサピン | アモキサン、他 |
| | | ドスレピン | プロチアデン、他 |
| | 四環系 | マプロチリン | ルジオミール、他 |
| | | ミアンセリン | テトラミド、他 |
| その他の薬 | | スルピリド | ドグマチールほか |
| 気分安定薬 | | 炭酸リチウム | リーマス |
| | | カルバマゼピン | テグレトール |
| | | パルブロ酸 | デパケン |

## 抗うつ薬以外の向精神薬

| | |
|---|---|
| 睡眠薬 | 抗うつ薬でも改善されない睡眠障害があるときに処方される。ベンゾジアゼピン系睡眠薬が中心。抗うつ薬トラゾドンや他の向精神薬を使うこともある。 |
| 抗不安薬 | 不安感や焦燥感がとても強いときに併用する場合がある。ベンゾジアゼピン系抗不安薬が中心。抗てんかん薬クロナゼパムやSSRIが使われることもある。 |
| 気分安定薬 | 気分の変動が大きいとき、本来は双極性障害などの治療に用いるが、抗うつ作用もあり、うつ病の強化治療として、うつ病の再発防止に効果がある。 |
| 抗精神病薬 | 強い鎮静作用と気分安定作用があるので、上記の薬剤で効果が出ないほどの緊張、イライラ、不安感が強いときに処方する。 |

# 抗うつ薬には「副作用」がある

## 副作用が気になる場合は、必ず医師に相談してください

### 効果よりも先に副作用が表われることが多い

多くの抗うつ薬は、脳内のさまざまな神経伝達物質に作用するため、効果と同時に多少の副作用があります。また、他の薬と併用していると、相互作用で予期しない副作用が出ることもあります。抗うつ薬の種類によって、副作用の程度や表われ方は異なります。

困ったことに、薬の効果が表われるよりも前に、副作用を感じることが少なくありません。そのため不安になり、服薬を勝手に中止しがちですが、一般的には数日もすると副作用は治まり、うつ症状が改善します。

### 長期間の服用で表われる副作用もある

最もよく処方されるSSRI（選択的セロトニン再取り込み阻害薬）とSNRI（セロトニン・ノルアドレナリン再取り込み阻害薬）は、その名が指す特定の神経伝達物質のみに作用する薬なので、比較的副作用が少ないのですが、それでも服用開始直後に吐き気や下痢などが見られることがあります。また、長期間服用すると、体重増加と性機能障害が表われることがあります。眠気や頭痛も少なくありません。なお、ごくまれですが、興奮状態や錯乱などの精神状態の変化が表われることもあります。

四環系の抗うつ薬では、眠気、だるさ、また、頻度は低いものの、痙攣《けいれん》や発疹などが出ることがあります。

重篤《じゅうとく》な人に使われる三環系の抗うつ薬では、服用している人の8割近くが、便秘、排尿困難、口の渇き、目のかすみなどを感じるようです。

どの副作用も、重篤になったり、服用すること自体がひどく苦痛になったりした場合は、すみやかに医師に相談するべきです。次の診察までに間がある場合でも、その期日を待たずに連絡してかまいません。

抗うつ薬 90頁　脳内の神経伝達物質 28頁

## よく使われる抗うつ薬の副作用

口内乾燥、体重増加、悪心《おしん》、鼓腸《こちょう》（腸にガスが溜まる）、振戦《しんせん》（手足が震える）、胸痛、眼痛、脱毛、胃腸障害、眠気、傾眠（放っておくと眠り込む）、疲労、頭痛、不眠、耳鳴り、めまい、ふらつき、便秘、下痢、ほてり、発汗、倦怠感など

＊ただし、副作用が出る頻度は、5%未満がほとんどです。
＊まれに、急に攻撃的になる、食欲亢進、錯乱などの症状が見られますが、本人は自覚していない場合が多いようです。

### 三環系の抗うつ薬の副作用

| | |
|---|---|
| よく見られる副作用 | 口の渇き、便秘、目のかすみ、めまい、立ちくらみ、眠気、発汗、など |
| ときどきある副作用 | 排尿困難、食欲低下、食欲亢進、体重増加、手などの震え、吐き気、など |
| まれにある副作用 | 痙攣《けいれん》発作、錯乱、不整脈、血液障害、躁状態、など |

## 副作用への対処法

| | |
|---|---|
| 便秘 | ①水分を十分に摂取する<br>②食事の時間を定時にする<br>③なるべく運動する<br>④食物繊維を摂取する |
| 眠気 | 睡眠薬などを服用している場合は、眠る直前に飲むようにする |
| 頭痛 | 薬剤を減量しても改善しなければ、鎮痛剤を処方してもらう |

# 抗うつ薬には「限界」がある

薬だけでは治りにくい難治性のうつ病も、少なからずあります

## 薬の効果が表われるまでに約2週間

風邪や歯痛の際に服用する解熱剤や鎮痛薬は、服薬後すぐにその効き目が感じられますが、抗うつ薬ではすぐに症状が改善されるわけではありません。抗うつ薬は、即効薬ではないのです。

薬の種類にもよりますが、抗うつ薬は一般的に、飲み始めてから2週間前後経過してから効き目が出始めます。ですから、飲み始めたのにすぐに効き目が表われないからといって、勝手に服薬を中止したり、このうつ病は重症に違いないなどと思い込んだりしないでください。

ただし、抗うつ薬を長期間服用しても、効果が得られない場合があります。例えば、新型うつ、双極性うつ病、気分変調性障害には、抗うつ薬が効かないこともよくあります。

## 「難治性のうつ病」も存在する

抗うつ薬による薬物療法を行なってもなかなか症状が改善しないうつ病を「難治性うつ病」と分類することがあります。具体的には、少なくとも2種類の抗うつ薬を、十分な量、十分な期間（半年程度）服用しても効果が表われない場合、難治性うつ病とみなされますが、副作用のために十分な量の抗うつ薬を使えない場合などもあり、難治性の定義は簡単ではありません。

難治性と思われるうつ病の場合、抗うつ薬を替える、種類を増やす、用量を増やす、などの対処が行なわれます。また、抗うつ薬だけでなく気分安定剤や抗精神病薬などを併用したり、修正型通電療法などを併用したりすることが効果的だとされています。

治りにくいうつ病の場合、うつ病以外の心の病気や体の病気を合併していることも考えられます。

抗うつ薬 90頁　修正型通電療法 96頁

## 難治性うつ病になりやすい要因

家庭や職場環境が
極めて厳しく、
ストレスがとても大きい場合

甲状腺機能低下などの
ホルモン異常や、
脳梗塞など体の病気を
合併している場合

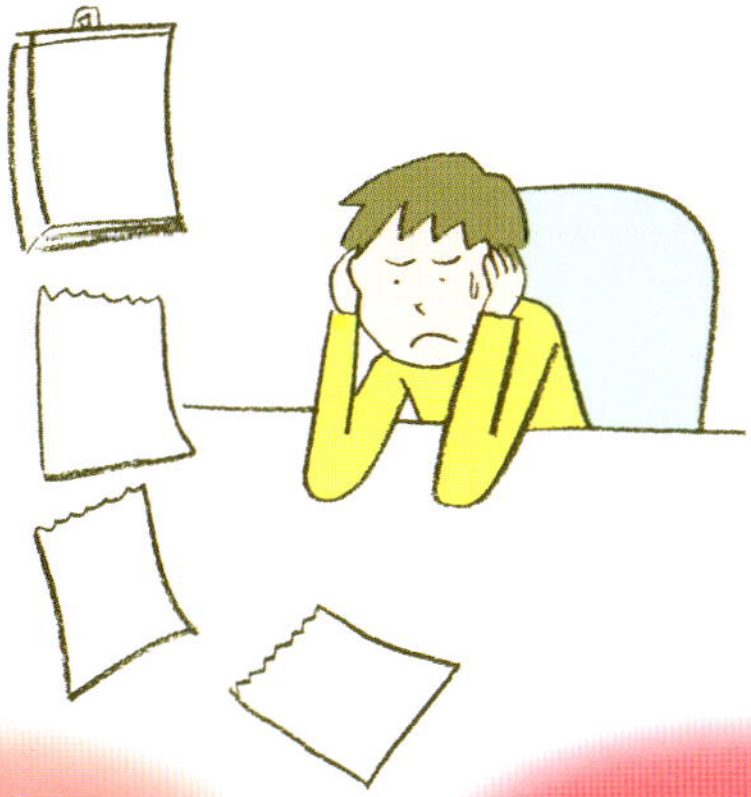

うつ病以外に、
他の心の病も
患っている場合

極端に性格の
偏りがある場合

難治性うつ病はこれらが要因のひとつになると言われますが、
まったく該当しない場合でも、なぜか治りにくいという場合もあります。

## 難治性うつ病への対処

- 抗うつ薬を変更する
- 複数の種類の抗うつ薬を使う
- 抗うつ薬の量を増やす
- 気分安定剤や抗精神病薬などを併用する
- 修正型通電療法などを施す

# 薬によらない治療法のいろいろ

医師による治療の主体は薬物療法ですが、他にもさまざまな治療法があります

## 即効性が期待できる「修正型通電療法」

病院での治療は、一般的に薬物療法と精神療法（心理療法）から始めますが、うつ病のタイプや症状の重さによっては、他の治療法が補助的に行なわれます。

なかでも「通電療法」は、抗うつ薬よりも歴史が古く、60年以上も前から行なわれています。患者の頭部に電極を取りつけ、100ボルト前後の電流を数秒間通電させ、痙攣《けいれん》発作を誘発して刺激を与える治療法ですが、現在では痙攣発作を起こさない「修正型通電療法」が通常です。

かつて日本では「電気ショック療法」と呼ばれていたために恐怖感を抱かれたり、過去に安全面で問題が指摘されたりしたこともあって、一般的ではありません。しかし、今は安全性が高まっているだけではなく、薬物療法が効かない「難治性うつ病」に即効性が期待できる有効な治療法とされており、1％弱の患者がこの治療法を受けています。

なお、最近は電気によるショックではなく、磁気による刺激を使った「磁気刺激療法」も登場しています。

## 睡眠と覚醒を人為的に操作する「断眠療法」

うつ病になると睡眠障害が起きますが、それを逆手にとって一晩中眠らないようにする治療法が「断眠療法」です。これは徹夜明けに気分が高揚する状態を人為的に作るもので、内因性うつ病の多くに有効です。ただし、治療の効果が長続きしないので、薬物療法や「高照度光療法」と併用するとよいと言われています。

「高照度光療法」とは、高照度の人工的な光を30分～1時間浴びることによってホルモン分泌や身体リズムを人為的に整える治療法で、特に「季節性うつ病」の人に効果があります。

難治性うつ病 94頁　内因性うつ病 36頁　季節性うつ病 46頁

## 「治療」のいろいろな種類

### 修正型通電療法

麻酔を使うので本人に痛みはなく、
治療を終了して1時間後には帰宅できることもある。

こんな人に効果的　・難治性うつ病

### 高照度光療法

高照度光照射装置を使って、室内灯の5～10倍に相当する
2200～3500ルクスの光を一定時間浴びる。

こんな人に効果的
・季節性うつ病　・睡眠障害の人
・朝起きられず、出社拒否症や不登校の人

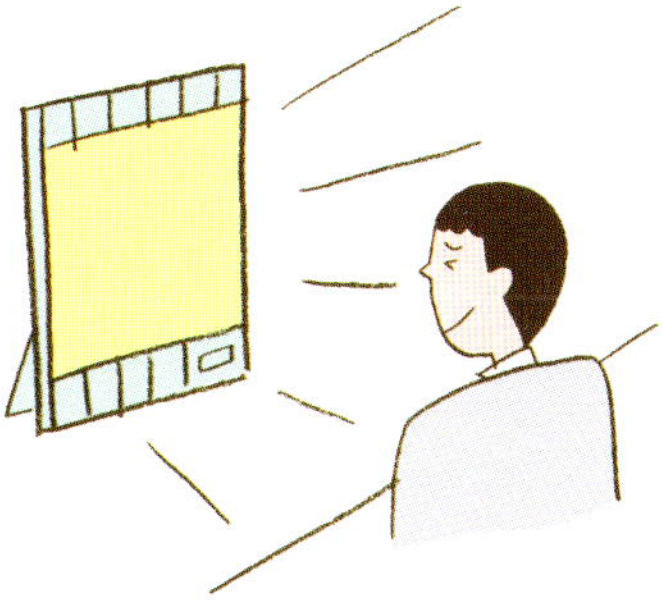

### 断眠療法と高照度光療法の組み合わせの例

[時]　0 1 2 3 4 5 6 7 8 9 10 11 12 13 14 15 16 17 18 19 20 21 22 23 24

| | |
|---|---|
| 1日目 | 一晩全く眠らない |
| 2日目 | 夕方5時～午前0時 睡眠 、起床後2時間 高照度療法 |
| 3日目 | 夜7時～午前2時 睡眠 、起床後2時間 高照度療法 |
| 4日目 | 夜9時～午前4時 睡眠 、起床後2時間 高照度療法 |
| 5日目～ | 夜11時～午前6時 睡眠 、起床後2時間 高照度療法 |

＝覚醒　＝睡眠　＝高照度療法

# 漢方薬を使いたい場合

主治医に相談のうえ、漢方医などにきちんと相談してからにしましょう

## 軽度のうつ病に使われる漢方薬

ごく軽度の抑うつ状態の場合や、抗うつ薬の補助として、漢方薬が使われる場合があります。

漢方医学には、体を「気、血《けつ》、水」と捉える考え方があります。うつ病は体の中をめぐる生命エネルギーの「気」が流れにくくなっていると解釈され、「気」の流れを整えるための漢方薬が使われます。

また、うつ病による頭痛、喉の閉塞感、倦怠感などの身体症状を治すために、抗うつ薬とともに使われる場合もあります。さらに、抗うつ薬の副作用を改善するために処方される場合もあります。

漢方薬は副作用が少ないため、体力が低下している高齢者などに適しています。

漢方薬の処方については、うつ病の症状だけでなく、基本的な体質などを十分に考慮して細かな調剤が行なわれます。ですから、自分の判断だけで漢方薬を選んだりするようなことはせず、必ず主治医の許可を得たうえで、専門の漢方医などに相談し、その指示に従うべきです。

## ハーブも軽度のうつ症状を緩和

漢方薬だけでなく、セントジョーンズワートやカヴァカヴァなどのハーブにも、軽度のうつ症状を和らげる作用があることが知られており、ドイツなどヨーロッパでは比較的ポピュラーです。日本でもハーブティーなどとして飲むことができますが、抗うつ薬と併用すると、抗うつ薬の作用が強く出すぎることがあるため、使いたい場合は必ず医師に相談してからにしてください。

なお、漢方薬もハーブも、あくまでも抗うつ薬治療の補助的なものであることを忘れないでください。

## 漢方薬を使うときの注意

- あくまでも抗うつ薬の補助として服用しましょう
- 必ず専門の漢方医に診断・処方してもらったものを服用しましょう
- 漢方薬でも副作用がまったくないわけではありません。異常を感じたら、すぐに相談しましょう

## うつ病の諸症状に効果があると言われる漢方薬

| | |
|---|---|
| 軽症のうつ病には | 半夏厚朴湯《はんげこうぼくとう》、茯苓飲合《ぶくりょういんごう》半夏厚朴湯 |
| 喉や胸の閉塞感には | 半夏厚朴湯 |
| 頭痛やめまいには | 釣藤散《ちょうとうさん》、苓桂朮甘湯《りょうけいじゅつかんとう》、半夏白朮天麻湯《はんげびゃくじゅつてんまとう》 |
| 体全体の調子を整えるには | 半夏厚朴湯、茯苓飲合半夏厚朴湯 |
| 抗うつ薬の補助として | 補中益気湯《ほちゅうえっきとう》、十全大補湯《じゅうぜんたいほとう》、帰脾湯《きひとう》 |

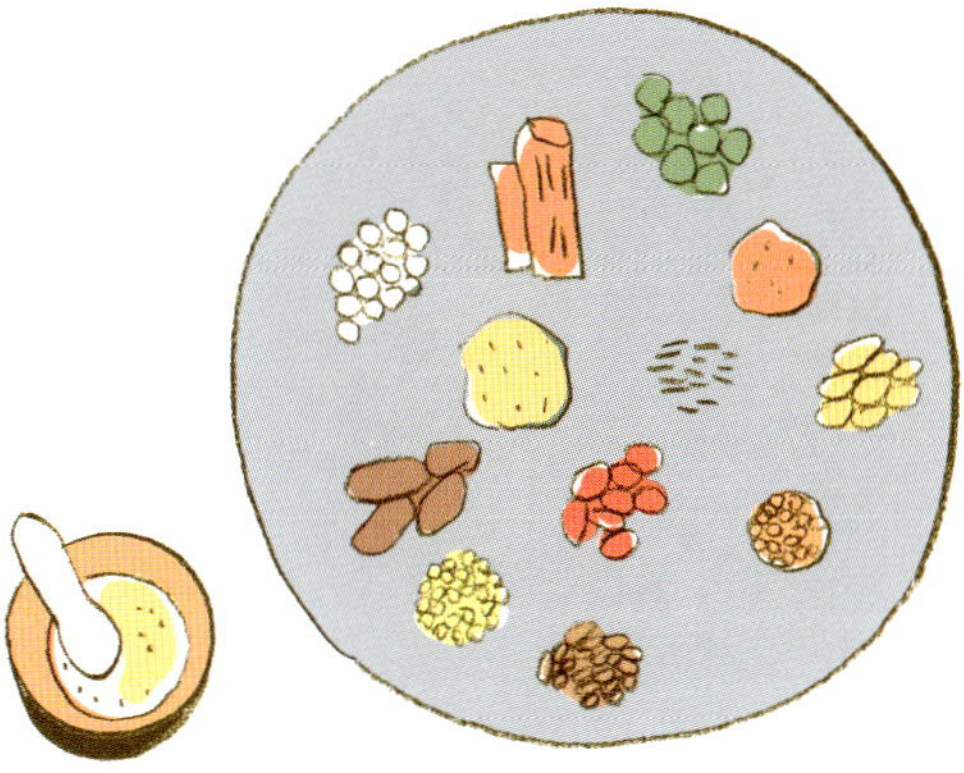

# 心のケアに有効な「心理療法」

心理職による「心理療法」にも、いろいろな種類があります

## 会話によって、うつ病の人を守り支える

一般的に「心理療法」は、「会話（対話）」によって心の「ケア」を行なうことが基本です。ケアというのは、うつ病の人を「治す」のではなく、「守る」「支える」ことを主眼としています。

心の病は外傷やウイルスによる罹患《りかん》などとは本質的に違い、気持ちの持ち方と関連しています。投薬治療によって症状がいったん改善しても、うつ病になりやすい心のあり方（考え方、物事の認識の仕方）では、再びうつ病になる可能性が高いのです。

心理療法は、「治療的コミュニケーション（面談）」によって心の異常や苦しみを緩和していきながら、再びうつ病にならないように、問題の本質を明らかにして、本人や家族が問題点を意識し、それを改善できるように支援することも目的にしています。

## うつ病には「認知行動療法」「対人関係療法」

心理療法には、対話によって患者の心を支えていく「支持療法」、治療的コミュニケーションによって考え方の偏りに気づかせていく「認知療法」、実際の行動を変えることによって問題解決を図る「行動療法」、外部とのコミュニケーションの問題に気づかせる「対人関係療法」などがあります。認知療法と行動療法は併用する場合が多いため、総称して「認知行動療法」と呼ばれます。

うつ病に最も効果のある心理療法は、「認知行動療法（CBT）」と「対人関係療法（IPT）」の2つです。

他に、「森田療法」や「芸術療法（表現療法）」なども役に立つことがあります。また、家族を交えた対話によって、家族間にある問題を修正する「家族療法」が用いられることもあります。

認知行動療法 102頁　対人関係療法 106頁

## うつ病に効く心理療法

| | |
|---|---|
| 支持療法（支持的心理療法） | 対話によって支える（医師や心理職だけでなく、看護師なども関与） |
| 認知療法 | 対話によって、考え方の偏りに気づかせる |
| 行動療法 | 対話や実際の行動によって、ストレスを感じる状況を乗り越えさせる |
| 認知行動療法（CBT=Cognitive Behavioural Therapy） | 認知療法と行動療法を統合したもの |
| 対人関係療法（IPT=Interpersonal Psycho Therapy） | 対話によって、外部とのコミュニケーションにある問題に気づかせる |
| 森田療法 | 病気を丸ごと受け入れることから、段階的に自己のあり方を修正させる |

## 上と並行して補助的に用いられることがある心理療法

| | | |
|---|---|---|
| 表現療法（芸術療法） | 言葉や行動による | ストーリーを作る、劇を演じる、自己を物語るなど |
| | 音楽や絵などによる | 音楽を聴く、絵を描く、箱庭を作る、踊るなど |
| 家族療法 | 家族を交えた対話によって、家族にある問題に気づかせ、修正を図る | |
| 自律訓練法 | ストレス下の身体反応を解消する、自己暗示や呼吸法などによるリラックスの技術 | |

# 思考の偏りを正す「認知行動療法」

うつ病の人に共通する悲観的・否定的な考えを正します

## ものの考え方や受け入れ方の歪みを正す

「認知療法」と「行動療法」を統合した「認知行動療法（CBT）」は、うつ病に最も効果的な心理療法です。「認知」とは、「ものの考え方」のことです。

多くのうつ病の人には、自分の現実や将来について、あるいは社会について、過度に悲観的・否定的に捉えているという共通のパターンがあります。そのために、ますます憂うつ感が強まり、行動が萎縮《いしゅく》して、そのことでさらに悲観的になるという悪循環に陥るのです。

こうした悲観の悪循環の元となっている「認知の歪《ゆが》み（ずれ、偏り）」（左頁）を修正し、より柔軟な思考を身につけさせる訓練法として考案されたのが、認知療法です。

うつ病の人が、自分で自分の不調に気づき、自ら「治りたい」と思わせることが狙いです。

## 認知行動療法の具体的な方法

治療者は、うつ病の人との治療的コミュニケーションの中から、例えば「自分は何をやってもダメだ」と思い込む癖を発見したとします。すると、「あなたには○○の能力もあるのに、自分をダメだと言ってしまうのは思いこみなのでは？」と指摘したり、「次回の面接までに××をやってみては？」と簡単な行動を提案したりします。そして、提案した事ができたら、「できましたね（＝あなたは何をやってもダメな人ではない）」と確認することを繰り返します。

すると、うつ病の人は、やがて自分が心の不調のために否定的な考え方に囚われていたこと、そこから抜け出さなければいけないことに気づくのです。

この認知行動療法は、うつ病の症状の改善だけではなく、再発防止に効果があると評価されています。

## うつ病の人によくある「認知の歪み」

### 完全主義的思考

何事も1か0か、白か黒かで考える

### 「べき」思考

何でも「こうあるべき」と考え、ならないと過剰に悲観的になる

### 感情的な決めつけ

起きている出来事について、感情的に解釈する

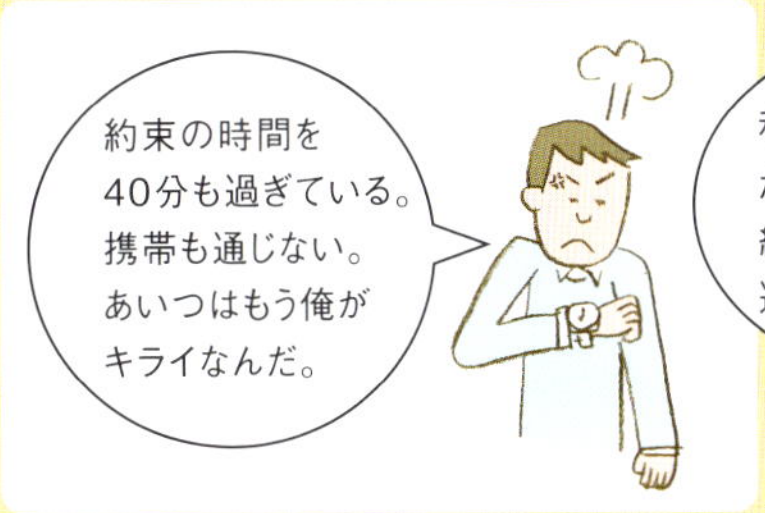
約束の時間を
40分も過ぎている。
携帯も通じない。
あいつはもう俺が
キライなんだ。

### ラベリング

自分に否定的なレッテルを貼り、否定的な自己像を作り上げる

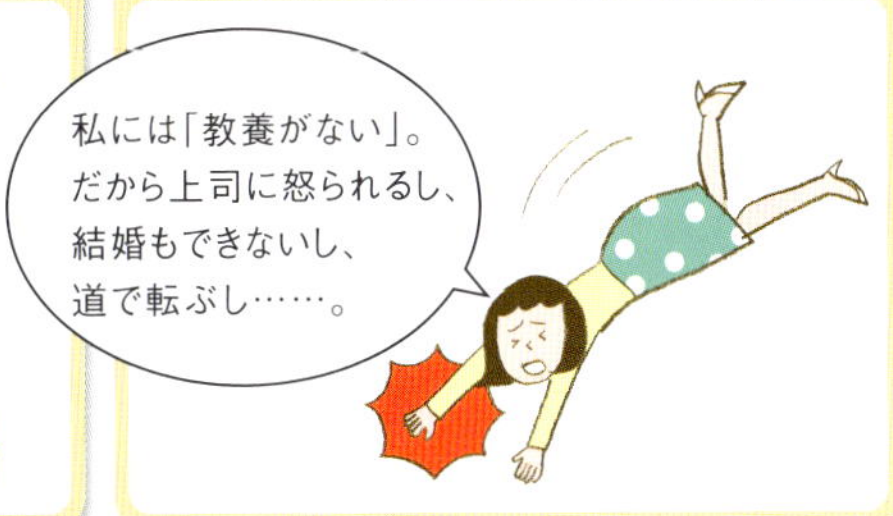
私には「教養がない」。
だから上司に怒られるし、
結婚もできないし、
道で転ぶし……。

### 自責思考

良くないことは、すべて自分の欠点や不手際のせい

### 否定的側面の過大評価

物事の悪い側面だけに注意を向け、こだわり続ける

### 破局化思考

これからのことを悲観的に、考え得る最悪の結果になると信じる

### 肯定的側面の除外や過小評価

物事に良い側面があっても、考慮に入れない

### 過剰な一般化

ごくわずかな事実から、何事もそうだと決めつける

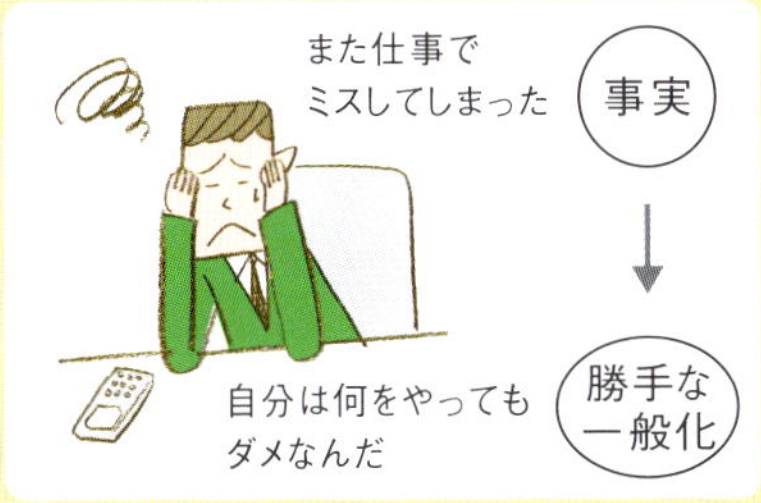
また仕事で
ミスしてしまった
事実
自分は何をやっても
ダメなんだ
勝手な
一般化

### 読心的推論

根拠なく、他人の心を独断で推測する

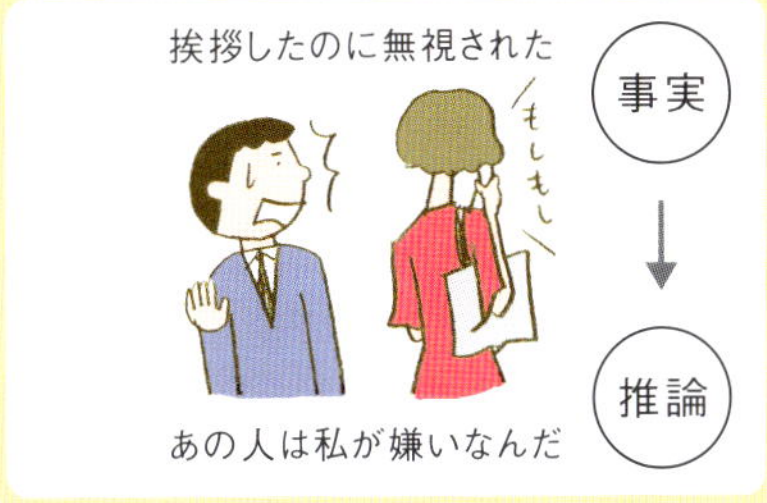
挨拶したのに無視された
事実
もしもし
あの人は私が嫌いなんだ
推論

# 「認知行動療法」の実際

## 認知行動療法のやり方もいろいろ変わりつつあります

### 「自動思考」に注目し、それを正す

認知行動療法（ＣＢＴ）において、大切な概念のひとつは「自動思考」です。

自動思考とは、人がストレスとなる出来事に出合った際に、無意識のうちに最初に浮かぶイメージや考えのことです。

例えば、会議で上司の意見に異議を唱えたとします。そのとき、とっさに「嫌われるな」と上司の心を先読みしたとします。すると、それがもとで不安になり、「なるべくあの上司と顔を合わせないようにしよう」という行動に表われ、「嫌がらせされるかもしれない」と感情的な決めつけへとつながっていきます。その、現実からずれた認識がストレスを高め、事態は悪い方向へ転がり出すわけです。

このような自動思考が生み出す思考パターンや行動パターンにこそ、その人がうつ病や強迫性障害に陥《おちい》る「カギ」が秘められていると考え、それを正していくのが認知行動療法の目的です。

### 注目されている第三世代の認知行動療法

従来の認知行動療法は、患者が不安や悲観的な思考を「認知」して、それを「行動」に反映させることを前提に、その不安要素を「取り除く」ことに重点を置いていました。けれども、それはある意味で、対症療法にとどまるのではないかという指摘もありました。

そこで近年では、日本の「禅」にも共通する瞑想をセラピーとして採り入れた「マインドフルネス」「アクセプタンス」という概念で呼ばれる「第三世代」の認知行動療法が注目されています。これは、不安を取り除くのではなく、不安を抱えた自分を認め、受け入れたうえで、他者と関わる方法を探っていく手法です。

# 認知行動療法のプロセス

## 1 「自分の考えがすべて」という思い込みを捨てる

人間は誰でも、自分の感情や経験などから「自分の認知」というフィルターを通して物事を見て、主観的に判断します。

けれども、それが正しいとは限りません。

自分の考えが正しいという思い込みを捨てなければ、判断の歪みにも気づきません。

## 2 認知を歪める「思考パターン」をチェックする

完全主義的思考・過剰な一般化・肯定的側面の否認・
～すべき思考・結論の飛躍・心の先読み・レッテル貼り・
感情的な決めつけなど（103頁参照）

## 3 最初に浮かぶ「自動思考」に注目する

ストレス要因となる出来事に出合ったとき最初に浮かぶイメージから、自分の認知のずれを理解し、修正するヒントを見つけます。


「自分は何を根拠に、このような悪い方向に考えたのか？」

「それを裏づける事実はあるのか」

「逆の事実はないのか？」

「それが事実だとして、それは何を意味するのだろう」


よく考え、自分でそれに反論し、柔軟に考えを思いめぐらせ、最後に別の考え方はないだろうかと、より合理的な考えを探します。

こうして、柔軟で、前向きな考え方を身につけていきます。

# 家族・同僚との関係を見直す「対人関係療法」

最も身近な人との関係を強化することで、対人関係のストレスを軽減させます

## 対人関係に注目した心理療法

うつ病を発症させる大きな要素として、対人関係のストレスや不安が挙げられます。過労や経済問題など、対人関係とは無関係に思える事柄でも、「職場環境について相談できる相手がいない」「お金がなくなると人からの扱いが変わる」など、実は関わりがあるものです。「対人関係療法（ＩＰＴ）」は、家族や身近な人たちとの関係を良好に保ち、バランスのとれた対人関係を築くことで、うつ病を予防したり治したりします。

認知行動療法と同じように効果が認められている治療法ですが、認知行動療法よりも患者に求める課題がゆるいため、より重症の患者に向くとされています。

治療者はうつ病の人に向き合い、最近の出来事とそれに対して思ったことを具体的に聞き出し、そこから問題点と解決方法を探っていきます。

## 「重要な他者」との関係を良くする

対人関係療法は、特に「重要な他者」との関係に注目します。重要な他者とは、その人に何か起こると本人の情緒に大きな影響を与える人で、具体的には配偶者、恋人、親、親友などです。

例えば、職場で対人関係のストレスがあった場合でも、「重要な他者」との関係が安定しているかどうかで、そのストレスを乗り切れるかどうかは分かれます。

治療者は患者が現在最も重要な他者として認識すべき人と良好な関係を築けているかどうかを分析し、築けていなければその原因を探り、改善策を提案していきます。

残念なことに対人関係療法は、日本ではまだ施せる治療者が多くありません。ただ、有効な治療法のひとつだということは知っておきましょう。

## 対人関係療法(IPT=Interpersonal Psychotherapy)の考え方

### 親しさサークル

家族・親友・恋人など
重要な他者
仕事上の知人など
本人
友人・親戚など

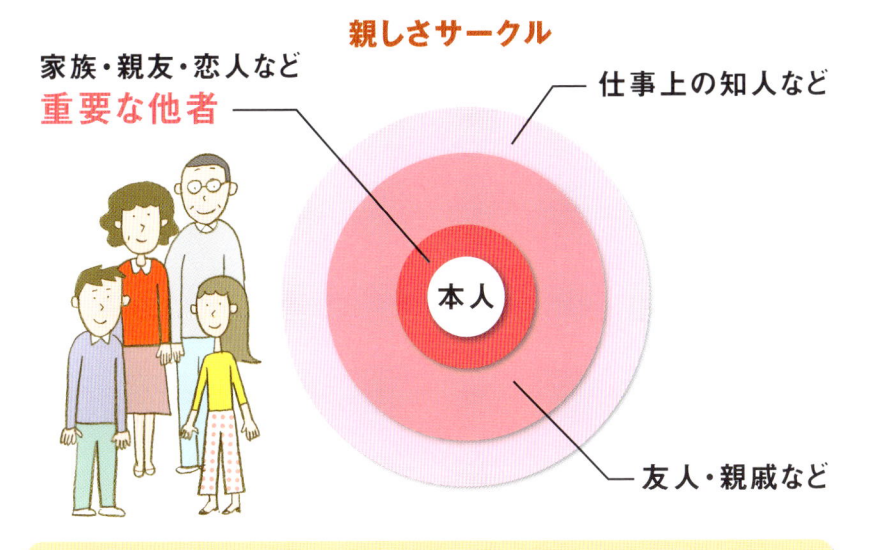

誰でも、このような分布の対人関係をバランスよく持っていることが理想です。
最も親密な関係を持っているのは、配偶者・恋人・親・親友など、
その人に何かあれば自分の情緒に最も大きな影響を与える人で、
これが「重要な他者」です。
実際には、このサークルとは違った人間関係を築いている場合がありますが、
それ自体、既にバランスを欠いた対人関係だと言えるでしょう。
対人関係療法は、重要な他者との物理的・精神的な距離が
実際にどうなっているかを探ることから始めます。

### うつ病の原因分析

「重要な他者」が亡くなったまま、「親しさサークル」の再構築が行なわれていない

「重要な他者」と、お互いの役割(相手への期待)の認識について不一致がある

生活の変化によって、「重要な他者」との関係が変化した

「重要な他者」と親しい関係がない(＝対人関係の欠如)

うつ病の原因を上記4つのどれか(複数の場合もある)に探り、
対話を通じて治療を進めます。

# 「生活技能訓練」が有効な場合

普通の日常生活で必要なスキルを少しずつ取り戻します

## 実際に行動させることで効果が出る場合

「何をどうしたらいいか、わからない」「人とどう関わっていいか、わからない」「仕事がうまくできない」。このような自己否定的な思考に強く陥っていると、心理療法のような治療そのものを前向きに受け入れられず、なかなか快方に向かわないケースがあります。

このような場合、「行動療法」によって、喪失した自信や行動力を取り戻せることがあります。「生活技能訓練（SST）」は、精神疾患全般に適用される行動療法で、うつ病の人にも有効な場合があります。

生活技能訓練の主な目的は、次の3つです。

1．今までに身につけていない技能（スキル）を訓練する。

2．今までに身につけていたのに、病気のためにできなくなった技能を拡大する。

3．自分の持っている技能を日常生活でうまく生かす方法を教える。

## 例えば、電車に乗ってみることから

具体的には、会話の技能や身近な生活管理、炊事や交通機関の利用など、リハビリテーションのようなものも含めて、社会で求められる技能を訓練します。

例えば、出社できなくなってしまった人に対して、最初は電車に乗ることから始めて、次は駅で降りる、次は会社の前まで行ってみる、というようなことです。

トレーナーと一緒に目標（行動）設定を段階的に行ない、社会復帰に備えます。また、これまで未経験だった技能を学ぶことで、失われた自信を取り戻すということも期待できます。

生活技能訓練は、職場復帰支援である「リワーク」にも採り入れられている行動療法です。

リワーク 178頁

## 生活技能訓練（SST＝Social Skills Training）が扱う領域

- 身だしなみ
- 交通
- 食事の用意
- 職探し
- 余暇
- 服薬管理
- 会話技能
- 住居
- 金銭管理
- 症状の自己管理
- 社会生活の問題解決

例えば、

**「おはよう」と挨拶をする**

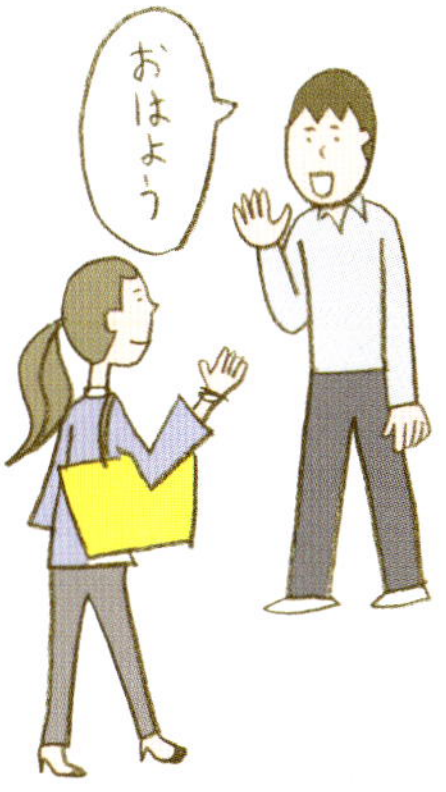


**電車に乗ってみる**

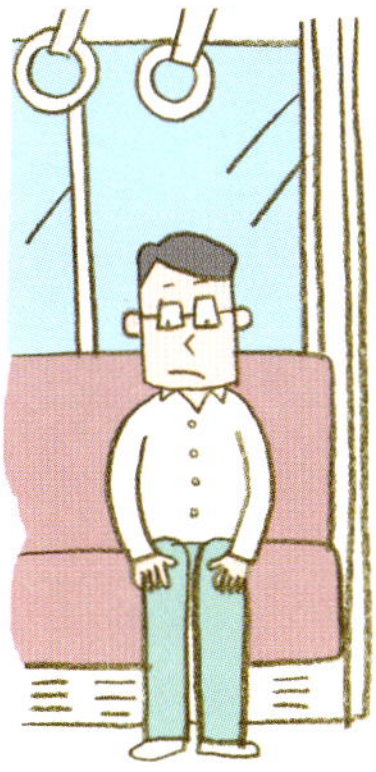

**銀行でお金を下ろす**

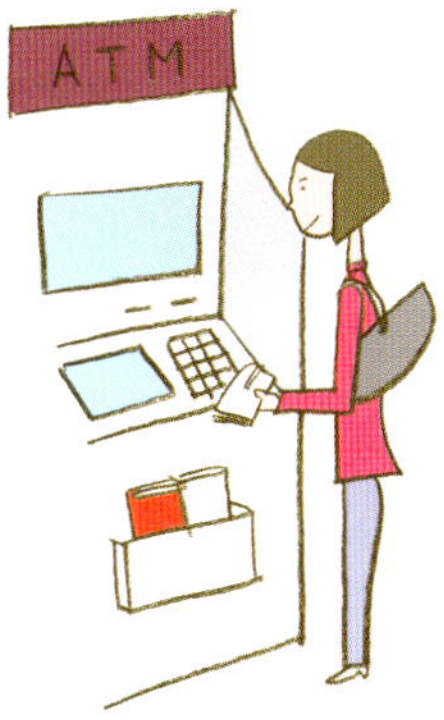

# 入院が必要なケース

治療に専念したいときや、自殺の恐れがあるときは、入院を検討しましょう

## 治療と休養が同時にできることがメリット

うつ病は基本的に通院で治療できますが、入院が必要な場合や、入院したほうがよい場合もあります。入院が必要かどうかは、症状の重さだけで判断されるわけではありません。

入院治療が勧められるのは、まず、自殺願望がとても強い場合、そして体の衰弱が激しい場合です。たとえ症状が軽くても、現在の環境から本人を引き離さないと治療の効果が期待できない場合も同様です。具体的には、家庭不和などが誘因で発症した場合や、自営業や主婦などで自宅にいてはゆっくり休養できない場合、自宅の周辺の騒音がひどい場合などです。サポートしてくれる家族がいない一人暮らしの人なども、入院したほうがよい場合があります。

入院のメリットは、なんといってもうつ病の回復に必要な休養がとれること、そして、薬物療法がきちんと受けられることです。また、身体症状が強い場合などは栄養面などの健康管理ができ、規則正しい生活のリズムを回復できるなどの利点もあります。

入院の期間は、症状や経過によってさまざまです。

## 入院しながら通勤できる「ナイトホスピタル」

一部の医療機関には、回復期にある人が入院しながら通勤できる「ナイトホスピタル」を併設している所があります。

ナイトホスピタルでは、夜は病院に宿泊し、日中は病院から職場へ通いながら薬物療法や精神療法（心理療法）などを受けることができます。生活リズムを整えたり、家庭内のストレスで帰宅拒否症になっている人が徐々に家に戻る訓練をしたりできるので、有効な治療法のひとつだと言えるでしょう。

# 入院したほうがよいケース

## 環境

家庭不和など、
自宅にストレスの原因がある

周辺の騒音などがひどく、
自宅では休養できない

自営業のため、自宅に
仕事のストレスがいつもある

社宅や寮に住んでいるため、
他人がいつもいて落ち着かない

家にいると育児や家事に追われる

家族が病気を理解せず、協力してくれない

一人暮らしで、日常生活に支障がある

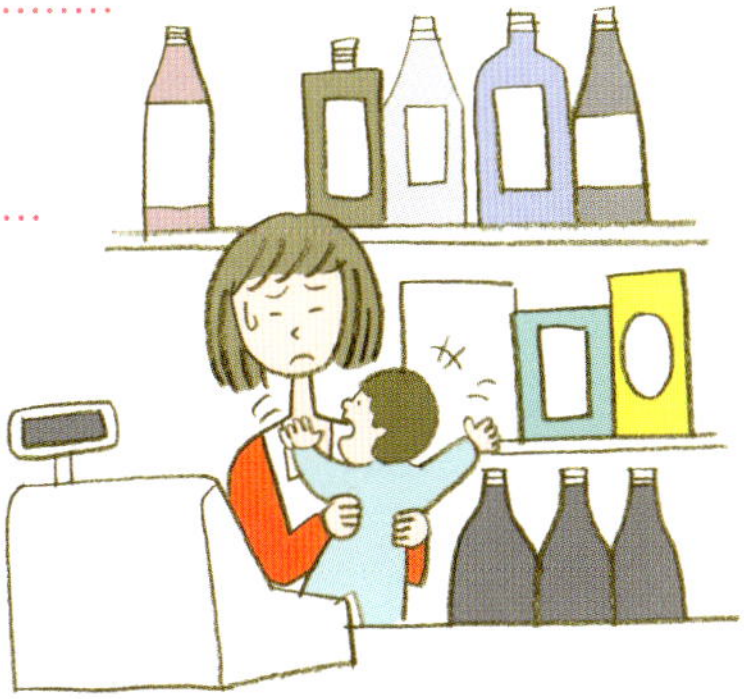

## 本人

身体的衰弱が激しい

他に体の病気があり、
他科の治療を必要としている

自殺の可能性が高い

自殺未遂を繰り返している

重症で家族もケアができない

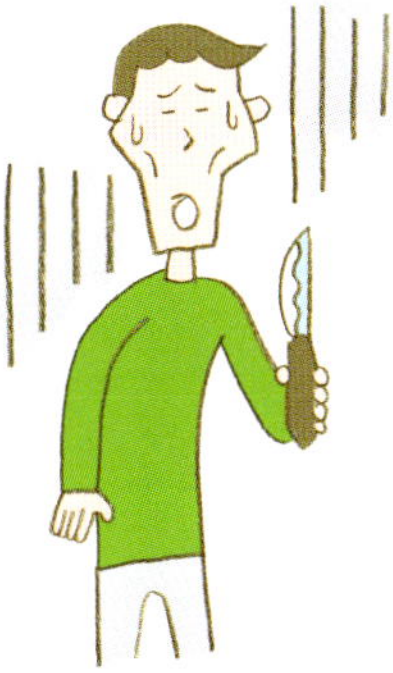

# 専門家と「信頼関係」を築く

お互いに信頼し合うことで、治療の効果が上がります

## 治療者への依存や甘えは治療の障害

うつ病の治療に入ると、治療者（医師、心理職、医療ソーシャルワーカー、精神保健福祉士など）と長期間付き合うことになります。その中で、自分の切実な心情を告白したり、それまでため込んでいた「心の澱《おり》」を吐き出すこともあるはずです。

この関係の中で患者が陥りがちなのは、治療者に対する過度な「依存」です。特に心理療法などを重ねていくと、「この人だけが私の理解者だ」とばかりに、まるで親友や恋人のように思い込んでしまうケースがあります。

しかし、それは誤解です。メンタルケアの専門家は、「患者のすべてをわかってくれる魔法使い」ではありません。そうした思い込みは、誤解であるばかりか、治療に支障をもたらす弊害にもなります。

治療者の役割は、うつを「治す」ことではなく、うつの人が自ら立ち上がるのを支援（サポート）することです。両者の関係に「依存」や「甘え」などの要素が入ると、本来の目的が果たせなくなります。

## 大切なのは信頼関係を築くこと

逆に、なかなか治療の効果が上がらないとか、自分の気持ちがちゃんと理解されていないようだと思うことで、治療者に対して心の中で不信感を抱き続けるのも、治療の効果を妨げるもとになります。

大切なのは、「信頼関係」です。お互いに立場をわきまえて、節度あるマナーを持って付き合っていくことが、治療の効果を高めるためにも大切なことです。

うつ病の本人は、過度に依存したり、逆に不信感を持ったりしがちです。家族や周囲の人は注意しておきましょう。

## 治療者（医師・心理職・ソーシャルワーカー）との上手な付き合い方

希望や要求があれば、
具体的に言う

不満や不安があれば、
具体的に言う

聞きたいことは納得いくまで
具体的に質問する

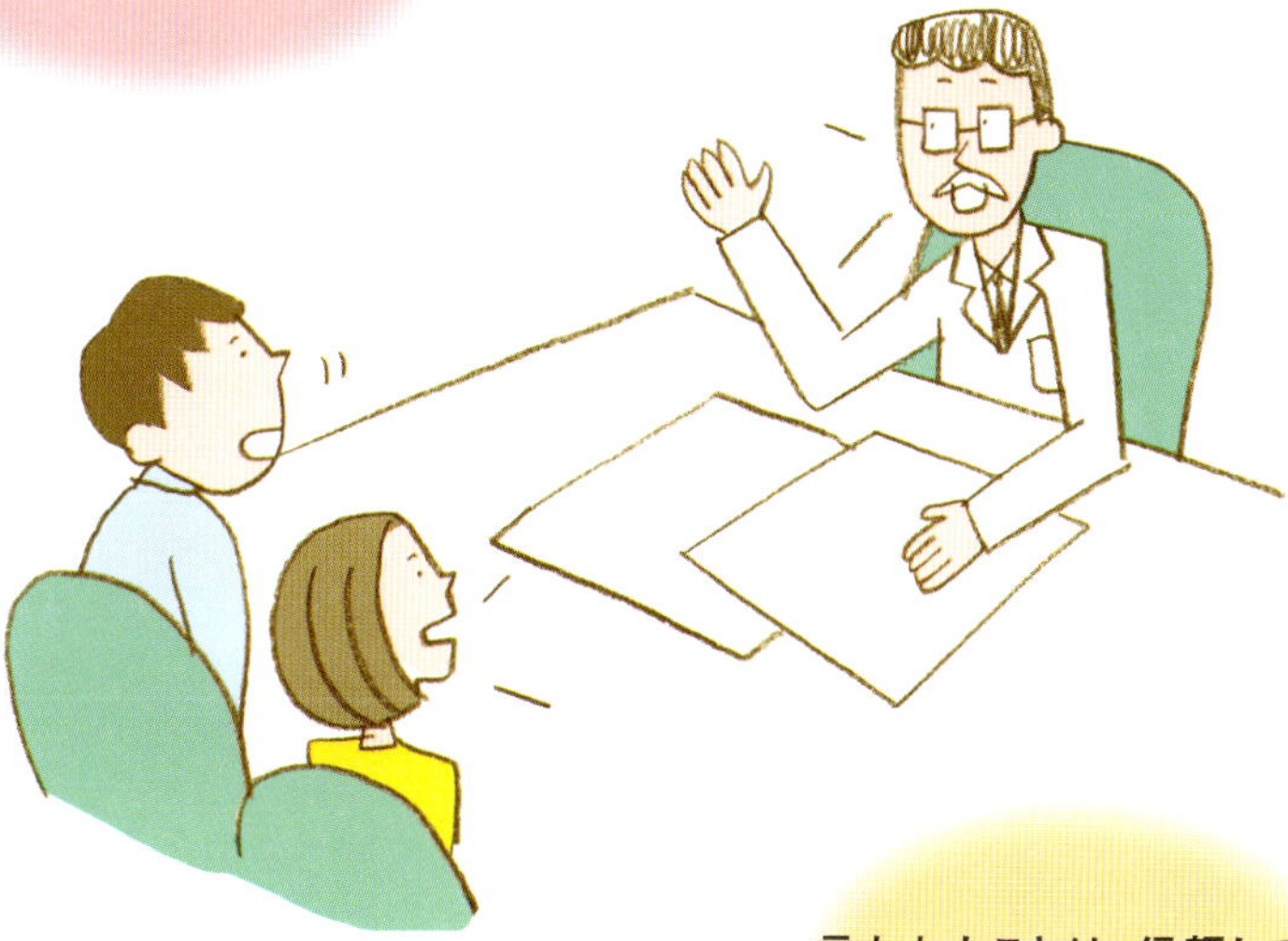

言われたことは、信頼して、
まずはやってみる

役割の異なる専門家を
上手に使い分ける

あくまでも治療者は治療のプロ、
自分は患者という意識を忘れない

# 災害に遭った人をうつ病にさせないために

## 自然災害などで被災した人は、放っておくとうつ病になるケースがあります

### 半年後にも不眠や不安がある人には注意を

東日本大震災などの大きな自然災害に見舞われると、心や体の異常を訴える人が増えます。特に、不安・睡眠障害・イライラ、抑うつ感、自責などの症状です。ただし、多くの場合、普通の生活を送れるようになれば、症状は収まります。ですから被災した人には、安心・安全な日常生活を一刻も早く取り戻させることが何よりも必要です。非日常的な中にいる人には、「いつ元の生活（安心できる生活）に戻れるのか」という見通しを提供することが必要です。

もし、半年から1年経っても心や体の異常が続く場合、家族や周囲の人は注意しなければなりません。うつ病を発症し、自殺に至る人もいるからです。

特に、もともと神経が高ぶりやすい人や、体に古傷のある人に、症状は表われがちです。例えば、以前に耳を傷めて耳鼻科にかかっていた人が耳鳴りを起こす、などのケースもあります。

### 「PTSD」にはうつ病とは違うケアを

１９９５年の阪神・淡路大震災後の調査によれば、家屋を喪失した人には睡眠障害が、家族を失った人には抑うつが多く見られました。

トラウマ（精神的外傷）を受けた人は、「外傷後ストレス障害（ＰＴＳＤ）」になることがあります。トラウマを受けた場面が突然脳裏に甦ったり（フラッシュバック）、過敏になったり、寝つきが悪くなったりするほか、トラウマを受けた場面を思い出させるようなことを避けるために、生活の範囲や、感情の動きを自ら狭めたりするのです。

ＰＴＳＤになると、うつ病とは違った治療が必要になります。

## 被災者の主な症状

- イライラする
- 眠れない
- 食欲不振
- 何もする意欲が湧かない
- 外出できない
- 自分を責める
- 小さな物事に驚く

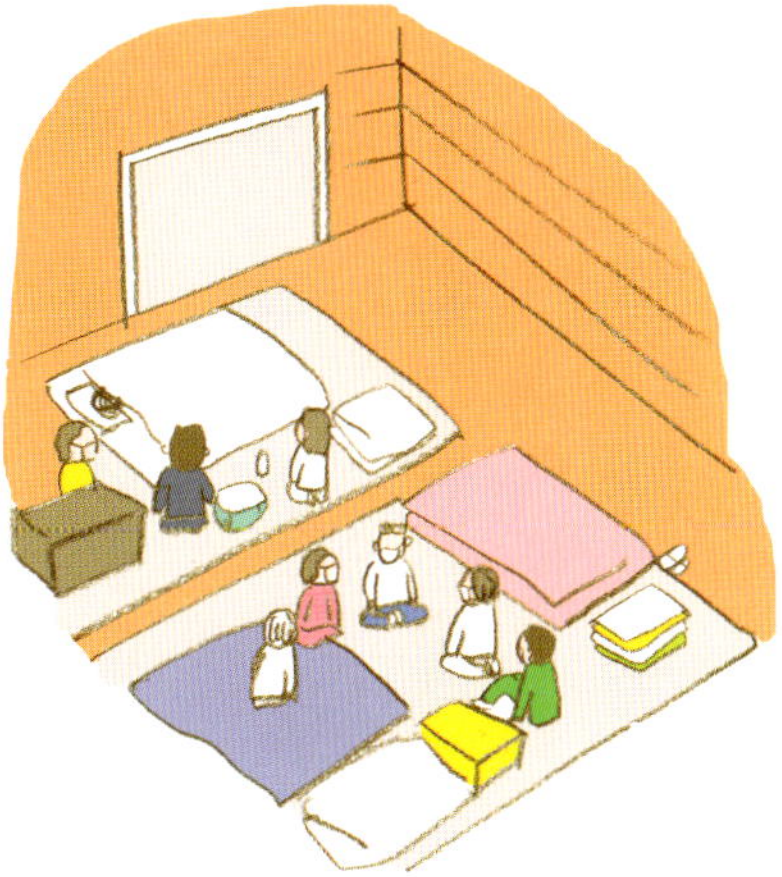

## 家族や周囲の人にできること

- 休養・睡眠をとらせる
- 気分転換をさせる
- 話を聴く（無理に聞き出すのは逆効果）
- 「泣いてもいい」と言う
- 回復のペースには個人差があるので、急かさない
- 「こう感じているに違いない」と決めつけない

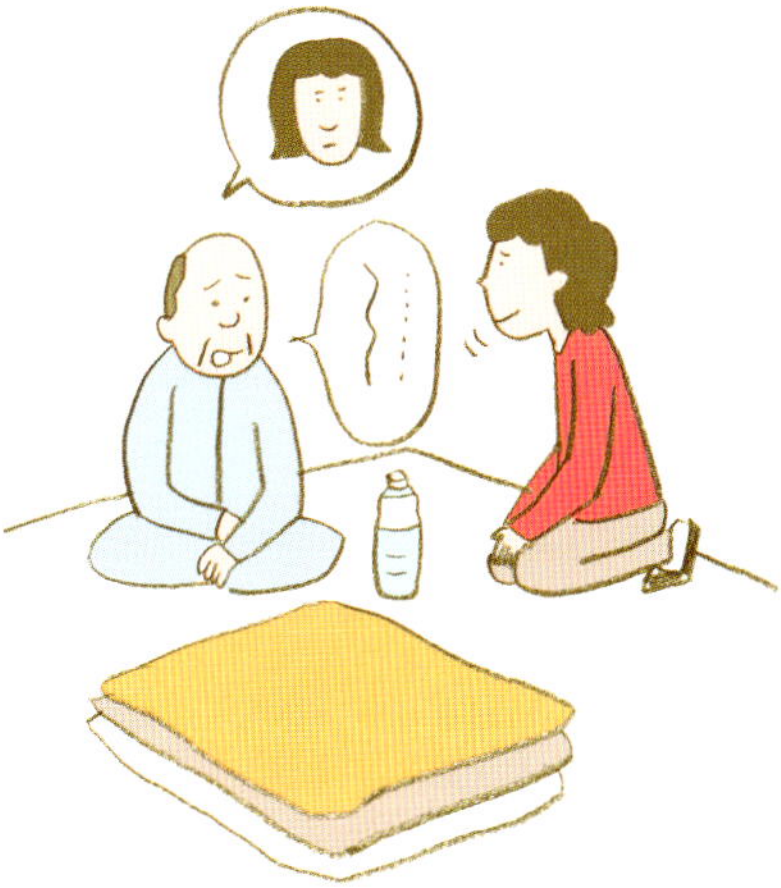

# 家族も変わる必要がある？

発病の引き金となるものには、職場環境の過度なストレスや、家庭内の問題などがあります。職場環境のストレスならば、回復後はその職場に復帰せずに転職を試みるなど、誘因となった環境に戻らない選択肢があります。しかし家庭内に問題がある場合は、別居でもしない限り回復そのものが難しく、たとえ回復しても、再発を簡単に促す環境に居続けることになります。

そういう場合、うつ病を再発させないためには、家族もまた、今までの家庭環境などに問題はなかったか、本人を追い詰めるような言動をしていなかったか、などについて考えてみる必要があります。

うつ病は、休養と治療だけで完全に治るわけではありません。うつ病の引き金となった環境を見直すのは大切なことです。家族自身も自らを省みて、必要であれば考え方や言動を変える必要があります。

ただし、それを自分だけで考えたり実行したりするのは簡単なことではありません。臨床心理士などの専門家に相談し、問題点を分析して、前向きに対処していくといいでしょう。

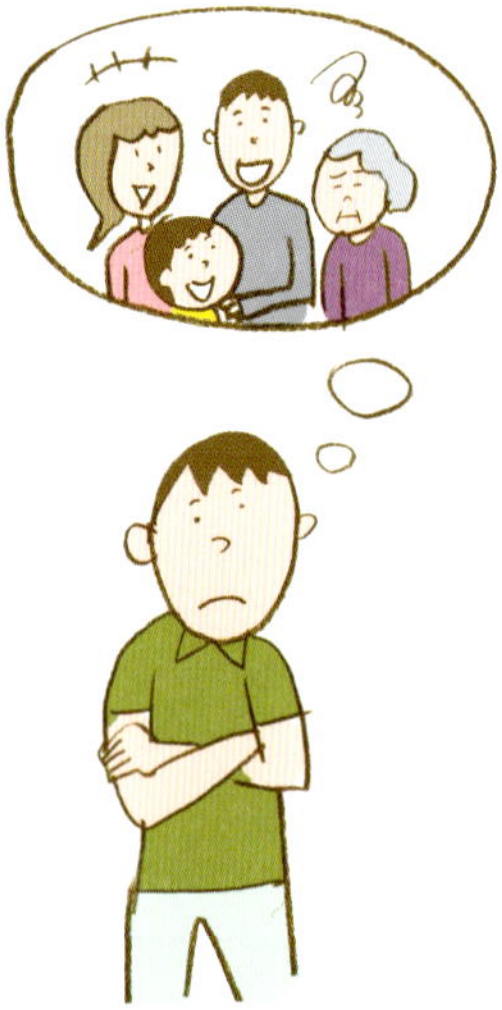

# 3章

# 家族・友人・同僚として「できること」をしましょう

# 身近な人が環境を作る

## 「重要な他者」としてソーシャル面を支える心構えをしましょう

### 環境次第で症状は良くも悪くも

うつ病の人は、ともすれば心ない視線にさらされます。少しずつ理解は広がっていますが、悪い先入観や偏見はいまだに残っています。「怠け者」「現実逃避」などと誤解され、さらに追い詰められてしまうこともあります。うつ病に苦しむ本人を取り巻くこのような悪い「環境」は、バイオ・サイコ・ソーシャルのソーシャル面で、症状を悪化させる原因となります。

家族や身近な人はこの「環境」のメンバーであり、環境を良くも悪くもできる立場にあります。環境を良くするためには、まず気持ちの持ち方として、本人にとっての「重要な他者」になることです。うつ病を克服するのは最終的には本人ですが、家族や身近な人は「他者」として、同化するのでもなく突き放すのでもなく、本人をよく理解し、しっかり支える存在になるべきです。それこそが、回復のための環境作りです。

### 心構えの指針を共有しよう

厚生労働省が策定した指針（左頁）も参考になるでしょう。前半は予防や「気づき」の重要性について、後半は病気への「理解と受容」、そして「社会の支援と共生」の必要性をうたっています。

心の「バリア（障壁）」は、社会の価値観からも生まれます。特に日本の中高年に多い「働くことは美徳」という考え方などは、うつ病からの回復にとってはバリアになってしまうことに気をつけましょう。

身近な人たちがこの心構えを共有するだけで、回復への道筋が描きやすくなるはずです。

家族などがそういう心構えをせず、腫れ物に触るように扱ったり、感情的に対処してしまったりすれば、症状はさらに悪化する可能性が高くなります。

症状を悪化させるバイオ・サイコ・ソーシャル 18頁
重要な他者 106頁

## 「こころのバリアフリー宣言」より

**1 関心 ┆ 自分の問題として考えていますか？**

・精神疾患は、誰でもかかる可能性があります（生涯を通じて5人に1人）。

**2 予防 ┆ 心も体も、無理をしないで！**

・自分のストレスの要因を見極め、自分なりの対処法を身につけましょう。
・サポートが得られるような人間関係作りに努めましょう。

**3 気づき ┆ 心の不調に気づいていますか？**

・早い段階での気づきと早期治療が回復への近道です。おかしいと思ったら相談を。

**4 自己・周囲の認識 ┆ 正しい対応を知っていますか？**

・病気を正しく理解し、焦らず、時間をかけて克服していきましょう。
・まず休養し、自分のリズムを取り戻すこと。急がばまわれです。
・家族や周囲の過干渉、非難は回復を遅らせます。

**5 肯定 ┆ 自分で心のバリアを作らない**

・精神疾患への先入観は、正しい知識がないことから生じる誤解や偏見です。
・誤解や偏見に基づく拒否的態度は、その人を深く傷つけ病状を悪化させます。

**6 受容 ┆ 自分らしく生きている姿を認め合おう**

・誰でも自分の暮らしている地域（街）で幸せに生きることが自然な姿です。
・誰でも他者から受け入れられることにより、自らの力をより発揮できます。

**7 出会い ┆ 出会いは理解の第一歩**

・理解を深める体験、人と多く出会う機会を活かしましょう。
・身近な交流の中で自らを語り合えることが大切です。

**8 参画 ┆ 互いに支えあう社会作り**

・人格と個性を尊重して互いに支えあう共生社会を共に作り上げましょう。
・精神障害者も社会の一員として、誇りを持って積極的に参画することが大切です。

厚生労働省（2004年）より引用とまとめ

# 家族がすべきことは何か？

## 治療者の一員のつもりで、休める環境を作り、見守り、支えることです

### 「休ませる」「服薬させる」「見守る」

順調に回復するかどうかは、毎日をどのように過ごすかが重要な鍵になります。単なる日常生活でも、思考力などが低下した本人のするままに任せていては、適切な過ごし方にはならないものです。回復を目指す生活を送るには、家族の手助けが必要になります。

家族は、次の3点を必ず行なってください。

①ゆっくり休ませる（休養をとらせる）
②処方された薬をきちんと飲ませる
③本人の状態を日々注意深く見守る

「休養」をとらせるには、まず「よく眠らせる」こと。次に、「さまざまな活動を控えさせる」こと、そして「余計な物事を考えさせない」ことです。そのためには、よく眠れ、心を騒がせないですむ環境を整える必要があります。

「休む」「薬を飲む」という基本的なことがきちんとできているかどうかを見守るのも家族の役目です。実際に効果が出ているかどうかを注意深く見て、それを医師や心理職らに報告する必要もあります。

### 社会との「窓口」になる

「休ませる」ためには、休職や休学もためらわないでください。これはとても重要なことです。といっても、必ず本人に同意をとりつけてからです。勝手に話を進めてしまうと、本人は自分が否定された気になり、落ち込んでしまいます。

ただし、その手続きは、家族が代行したり手伝ったりする必要があります。なぜなら、うつ病の人は外部の人との「連絡」や「交渉」が苦手だからです。ですから、たとえ本人が「自分でやる」と言ったとしても、できる限り一緒にいて上手にサポートしてください。

## 「ゆっくり休ませる」ことが重要

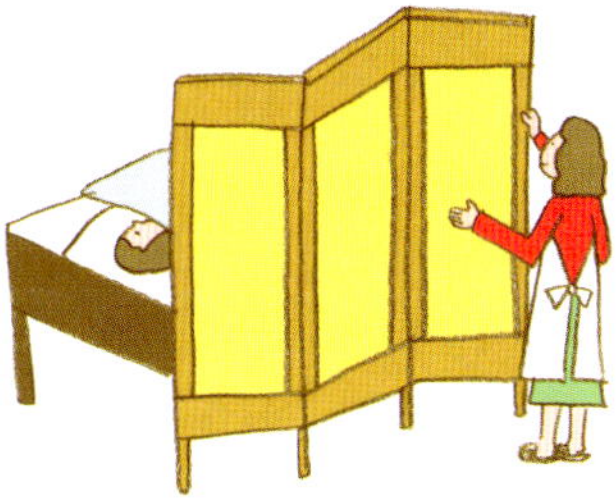
個室がないと
ゆっくりできないかも……

カーテンやパーティションで区切って
スペースを作ってもいいでしょう

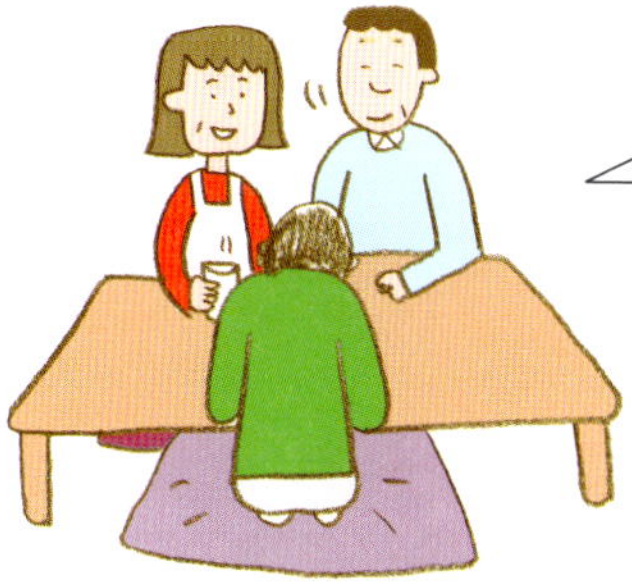
うつ病を治すのに
必要なのは休むこと。
休むことが今の君の仕事だよ

うつ病だと自覚させ、
回復には「休養が必要」なのだと
説得しましょう

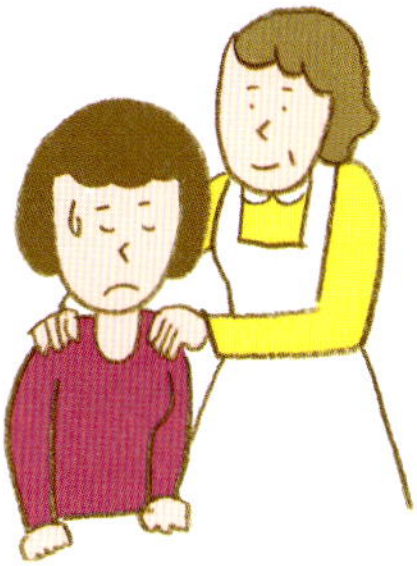
今までよくがんばったね。
十分だから、
もう休んでいいのよ

ねぎらい、
「休んでいい」ことを
納得させましょう

### うつ病になったことを報告し、相談する

**会社には**

- 残業や休日出勤を免除してもらう
- 休職にしてもらう

＊医師の診断書を提出するとよい

**学校には**

- 保健室登校などにしてもらう
- 休学にしてもらう

＊スクールカウンセラーや養護教諭に相談してもよい

# 友人や同僚にできることは何か？

話を聴いたり家族との橋渡し役になったり……何ができるか考えてください

## 最初の発見者にもなりうる友人・同僚

うつ病になった人が家族と離れて暮らしている場合、または家族との関係が稀薄な場合、友人や同僚などの親しい人が「重要な他者」となることがあります。

まず、家族よりも先に異状に気づける可能性があります。あるいは家族が「まさかウチの子が……」と思うなどして病院に連れて行くような行動が起こせないときに、ある程度距離のある友人や同僚のほうが冷静に本人の変調を見極められる可能性もあります。

様子が変だと思ったら、まずは本人に声をかけて、じっくり話を聞いてあげてください。そして、状況に応じて、教師やスクールカウンセラー、上司や産業医に相談したり、医者に行くようにアドバイスしてください。もちろん、できれば先に家族と話してからです。

また、友人や同僚は、治療中に学校や会社との非公式の窓口となれる可能性があります。本人は休学中や休職中に「自分の居場所がなくなる」という不安に襲われるものですが、「心配しなくていいよ」と伝えることは本人の安堵につながります。安堵感は症状の悪化を防ぎ、改善を助けます。

## 状況によって、できることは違う

社会復帰する際も、友人や同僚の理解や助けがあるのとないのとでは大きく違います。なぜなら、特に復職に際しては、受け入れる側の態勢が整っていないことで、うつ病を再発する人が少なくないからです。

うつ病を正しく理解し、友人・同僚として何ができるかを考えてください。それは、それぞれの状況によって違うはずです。ただ、突き放さず、干渉しすぎないことは、原則だと言えるでしょう。

ただし、新型うつの場合は、少し対処法が違います。

重要な他者 106頁
新型うつへの対処 126頁

## うつ病になったことを周囲に知らせるかどうか？

| 知らせた場合 | 知らせない場合 |
| --- | --- |

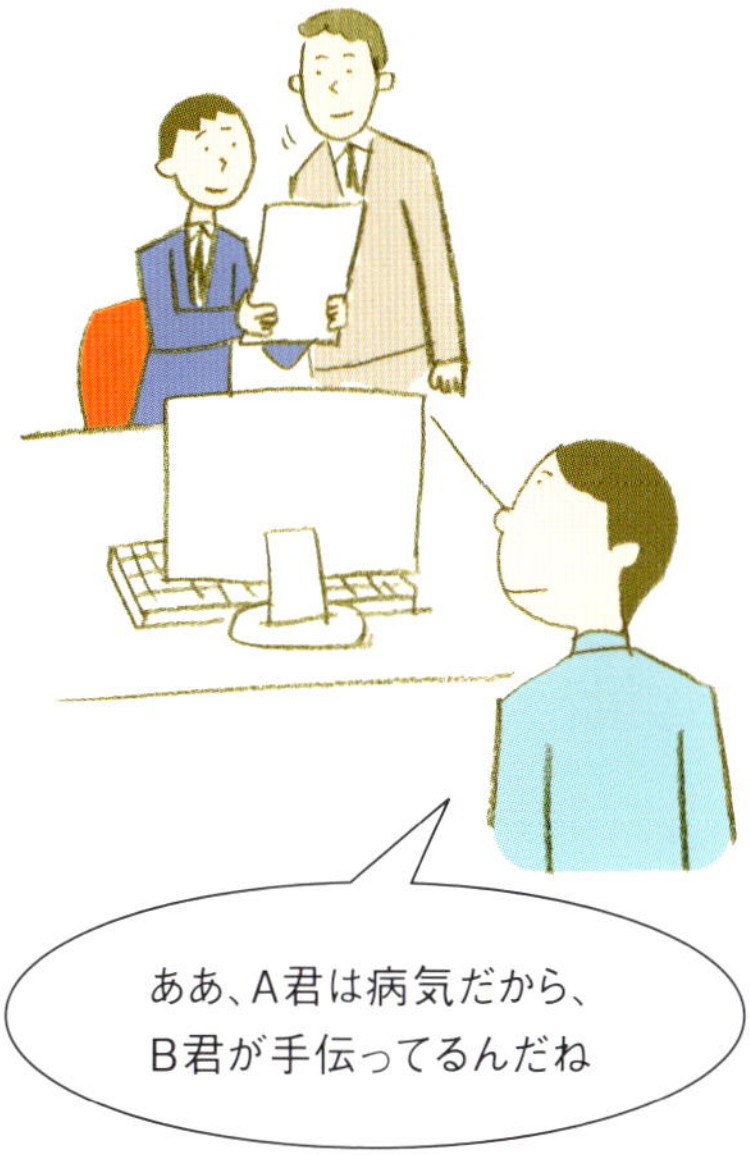
ああ、A君は病気だから、
B君が手伝ってるんだね

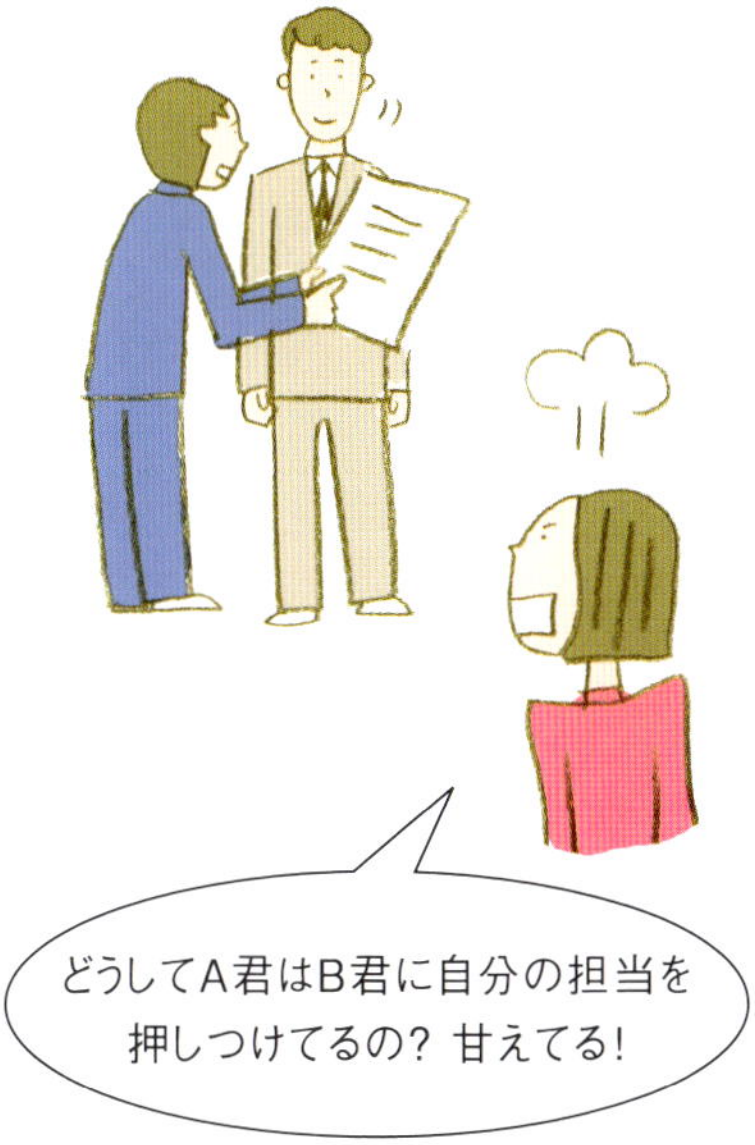
どうしてA君はB君に自分の担当を
押しつけてるの？ 甘えてる！

## 気をつけたいプライバシーの問題

友人や同僚として気遣う

↓

心配して、他の同級生や社内の人に、つい相談してしまう

↓

個人のうつ病のことが広まる

↓

本人が傷つく

**周囲の人にある程度の事情を知っておいてもらうことは大切です。
でも、必ずしも知らせることがよいとは限りません。
状況や人間関係に応じて、賢く判断することが求められます。**

# 会社の上司にできることは何か？

本人の回復や復帰に向けて、会社の上長や上司にできることがあります

## 上長・上司は、ストレスのたまらない配慮を

部下がうつ病になった場合、戻ってくることを想定し、職場の環境を整えたり、職場復帰支援計画に協力したりすることは、上長や上司にできることです。

本人に戻る意思があり、職場のほうも復帰を期待している場合、本人が焦らないように、「大丈夫。居場所をちゃんとあけて、ずっと待っているから、ゆっくり治療して」と伝えてください。

そして、復帰後の本人の仕事のストレスを和らげる方策をあらかじめ考えておきましょう。発症した原因が職場にあろうとなかろうと関係なく、本人の勤務状況、成果、評価を把握する立場として、本人に与えられていた仕事が適切だったかどうか、ストレスがたまる一方ではなかったかどうかを考えてみてください。

最初はフルタイムではなく、半日（4時間）勤務から始まることも想定し、方法を考えておきましょう。その際、家族や産業医との情報共有が大切です。

残業時間の軽減など、特別扱いをした場合、同僚から不満が出ないように配慮するのも上司の仕事です。ただし、新型うつの場合は少し対処が違います。

## 「職場復帰支援計画」には積極的に協力を

職場復帰支援計画（職場復帰プログラム）を活用してください。

大きな会社であれば、産業医や人事労務担当者などが慣れていますが、小さな組織では、支援の態勢が整っていないことがあります。産業保健推進センターや地域産業保健センターなどを活用し、組織としてメンタルヘルスの態勢を作るなら中央労働災害防止協会、職場復帰については地域障害者職業センターなど、サポートしてくれる機関に相談してみましょう。

職場復帰支援計画 179頁
新型うつへの対処 126頁

## 部下のストレスを軽減するために知っておきたいこと

### 「裁量権」と「仕事量」

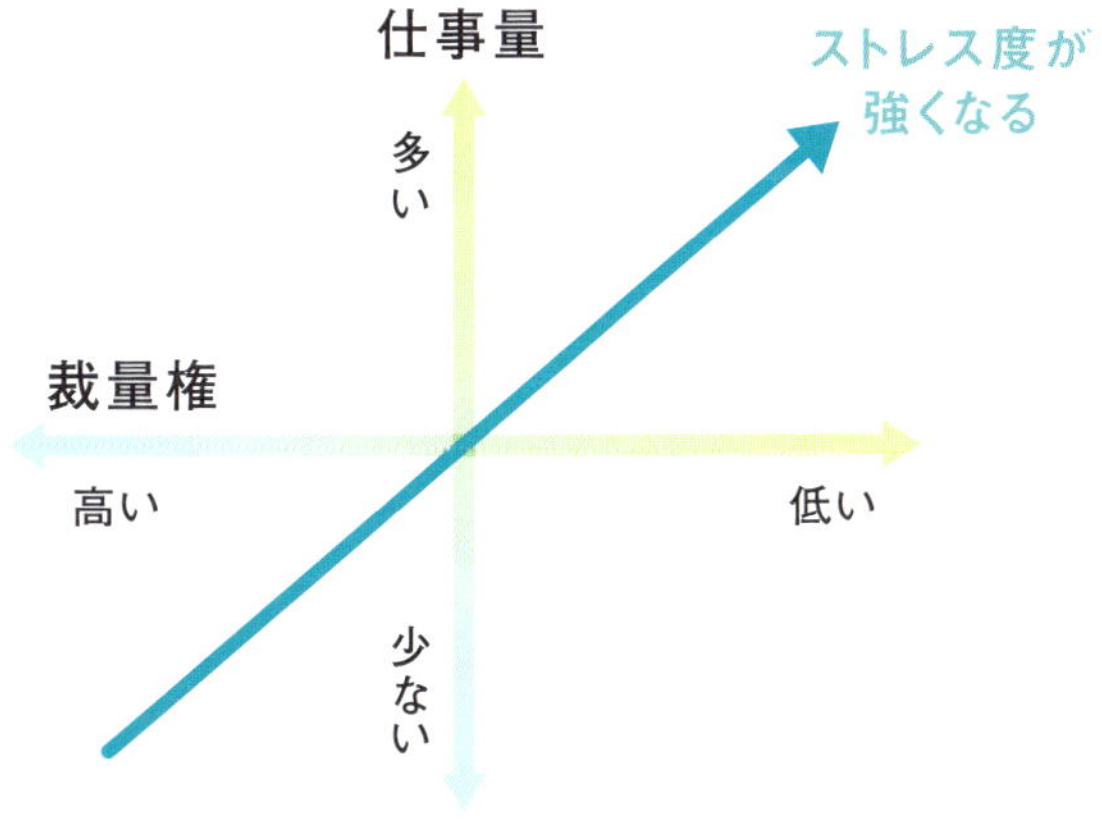
仕事量
多い
少ない
裁量権
高い
低い
ストレス度が
強くなる

仕事量が多くても、自分で仕事の内容をコントロールできる「裁量権」が大きければ、ストレスは減ります。

ストレスを減らすには、裁量権を上げるか、仕事量を減らすか、少なくともどちらかが必要です。

### 「努力」と「報酬」

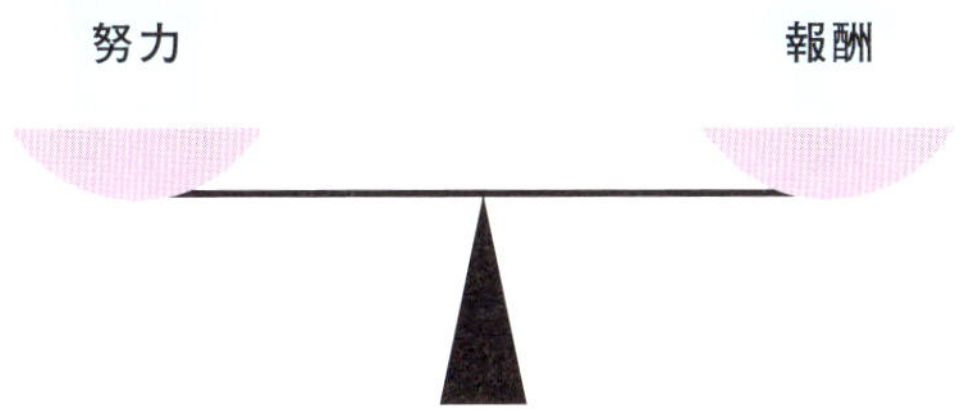
努力
報酬

努力に対して見合う報酬があれば、ストレスはたまりません。

報酬とは、金銭面だけでなく、仕事ぶりを認める、ほめるなど、内面的な報酬も含みます。

# 「新型うつ」への対処法

## 従来のうつ病の人とは違った接し方が求められます

### イライラさせられても、冷静に対応する

新型うつに対しては、従来のうつ病への対処法が逆効果になることがあります。

本人の考え方などに問題があると判断したら、本人に問題を自覚させましょう。ただし、それは時間をかけて、忍耐強く行なう必要があります。

非難されたり自尊心を傷つけられたりすると逆上する人が多いので、言動に気を配り、たとえ攻撃的な言動をされても「病気のせいだ」と冷静に受け止めてください。新型うつの症状にイライラさせられたからといって、そのイライラを本人にぶつけても、本人を追いつめ、話がこじれるだけです。感情的に巻き込まれないように、熱くならないように気をつけてください。

身近な人は、環境によるストレスを避けさせる方策を探ってみてください。本人が抑うつ状態になるのはどんな環境かを探り、環境のほうに問題があると判断したら、本人をそこに置かない工夫をします。

仕事も、得意なことなら楽しんでどんどんやってしまうため、抱え込みすぎて結果的にパンクすることがないように、周囲がブレーキをかけることも必要です。

### 治療は薬物療法ではなく、心理療法に

医療機関に連れていくときは、病院よりも私設の心理相談機関のほうがいいかもしれません。新型うつには薬物治療があまり効かず、心理職による心理療法のほうが効果が見込めるからです。

家族としての接し方についても、心理職とよく話し合って理解しておきましょう。新型うつの場合は、「がんばって」も禁句ではありません。主治医が「そろそろ復職できますよ」と言っているのにずるずる休んでいるような場合は、復職を促してもいいでしょう。

## 新型うつの人とのコミュニケーション

### × 威圧的・管理的な言葉

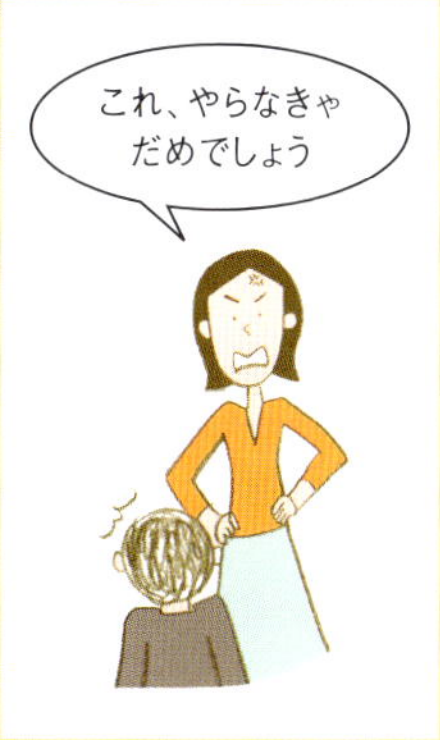
これ、やらなきゃ
だめでしょう

たとえ優しい口調でも大きなプレッシャーです。相手を見下げるような言動や、一方的に話をするのもいけません。

### × 必要以上の気遣い、卑屈な言動

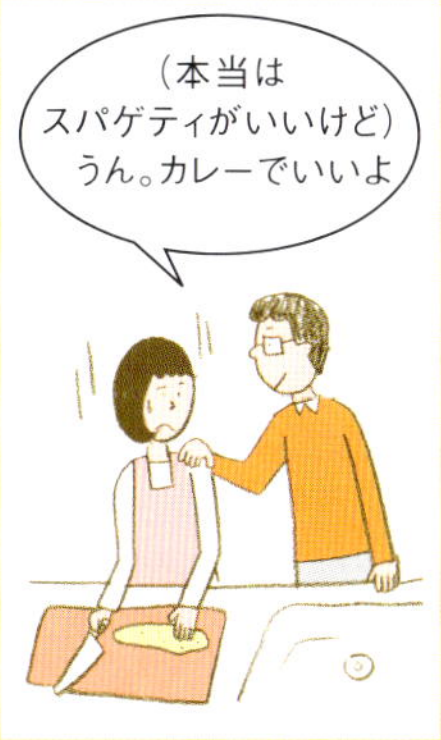
（本当は
スパゲティがいいけど）
うん。カレーでいいよ

従来型のうつ病の人にはともかく、新型の人を助長し、周囲がストレスを抱えることになります。

### × 親が子を気遣うような優しい言動

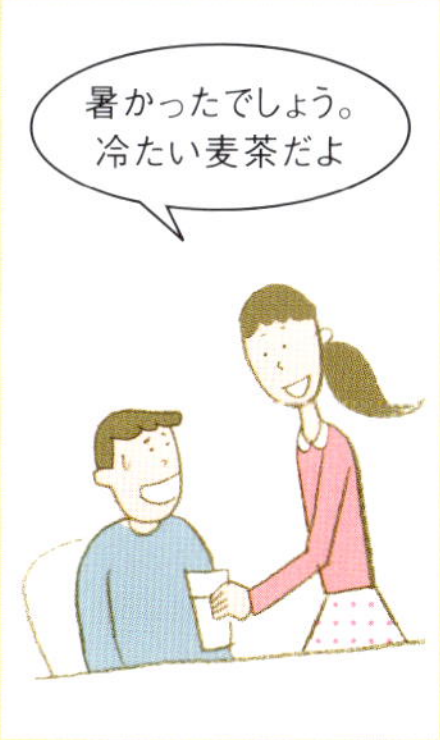
暑かったでしょう。
冷たい麦茶だよ

従来型のうつ病の人にはいいのですが、新型うつの慢性期にはNG。甘える気持ちを助長し、回復を妨げるからです（新型うつでも急性期には大丈夫です）。

### ○ 感情を率直に表わす言動

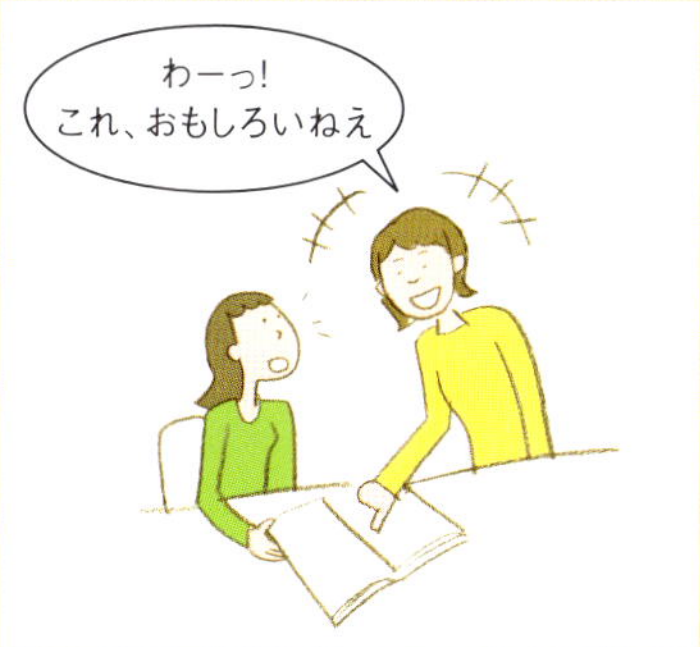
わーっ！
これ、おもしろいねえ

笑ったり泣いたり、感情を素直に表わす言動は悪くありません。新型うつの人の暗くなった気持ちが刺激されて、元気になる可能性があります。

### ◎ 事実を冷静に伝える言葉

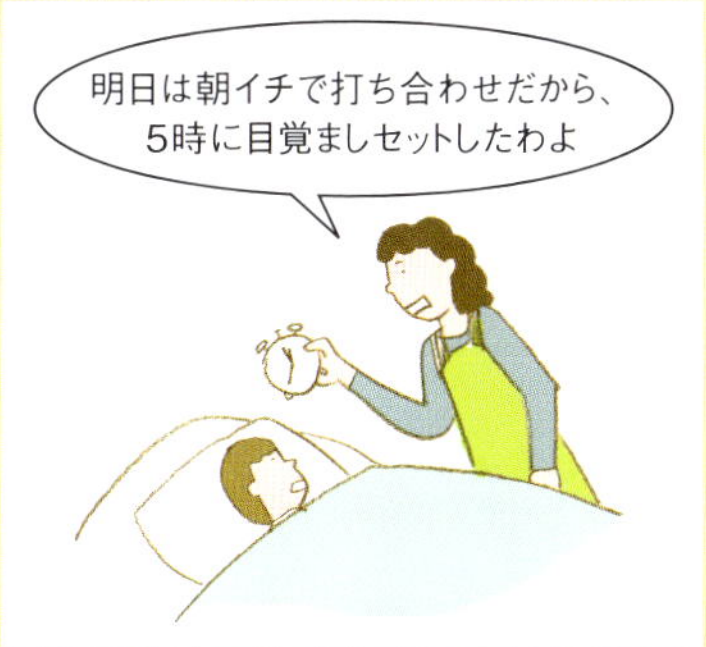
明日は朝イチで打ち合わせだから、
5時に目覚ましセットしたわよ

客観的な情報に基づいて冷静に話します。本人を対等な相手として「すべきこと」も事務的に伝えると、素直に聞いてくれます。

# 「がんばって」は禁句でしょうか？

**なぜ励ましてはダメなのかを理解し、使うときには使いましょう**

## 「がんばれない自分」を責めるのがうつ病

うつ病に限らず、心の病に苦しんでいる人に『がんばって』と言ってはいけない」とよく言われますが、その理由を理解することが大切です。

周囲の人はかける言葉が他に見つからないために、つい「がんばって治そうね」「がんばってね。応援しているから」などと言いがちです。けれども、うつ病というのは意欲や思考力が低下しているために「がんばれない」状態だということをまず理解してください。

「がんばれ」と言われた人は、素直に「がんばろう」と思います。具体的には「明日の朝はちゃんと起きよう」などと考えるのです。それなのに翌朝起きられなければ、「がんばったのに、やっぱりだめだった」と強い自責の念に苛《さいな》まれてしまうのがうつ病です。その思いはいっそう本人を苦しめ、症状を悪化させます。

また、「がんばれ」という言葉そのものが、「回復を急《せ》かされている」「突き放されている」と捉えられることがあります。すると、これが大きなプレッシャーになるのです。

## 慢性化した患者は、がんばることも必要

ただし、信頼関係がしっかり築かれていれば、「私がそばにいるから一人で苦しまないで」というニュアンスで「一緒にがんばろう」という言葉が有効な場合もあります。考え込んでいるだけでなく実際に動いてみようと、気持ちを切り替えるきっかけにもなります。

また、もう治る段階にあるのに、症状が慢性化したり、「治りたくない」と思ったりしている人には、少しずつがんばらせて、現実に直面させることを促すほうがいい場合もあります。その際にも気をつけてほしいのは、温かく励ますということです。

## 言ってはいけない「がんばって」

× 抑うつ状態にある人に「だいじょうぶ。きっとできるからがんばろうよ」

× うつ病で休暇をとった人に「がんばってね。戻ってくるのを待ってるから」

言葉で「がんばって」と言わなくても、文脈で言っていたり、
行動や視線で言っていたりしては、同じことです。

## 「がんばって」と言っていい相手もいる

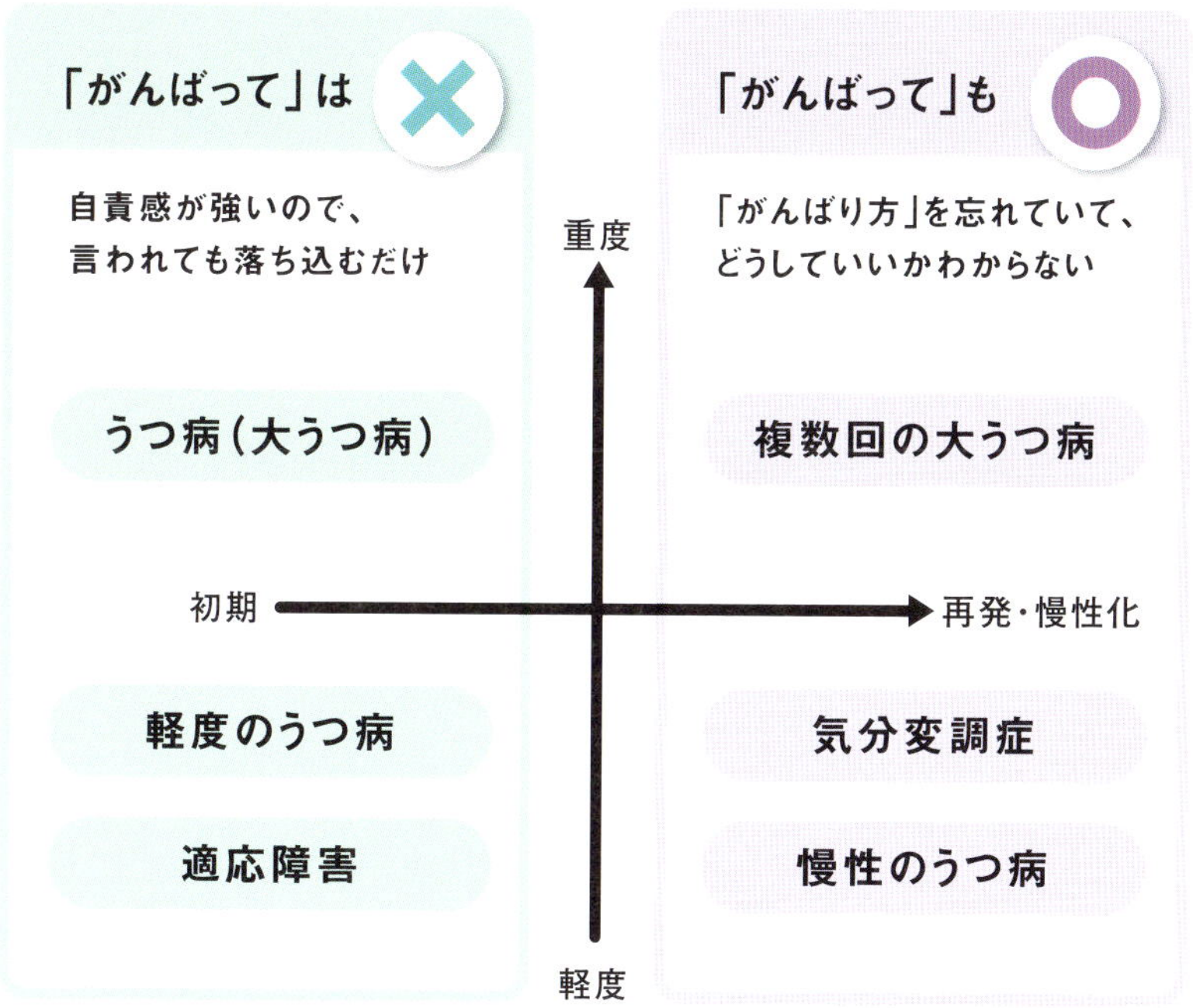
「がんばって」は ×
自責感が強いので、
言われても落ち込むだけ
うつ病（大うつ病）
軽度のうつ病
適応障害
「がんばって」も ○
「がんばり方」を忘れていて、
どうしていいかわからない
複数回の大うつ病
気分変調症
慢性のうつ病
重度
軽度
初期
再発・慢性化

慢性化した人、新型うつの人に「ちょっとがんばってみようよ」と
言うのはOK。

# 「悪循環」の流れを変えよう

「発症の原因」ではなく、「悪化させている要因」を探しましょう

## 家族の中で「原因探し」をしない

うつ病になった「原因」を家族の中に追及しても、あまり役には立ちません。実際に、親子、夫婦、舅姑のトラブルなどがストレスとなり、それが発症の引き金となった可能性があっても、それを探って誰か（本人も含めて）を責めたところで、うつ病は治りません。また、原因を過去にさかのぼって探ることもやめましょう。「あの時こうしていれば……」という自責や後悔の念も、解決にはなりません。

仮に家族の中に発症の原因があったとしても、その原因だけで、うつ病が悪化することはほとんどないのです。

うつ病が悪化する過程には、症状を悪化させている「悪循環」が必ずあるはずです。ですから、原因よりもその悪循環を探す必要があります。

## どこに「悪循環」ができているかを探す

例えば、嫁姑関係のストレスから、お酒に逃げたうつ病の人がいたとします。お酒を飲んで暴れたりからんだりする本人を家族が邪険にした場合、その人はますますお酒に逃げ込むでしょう。それを見た家族は、ますます怒りや軽蔑を増していくのです。こうなると原因が結果を呼び、その結果が新たな原因となるという、終わりのない因果関係ができあがるわけです。

これを、うつ病の「悪循環」といいます。この流れを変えなければ、たとえ薬で症状が和らいだとしても、根本的な回復は望めず、かりに回復したとしても再発の危険性はかなり高いと言えるでしょう。

家族や身近な人がすべきことは、原因を探すことではなく、このような「悪循環がどこにできているか」を探り、その流れを変えることです。

## 悪循環

**原因が結果となり、その結果が新たな原因となり、そのループがどんどん悪い方向に進むこと**

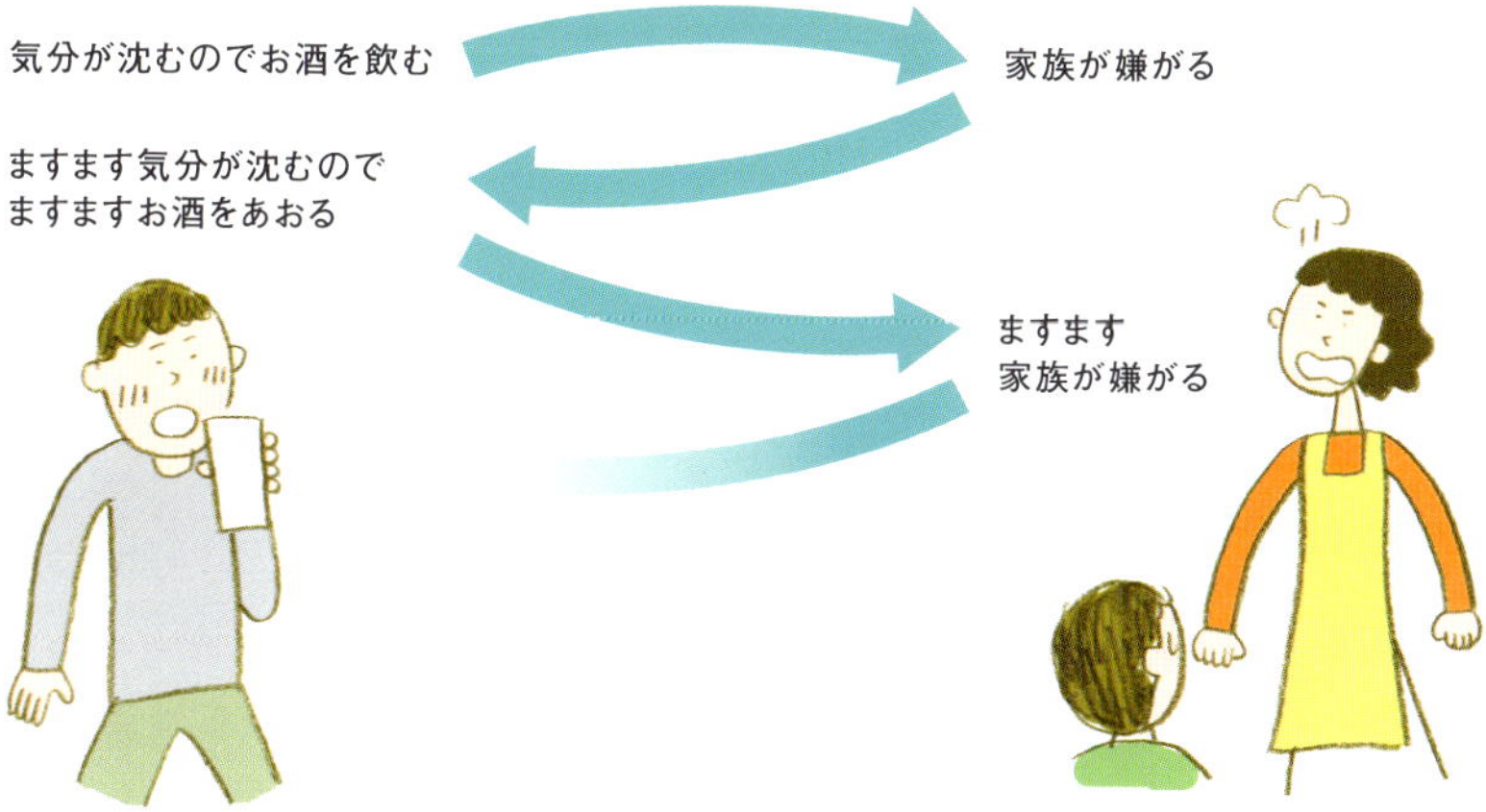
気分が沈むのでお酒を飲む
家族が嫌がる
ますます気分が沈むので
ますますお酒をあおる
ますます
家族が嫌がる

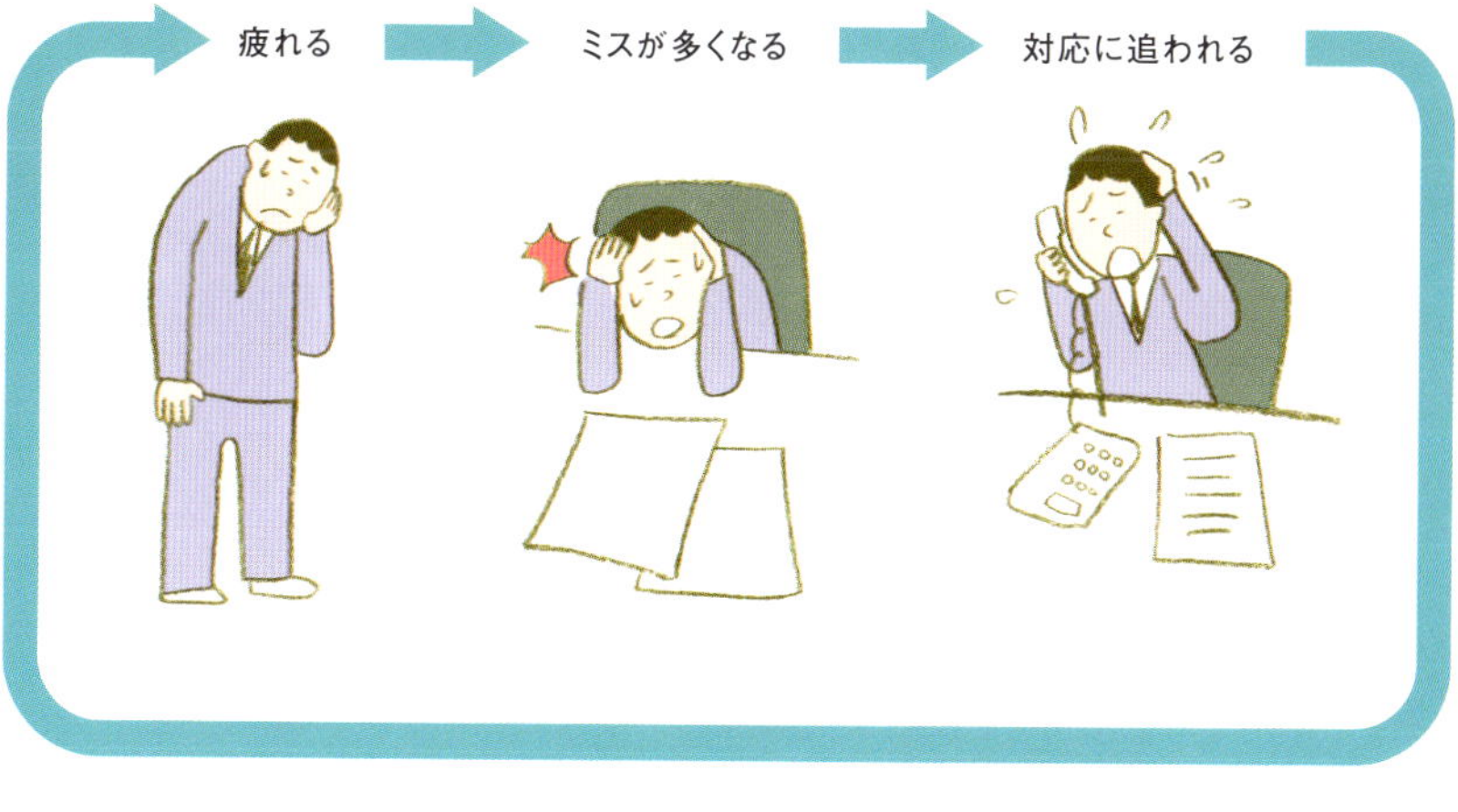
疲れる
ミスが多くなる
対応に追われる

**悪循環を発見し、流れを変えよう!**

# 日常生活でできること

## 大切なのは、「休養」と「食事」と「睡眠」です

### 睡眠はできるだけ規則正しく

何よりも必要なのは、まず「休養」です。失われてしまった心身のエネルギーを補給するためです。薬を飲み始めた頃は、15時間眠ることも珍しくありません。ただし、午前中に眠るよりも、夜早く寝るほうがいいでしょう。そして回復期に入ったら、午前中から起きて規則正しい生活を目指しましょう。

一日中布団の中で過ごしたり、午前中ずっと寝ていたりする生活が続くと、夜眠れなくなったり中途覚醒や早朝覚醒がひどくなったりしますが、そういう睡眠障害は症状を悪化させます。もともと睡眠障害などの身体症状があったり、抗うつ薬の副作用で眠気が強かったりすると、夜に眠り昼間は起きていることすら簡単ではありませんが、規則正しい生活は、回復を早め、社会復帰もしやすくさせます。どうしても昼間に眠りすぎて夜眠れない場合は、日中に軽い運動などをして、仮眠の時間を短くするといいでしょう。

### 治療中はアルコールを控える

食事も同様です。抑うつ状態の時期は食欲不振で食べられないことが多いのですが、回復してくると甘いものを食べたくなったり、過食になったりすることがあるため、過剰にならないように注意しましょう。

まだ食欲がない時期は消化の良いものを少し食べ、食欲が出てきたら間食を減らして栄養バランスの良い食事をしましょう。心身のリズムを整えるために、1日3食、できるだけ決まった時間に食べましょう。

なお、お酒は飲んではいけません。睡眠の質を下げ、症状を悪化させるからです。特に睡眠薬や抗不安薬を飲んでいるときは、薬の作用が増強したり、逆に薬が効かなくなったりする恐れもあります。

## 家族にしてほしいこと

### 規則正しく生活させる

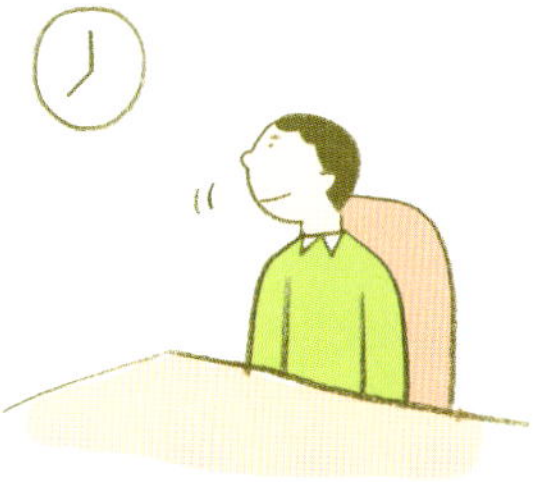

### たっぷりの休養と十分な睡眠をとらせる

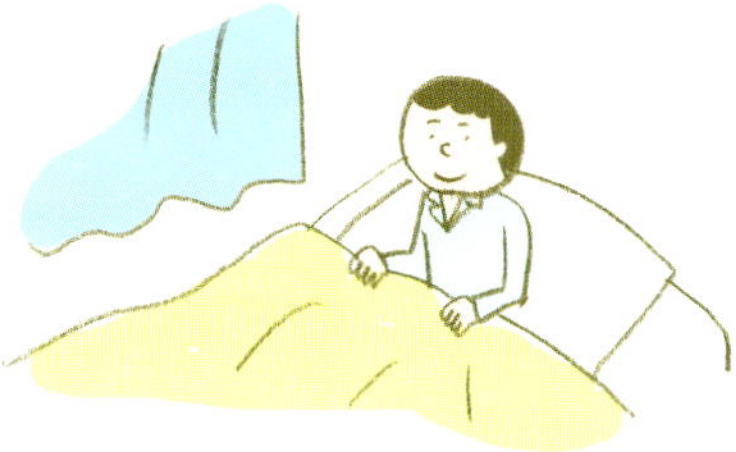

### バランスのとれた食事をさせる

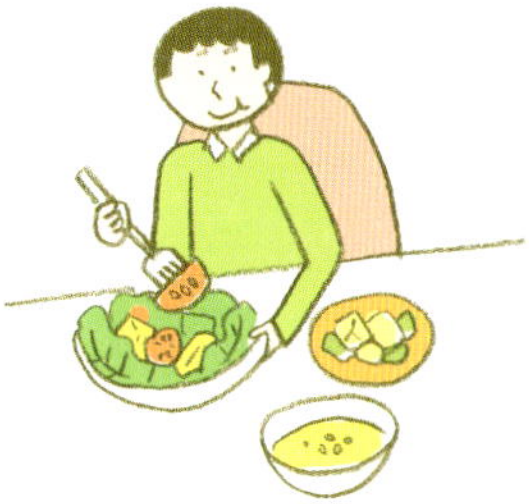

### 適度な運動をさせる

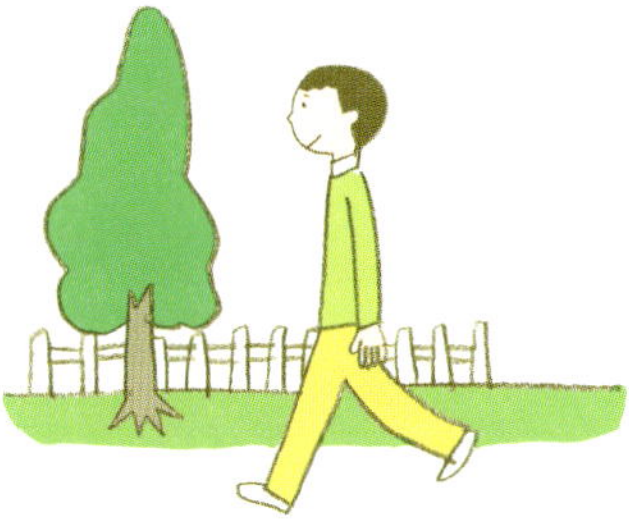

＊ただし、どれも無理強いしてはいけません。
人づきあいや外出など、本人がイヤがるようなら、控えたほうがいいでしょう。

## 本人にさせてはいけないこと

### 飲酒

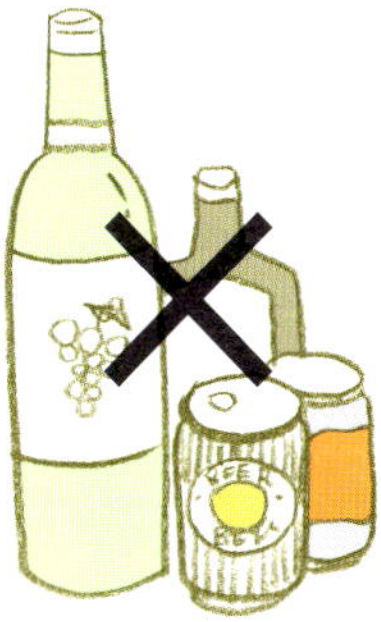

### 人生を左右する決断

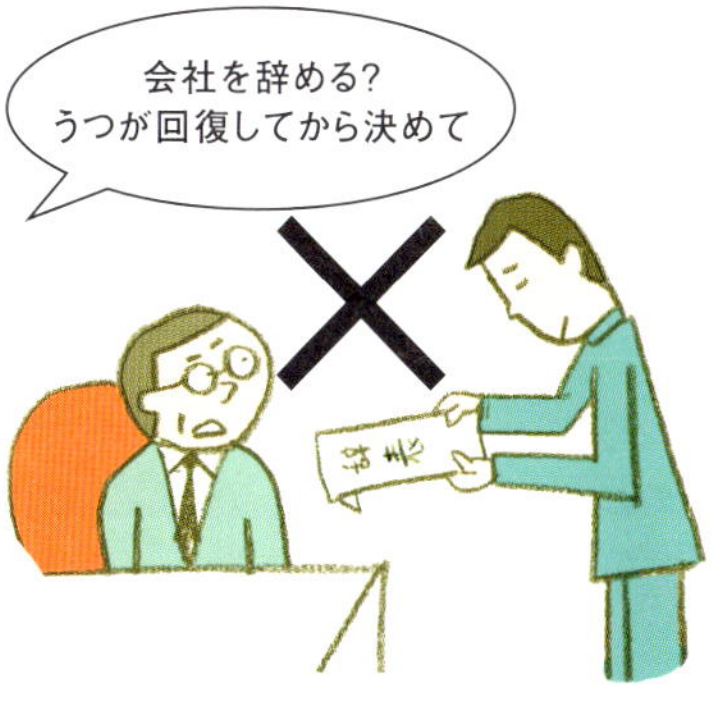
会社を辞める?
うつが回復してから決めて

# 子どものうつ病に親としてできること

うつ病のサインに早く気づき、専門家に診せることが必要です

## 異変に気づいたら、必ず専門家に相談を

子どもは自分の気持ちをうまく表現できません。ですから親としては、さまざまなサインを見逃さないことが大切です。抑うつ感よりもイライラや怒りのほうが出やすいことが、子どものうつ病の特徴です。また、「お腹が痛い」「眠れない」などの身体症状も、ひとつのサインとなります。睡眠の乱れや、食事の量や好みの変化も、うつ病の重要なサインです。

もし身体症状が2週間以上続いていたら、かかりつけの小児科などで体の病気を調べてもらいましょう。その結果、体の病気が認められなければ、児童精神科のあるこども病院や、保健所などの児童発達相談、あるいは精神保健相談の窓口に相談してください。

思春期では、症状が自傷行為や異性への依存、大人への反抗などの形で表われることもあります。

## 食事と睡眠に気を配る

子どものうつ病も回復までに時間がかかり、再発しやすいという点では大人と同じです。親としては不登校や成績不良が心配で、なるべく早く学校へ通わせようと思いがちですが、焦ってはいけません。

なによりも大切なのは、栄養バランスのとれた食事と、十分な睡眠を、規則正しくとらせることです。

そして担任の先生やスクールカウンセラーなどと、連絡を密にとりましょう。子どもは抗うつ剤に強く反応する（副作用が強く出る）ことがあるので、服薬の管理もしっかりやってください。

親自身が「育て方が悪かった」などと自分を責めるのは、子どもに暗黙のストレスを与えます。前向きな反省が必要なことはありますが、必要以上に親が自分を責めないことも大切です。

子どものうつ病のサイン 60頁

# 親のケアがポイント

## サインに気づく

- 自分の好きな遊びや趣味に興味を示さなくなる
- 学校に行きたがらない
- 理由なく荒れる、反抗する
- 「お腹が痛い」「眠れない」などと訴える

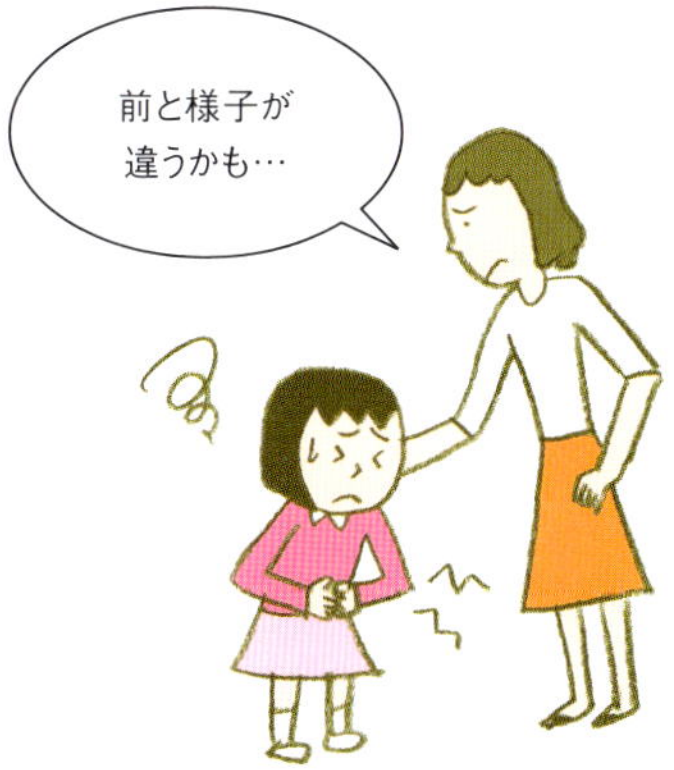
前と様子が
違うかも…

## サインを見つけたら、必ず専門家に相談する

- かかりつけ医
- 精神科の医院、クリニック、心療内科
- スクールカウンセラー

※東京大学大学院教育学研究科
附属心理教育相談室（206頁参照）なども

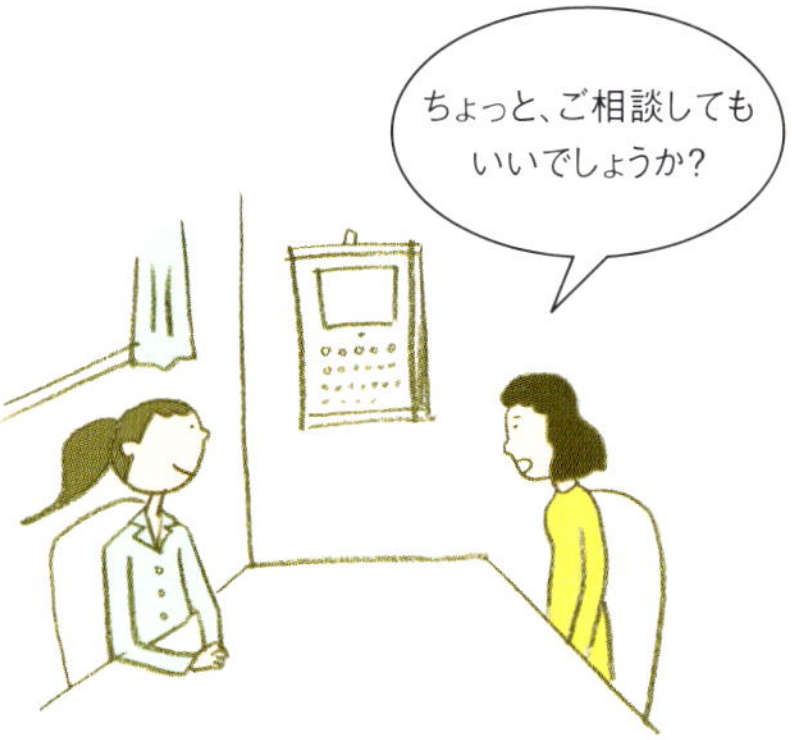
ちょっと、ご相談しても
いいでしょうか？

## 日常生活で子どもを見守る

- 規則正しく、十分な睡眠をとらせる
- 規則正しく、栄養のある食事をさせる
- 治療の成果を焦らない
- 薬をきちんと飲ませる
- 親自身が過度に自分を責めない

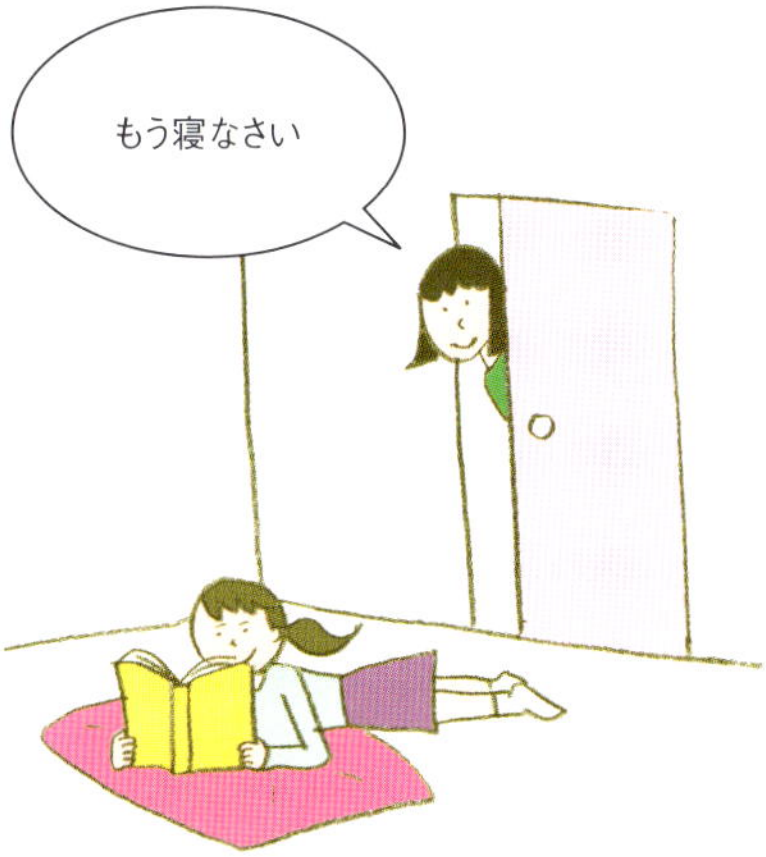
もう寝なさい

# 親のうつ病に子どもとしてできること

兄弟姉妹や親族を巻き込んでサポート態勢を作りましょう

## 家族全体でサポートできる態勢を

親が高齢の場合や症状が重い場合、親自身は医師に身体症状だけを訴え、心の問題を話そうとしないケースが多いものです。ですから、できる限り診察に付き添って、主治医の説明を聞いたり、病状を積極的に話したりしてください。子どもの巣立ちや家族との死別が発病のきっかけのことも多いので、心当たりについても話しておくといいでしょう。

親がまだ働き盛りの場合、親としての責任感から仕事を休むことを嫌がるかもしれません。そのときは、経済的な公的支援の情報を見せたり、子どもとして支える覚悟を伝えたりして、納得させてください。

できるだけ家族全体でサポートする態勢をとってください。具体的には、服薬や通院の管理をすること、ゆっくり休める環境を作ること、負担となる家事や近所付き合いなどを代わりにすることなどです。

子どもの一人だけが親と同居で、他の兄弟姉妹が別の場所に住んでいる場合、親の病状をきちんと伝え、情報を共有しておくことがとても大切です。状況によっては、親族にも事情を伝えておきましょう。

## 一人暮らしの場合は入院治療も

兄弟姉妹も頼れる親族もいない場合は、看病で疲れ果てないように、外部に助けを求めるべきです。親と同居していない場合は、保健所や市区町村の福祉窓口に相談することも考えてください。そして、離れていてもいつも見守っているという気持ちを伝えることが大切です。

電話だけではお互いに不安になることがあります。また、一人で通院するのが困難になることもあります。そういう場合は、軽症でも入院を検討してください。

高齢者のうつ病の特徴 64頁　外部に助けを求める 156頁

## うつ病の親へのサポート

### 同居している場合

- 服薬を管理する
- 通院に同行する
- 家で休養できる環境を作る
- 負担となる家事や近所づきあいを代わる

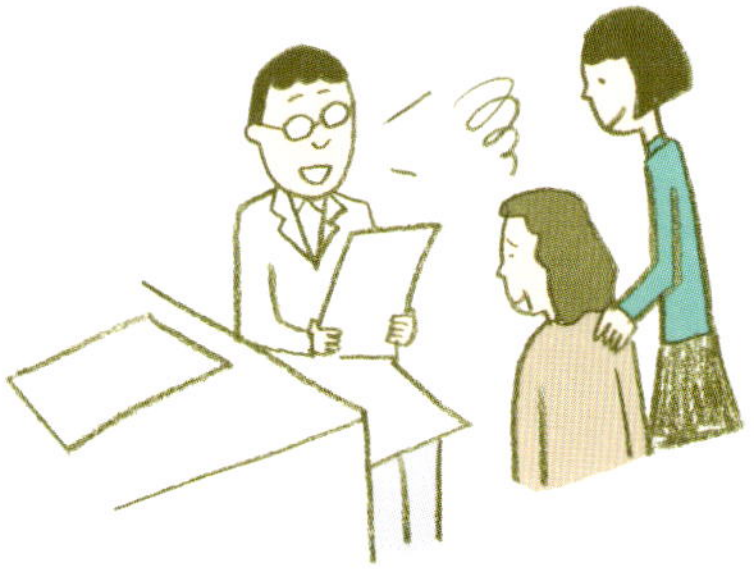

### 別居している場合

- 電話などでこまめに連絡する
- 時々様子を見に行く
- 離れていても、心配していることを伝える
- 親が一人暮らしなら、状況によっては入院治療を検討する

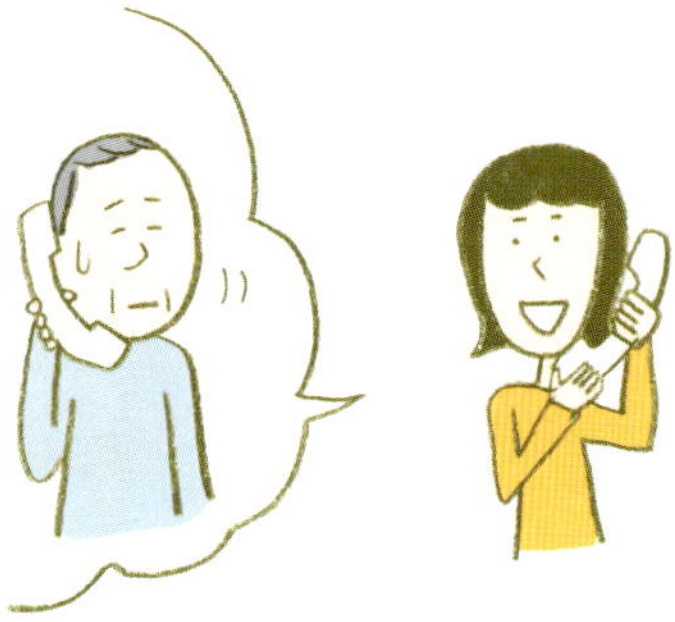

## 高齢者のうつ病の特徴と対処法

抑うつ気分よりも、興味の喪失や焦りの気持ちのほうが表われる

↓

一緒の活動に誘いましょう

痛みや倦怠感などの身体症状を訴える

↓

身体症状の訴えは聞いてあげるだけにして、「軽い運動」以外のアドバイスはしないこと

# 夫や妻のうつ病に伴侶としてできること

適度な距離を保ちながら、愛情を持って見守りましょう

## パートナーが協力的なら回復は早い

夫婦の一方がうつ病になると、「夫婦だから」という甘えからイライラした気持ちを無遠慮にぶつけることがよくありますが、それは症状のひとつだからと受け流し、反応しすぎないでください。パートナーが協力的であれば、回復は早くなるものです。

本人が苦しさを訴えたら耳を傾け、よく聴いて共感を示してください。ただし、共感しすぎてはいけません。冷静で客観的な視点を常に持つ必要があります。

気持ちのゆとりが大切です。ゆとりがないと、「私がいなければ」「俺が家事も育児も全部やらないと」と自分自身を追い込み、疲れ果ててしまいます。あるいは、そのゆとりのなさが伴侶のストレスとなり、症状を悪化させます。伴侶のうつ病に巻き込まれて、共倒れになってしまうことすらあります。

## 情報を集め、外部のサポートも活用する

夫婦の一方がうつ病になると、どうしてももう一方に負荷がかかります。一人で家計を支えていた人がうつ病になれば経済的な不安が出てくるし、専業主婦（夫）がなれば家事や育児が滞ります。子どもが幼ければそちらにも手がかかるし、高齢の夫婦なら看病や家事が思うようにできないこともあるでしょう。

ですから伴侶がうつ病になったときは、夫婦だけで抱え込まない知恵が必要です。親族に家事を手伝ってもらう、医療費の自己負担を減らす制度を利用する、地元の精神保健福祉センターなどに相談して外部にサポートを求めるなど、よく情報を集めてしっかり活用しましょう。家庭の状況によっては、主治医と相談して入院治療も検討します。幼い子どもがいると休養しにくいので、預けることも考えてみましょう。

医療費の自己負担を減らす制度 158頁

## パートナーにしてあげられること

- 仕事を減らす
- 家事の負担を減らす
- 責めない、相手の言動に余計な口出しをしない
- 決して社会復帰を急がせない
- 外部にサポートを依頼する
- 「そばにいるよ」という暗黙のメッセージを送る

## こんな対応はいけません

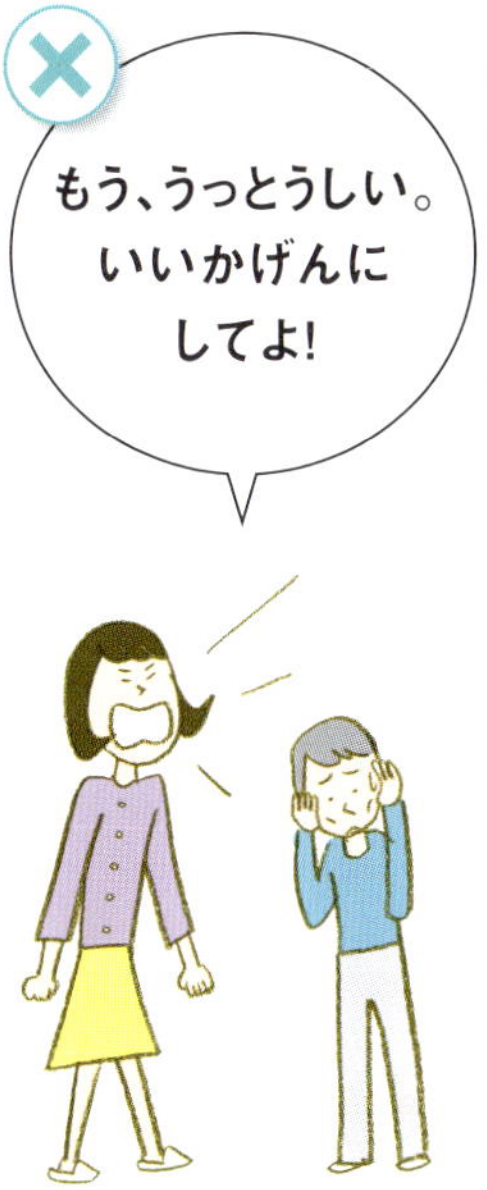
×
もう、うっとうしい。いいかげんにしてよ!

イライラしても、感情的になってはいけません。

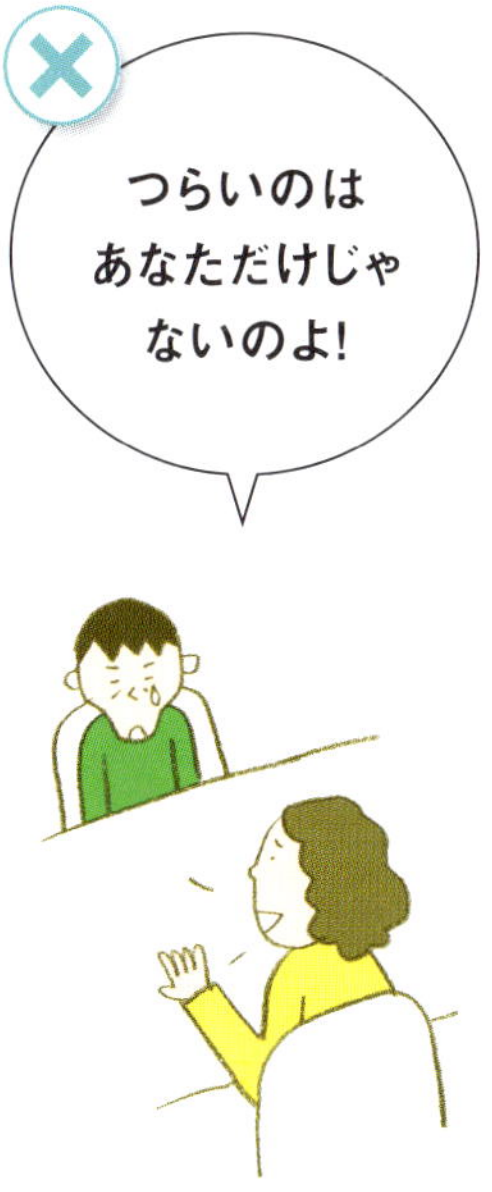
×
つらいのはあなただけじゃないのよ!

理屈を言っても、通じない段階かもしれません。

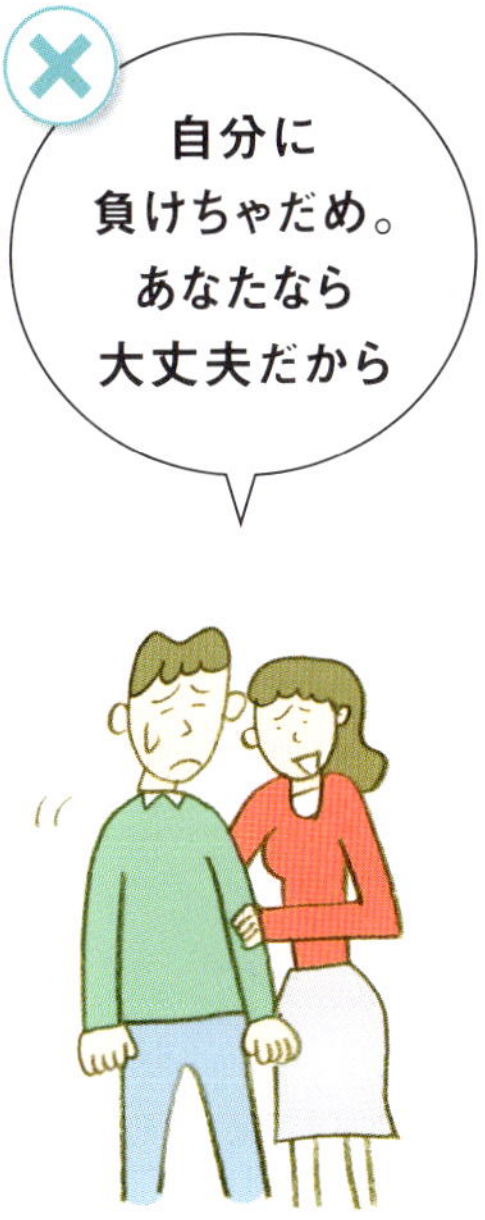
×
自分に負けちゃだめ。あなたなら大丈夫だから

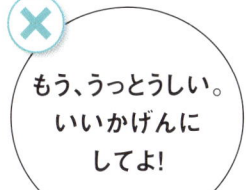

励ましはプレッシャーとなり、症状を悪化させます。

# 本人が一人暮らしなら

孤独な闘病では治りにくいもの、「一人ではない」というメッセージが必要です

## 一人暮らしは食生活と睡眠が乱れがち

うつ病の人は自分の気持ちをコントロールできないので、一人暮らしでの闘病は、より一層つらく感じられます。身近に支えてくれる人がいないと、症状が悪化したり、自殺を図ったりすることもあります。

一人暮らしの人のうつ病は、回復が遅い傾向があります。回復に必要不可欠である規則正しい「食事」と「睡眠」が、往々にして乱れがちだからです。

治療の効果を上げるには、できるだけ誰かがそばにいることです。近くに住んでいればたびたび様子を見に行く、遠ければ一時的に一緒に住むことが理想です。

一緒に住んだり訪ねたりすることができない場合は、電話やメールで様子を尋ね、食事や睡眠をきちんととるように勧めてください。また、「一人じゃない」というメッセージを送り続けることも大切です。

## 家族がいなければ入院するほうがいい場合も

もし、事情で家族が支えられないときは、友人などに協力してもらい、家族と一緒に住んでいるような環境を作る方策を探りましょう。いわゆる「疑似家族」です。それができなければ、近所の人や地域の民生委員などに時々様子を見てくれるように頼みましょう。

入院も検討してください。薬物治療や心理療法を受けながら、家族の代わりに医師や看護士が見守ってくれます。また、最も大切な食事・睡眠・服薬の心配がいりません。

病院にはまた、出入りのクリーニング業者を利用すれば洗濯の必要がないなど、治療以外のメリットもあります。

デイケアやリワークに通うのもいいでしょう。仲間作りは大切だからです。

リワーク 178頁

## 一人暮らしの落とし穴

### 孤独感の強さ

・気軽に話せる相手がいつもいない
・いざという場合に頼れる人がいない
・気持ちの浮き沈みに誰も気づいてくれない

### 不安感の強さ

・将来のことが見通せない、相談できない
・心の支えとなるものがない

### 生活の乱れ

・自由の裏返しで、不規則な生活になりやすい
・生活にメリハリがつけにくい
・服薬や生活管理がしづらい

一人暮らしは自由で気楽なイメージがありますが、
うつ病を招きやすく、治療の効果が上がりにくいという面があります。
これらを解消するためには、家族や周囲が「一人ではないよ」と
気づかせることです。

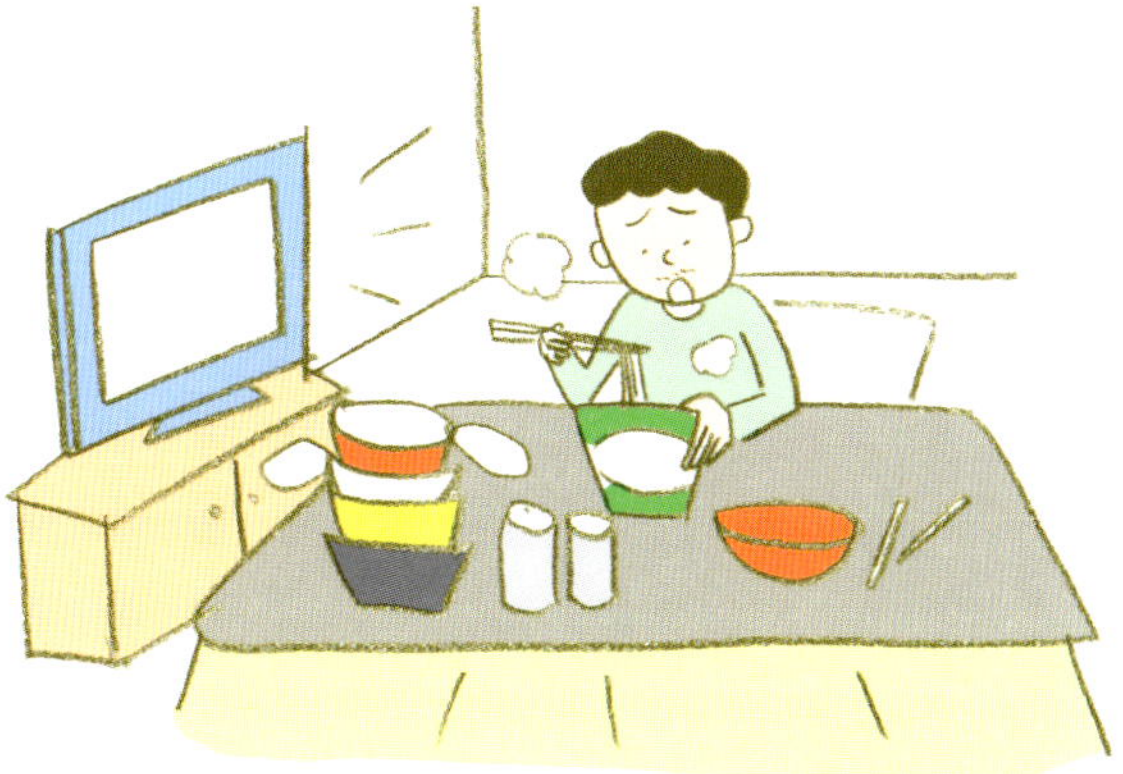

# いたわりつつも、甘やかさない

〝いたわり〟は大切ですが、甘えを呼ばない匙加減が必要です

## 家族には、ある程度の我慢も必要

うつ病治療の第一歩は休むこと、そしてストレスのかからない生活を送り、きちんと服薬することです。

これを理解した家族や周囲の人は、「休ませよう」「負担をかけまい」と努力するでしょう。また、うつ病の症状のために愚痴をこぼされたり攻撃的な言動を受けたりして嫌な気持ちになったとしても、その気持ちを抑えて我慢するでしょう。

こういう努力や我慢は、ある程度は仕方のないことです。病人なのですから「いたわり」は必要で、それが回復のためのエネルギーにもなります。「～しなさい」「～すべきだ」などの命令的な口調は避け、否定的になってしまった心を刺激しないように、「よくわかるよ」「無理しないで」と本人を肯定しながら、優しく接することは基本だからです。

## 「病気でいるほうが楽だ」と思わせない

けれども、それが過ぎると本人を甘やかすことになります。病人だからといって、腫れ物に触るように接し、言うことを肯定していればいいというわけではありません。ある程度回復が進んだ段階では、必要以上に肯定的な言動が、本人の自律的な回復力を削《そ》いでしまうこともあります。本来の「健康な自分」の姿を忘れてしまうと、病気は治りにくくなります。

特に新型うつの人を甘やかすのはよくありません。「これをこうしてください」などと、本人のすべきことをはっきりと伝え、「自分でできることはやる」という気持ちを促すほうがいいのです。「病気でいたほうが楽だ」と思わせてはなりません。

甘やかさず、いたわる。これが、家族に求められる接し方です。

## 日常生活での接し方

### こんな話題は避ける

× 暗い話やニュース

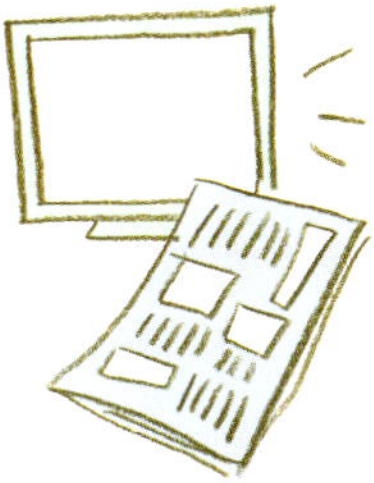

× 愚痴

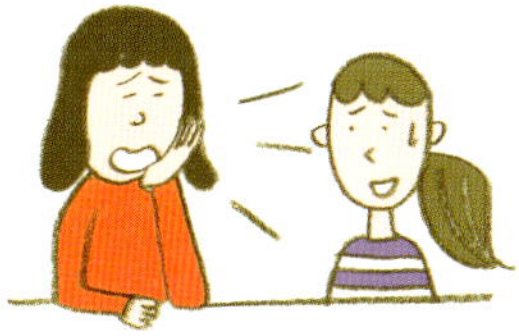

### 静かな環境に

× 騒がしい音楽

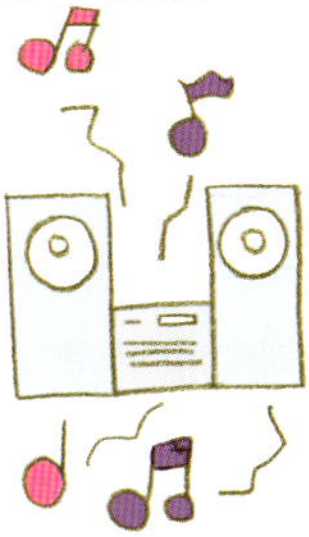

× テンションの高いテレビ番組

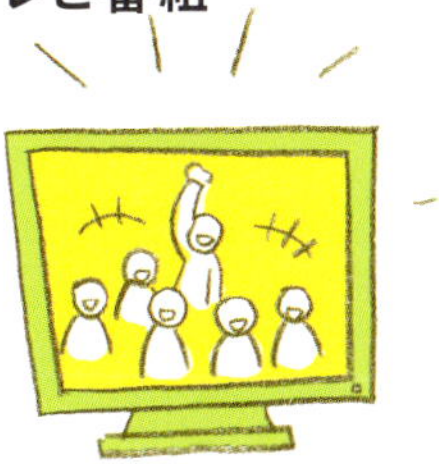

### 質問は二者択一が親切

的確で迅速な判断がなかなかできないので、答えをゼロから探すような問いではなく、できるだけ「はい」「いいえ」で答えられる質問にします。

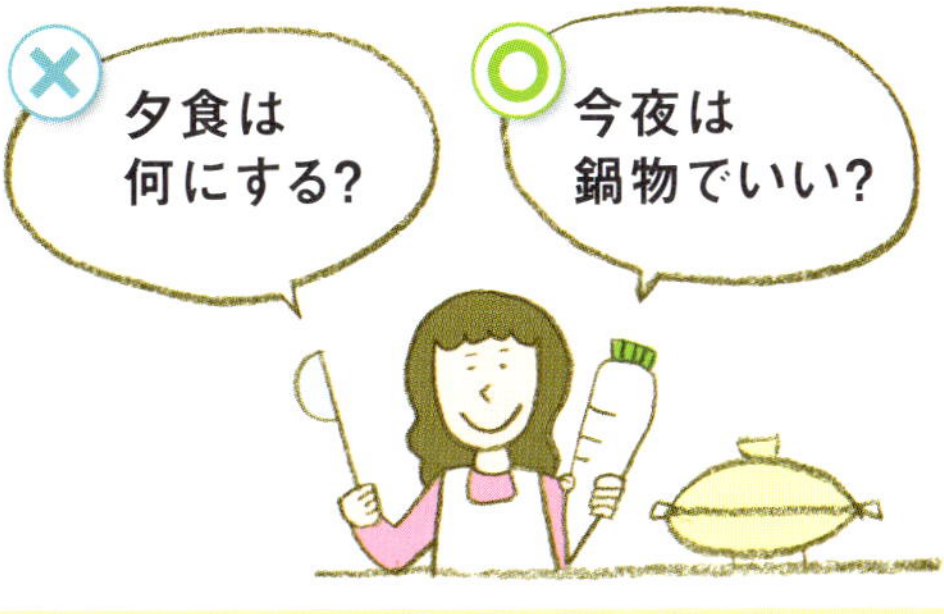

# 一緒にリラックスする

## うつ病の本人にも、見守る家族にも、リラクゼーションが必要です

### 最も手軽で効率的なのは「腹式呼吸」

闘病する人にも、看病する人にも、ストレスは大敵です。ストレスの解消には、リラックスが一番です。

人間は興奮すると自律神経の交感神経が働き、リラックスすると副交感神経が働きます。心身ともに余裕があるときは交感神経と副交感神経のバランスが保たれますが、うつ病になるとこのバランスが崩れてしまいます。これを取り戻すには、リラックスして副交感神経を働かせる必要があります。

最も手軽で効果的なリラクゼーションは「腹式呼吸」です。通常の胸式呼吸では吐く息も吸う息も少ないため、酸素が体内に十分取り込めません。浅い呼吸は不安を起こし、不安は呼吸を浅くします。腹式呼吸なら酸素の摂取量が増えるため、副交感神経の働きが活発になり、不安を和らげることができます。

1日数回、腹式呼吸をやってみましょう。

### それぞれに合ったやり方を見つける

硬くなった体の力を抜くのもいい方法です。鎮静効果のあるアロマセラピーやストレッチもいいでしょう。ガーデニングなどで土に触れること、ペットとたわむれることなども、回復期にはいいかもしれません。

家族や身近な人は、無理のない範囲で勧めてみてください。本人なりにリラックスでき、楽しく、定期的に続けられるものを一緒に探すのもいいでしょう。

簡単なリラックス法を一緒にやってみるのもおすすめです。治療の効率を上げると同時に、家族にとってもストレスの軽減になります。

うつ病の人は肩こりしがちなので、家族がマッサージしてあげるのも効果的です。特に本人が子どもの場合、スキンシップのメリットが大きくなります。

# 誰でもできる効果的なリラックス法

## 腹式呼吸

①
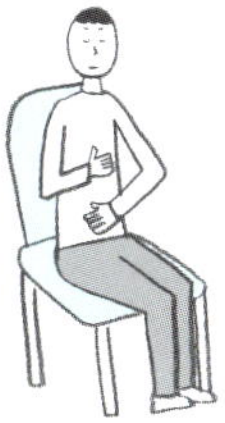
右手を胸に、左手をお腹の上に置く。

②
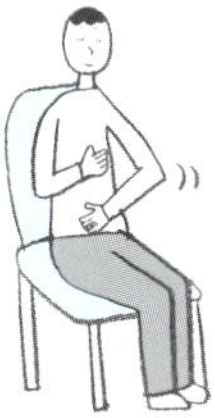
深くゆっくり、左手だけが動くようにお腹を意識しながら息を吸う。

③
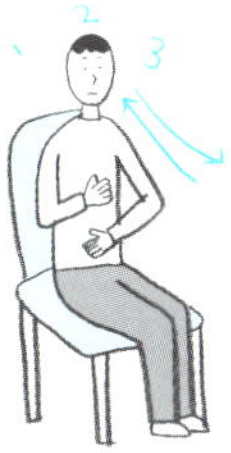
3つ数えながら吸い、3つ数えながら息を止め、できるだけゆっくり息を吐く。

④ これを繰り返す。一日数回やるとよい。

## 筋弛緩法

①
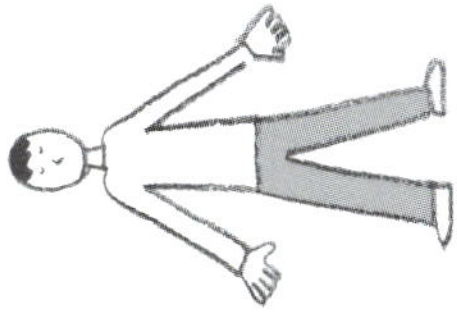
仰向けで手足を伸ばし、全身の力を抜く。

②
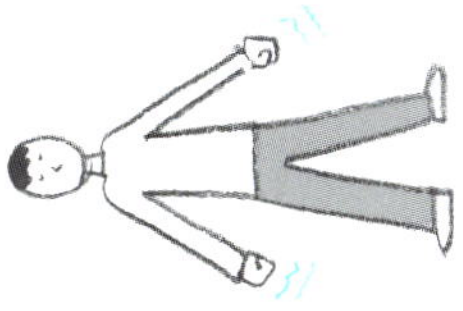
目を閉じて両手に握り拳を作り、拳がブルブル震えるまで強く力を入れる（5秒間）。

③
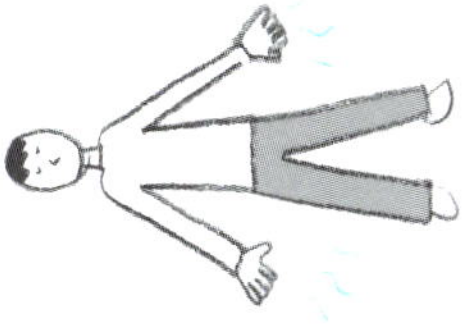
パッと力を抜き、手をダランとし、緊張した状態と完全に力が抜けた状態との違いを感じる（10秒間）。

④
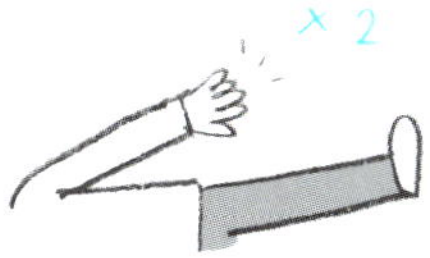
①～③を2回繰り返す（筋肉が弛緩した時に体に温かさを感じれば、リラックスしている）。

⑤
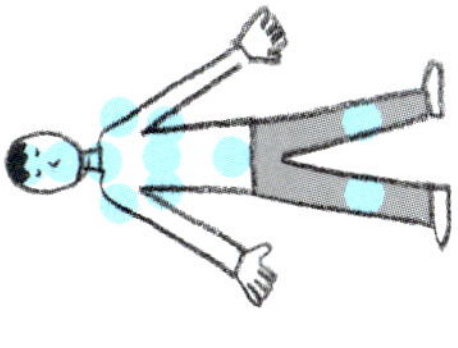
両腕のつけ根、顔、首・顎、肩・胸・腹、右足、左足の順に筋肉を5秒間緊張させた後、一挙に緊張を解き、10秒間弛緩状態を続けることを各部位2回ずつ繰り返す。

⑥
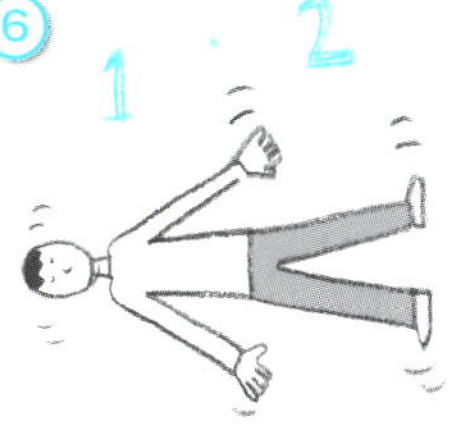
最後に「1つ、2つ」と数えながら手と腕を十分に動かし、次に足を十分に動かし、さらに頭と首を十分に動かしてから目をあける。

# 自殺を未然に防ぐ

## うつ病で自殺する人は多いので、サインを見逃してはいけません

### 自殺が多いのは「発病の初期」と「回復期」

うつ病になると、「もう生きていても仕方がない」という思いにとらわれます。これを「希死念慮《きしねんりょ》」あるいは「自殺念慮」といい、実際に自殺を図る人が少なくありません。ですから家族や周囲の人たちは、よくよく気をつけて、自殺を防がなければなりません。

最も重症の時期は自殺するエネルギーすらないため実行に移すことは少ないのですが、発病の初期と回復してきた頃は、「死にたい」と願うだけでなく実際に行動に移すエネルギーがあるので特に注意が必要です。

また、本人が「楽になりたい」「死んでしまいたい」「自殺する」「もう、どうなってもいい」などと直接的な言葉を口にしたときも要注意です。きちんと話を聞き、「死なないで」と頼みます。頼まれると責任感から自殺を思いとどまるケースが多いからです。医師にも相談し、状況によっては入院も検討しましょう。

### 行動から見られる自殺のサイン

本人が身辺整理を始めたり、処方された睡眠薬をこっそりため込んだり、ぼんやりとベランダから下を見たりしている場合なども、自殺の兆候と考えられます。逆に、部屋に閉じこもったり周囲に無関心になったりした後、急にふっきれたように明るくなったときも、自殺を図ろうとしている危険なサインと解釈できます。

これらのサインを見逃さないように、周囲の人はできるだけ本人の近くにいて、誰かが必ずいつも「見守っている」ことが大切です。そしてこのようなサインを見つけたら、けっして一人にしないようにし、すぐに主治医や心理職などに相談しましょう。また、自殺を誘発するようなロープや刃物をそばに置かず、自殺報道などからも遠ざけてください。

# 自殺予防のために

## 周囲の人がすべきこと

- 訴えに耳を傾け、共感を示すとともに、冷静な態度を保つ
- 相手の置かれた状況を真剣に受け止め、自殺の危険の程度を判断する
- これまでに自殺を図ったことがあるかどうか、自殺の意思があるかどうか聞く
- 「自殺しない」と約束をしてもらう
- 自殺に使われそうな手段を取り除く
- 自殺の危険性が高い場合は他者に知らせ、助けを求める
- 自殺の危険が高い場合、本人を一人にせず一緒にいる

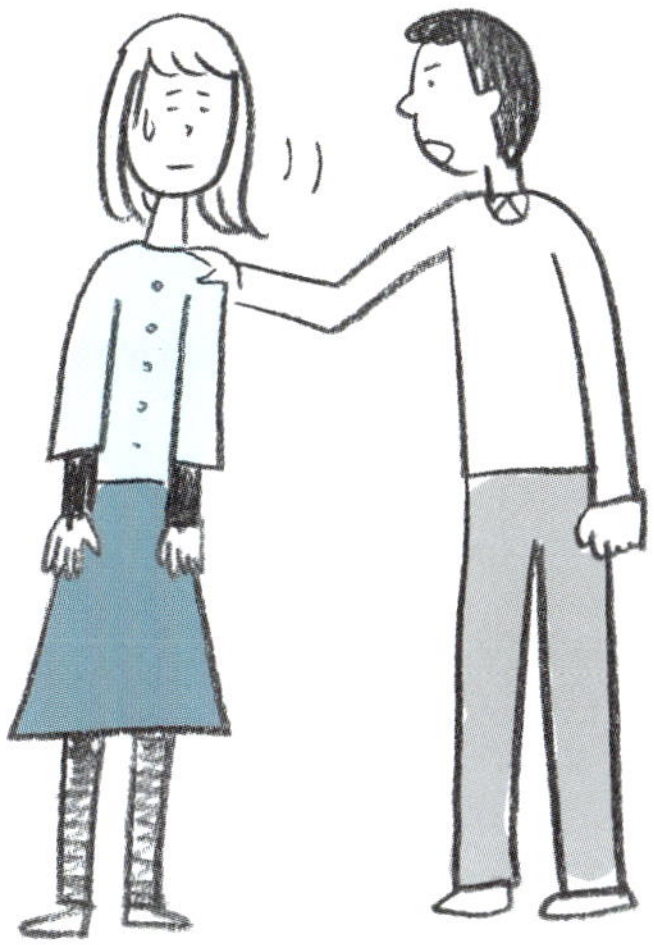

## 周囲の人がしてはならないこと

- 狼狽したり、パニックになったりする
- 本人の状況を無視し、「何も問題はない」と言う
- 本人の訴えを十分に聴かず、適当にあしらう
- 「自殺してみろ」「どうせ本当に死ぬ気はないでしょう」などと挑発する
- 本人の「死にたい」というサインを軽く考える

# うつ病に巻き込まれてはいけません

共感は大切ですが、自分を持っていないと、巻き込まれ型のうつになってしまいます

## 共倒れしないように気をつける

うつ病からの回復には家族の協力が欠かせませんが、家族の愛情からくる協力には「落とし穴」があります。

まず、「巻き込まれ型のうつ」です。本人の苦しみを懸命に受容しようと努力しているうちに、その苦しみを「わが事」のように感じてしまい、いつのまにか自分もうつ状態に陥ってしまうケースです。

また、「共依存関係」に陥《おちい》るケースもあります。共依存とはアルコール依存症やDV（家庭内暴力）の家族によく見られる状態で、世話をする側もされる側も相手に依存し、お互いを必要とする形がいびつなまま固定してしまった関係です。

いずれにせよ、快方に向かうどころか、共倒れになってしまうケースです。共倒れを防ぐためには、周囲の人ができる限り冷静に、第三者的な視点を持ち続けることです。相手を受け入れ、共感や同情をしつつも、相手のことも自分のことも客観的に見て、自分というものをしっかり保ってください。

## あくまでも他者なのだから、距離を保つ

「たとえ家族でも、あくまでも他者の問題なのだ」というスタンスを守らなければ、長い期間のうちに家族が倒れます。とはいえ、うつ病の人と日常的に向き合う家族にとって、適度な距離を保つのは簡単なことではないかもしれません。

距離を保つためには、外部からの知恵や助けも必要です。家族も定期的に、心理職のカウンセリングなどを受けるといいでしょう。もし家族だけでどうしても抱えきれなくなった場合は、外部のサポートを受けることも考えるべきです。「家族会」なども利用してみましょう。

家族会 156頁

## 身近にいる人の落とし穴

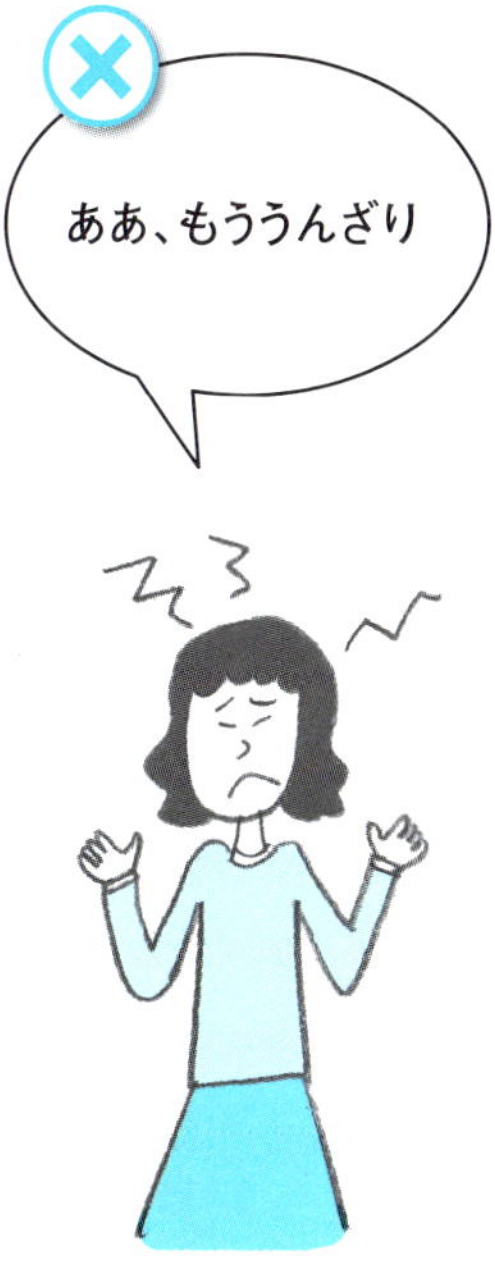
ああ、もううんざり

イライラしては
いけません

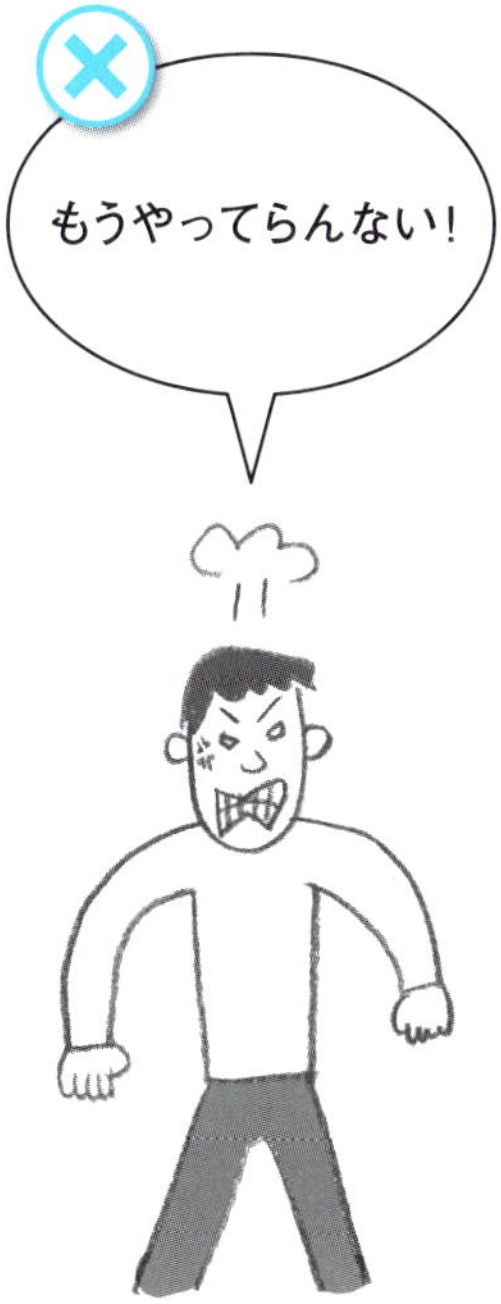
もうやってらんない！

キレては
いけません

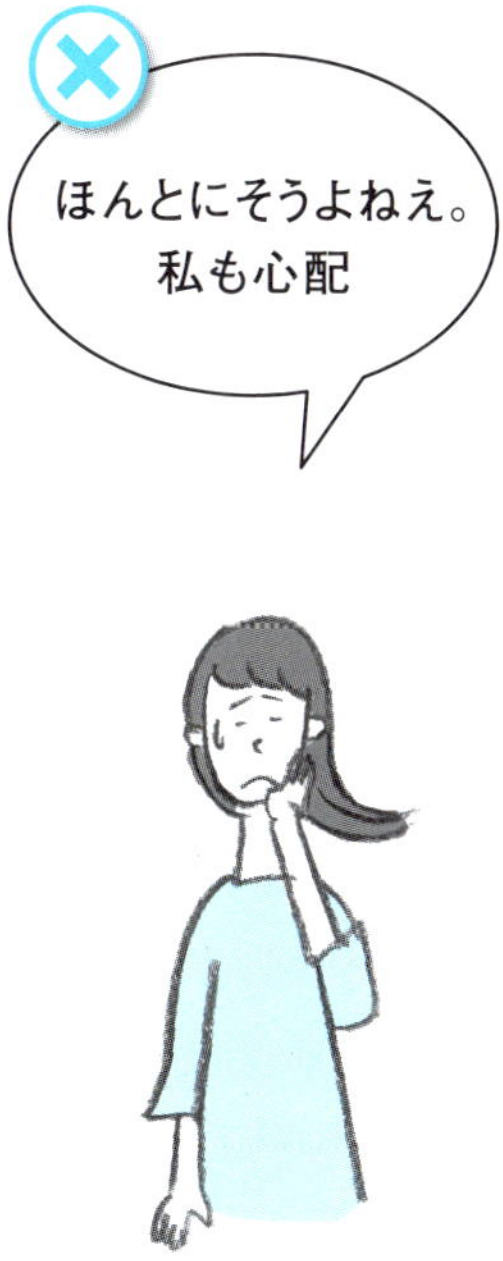
ほんとにそうよねえ。
私も心配

巻き込まれては
いけません

**1日1回は外に出て、本人と距離を取りましょう**

**愚痴や相談は、外部の人に遠慮なくしましょう**

**愚痴** → 友人、家族会の人
**相談** → 地方自治体の健康相談窓口、地域の保健所

# 職場や学校とも連絡・連携を

社会復帰のために、職場や学校にも協力してもらいましょう

## 休む理由を正しく理解してもらう

休職や休学の間に、「休んでいるうちに自分の居場所がなくなってしまうのではないか」「あらぬ詮索をされるのではないか」などという不安がつのると、治療の効果が出ないばかりか、症状が悪化してしまいます。こうした心配を取り除いてしっかり休むためには、職場・学校に対してきちんと事情を説明し、正しく理解してもらい、協力を取りつける必要があります。

休職届・休学届の提出も含めて、休みに入るときは家族が十分にサポートしてください。思考能力が低下している本人に任せると、先方の誤解を招きかねません。交渉の過程で症状が悪化することもあります。

休職・休学中も、職場や学校とは家族が連絡をとるほうがいいでしょう。そのとき、原則としては、本人の了解を得てください。

## 会社の規模によって対応を考える

学校にスクールカウンセラー、職場に嘱託医やメンタルヘルスの専門家がいる場合は、連携を図りましょう。休み中にも経過の報告を密にすることで、休みによって生じるかもしれない不利益を抑えることもできます。人事担当者・上長・産業医の連携がとれているような、大きな会社であれば安心です。

とはいえ、メンタルヘルスに配慮している大きな会社は多くありません。産業医のいない中小企業では、なかなかそのような態勢はとれないでしょう。ただし、そのような会社からの相談を受け付ける機関（産業保健推進センター、地域産業保健センター、中央労働災害防止協会、労災病院勤労者メンタルヘルスセンターなど）があります。家族の側が、そのような機関の利用を提案してもいいでしょう。

職場の協力を取りつける 122～125頁

## 回復までのプロセス

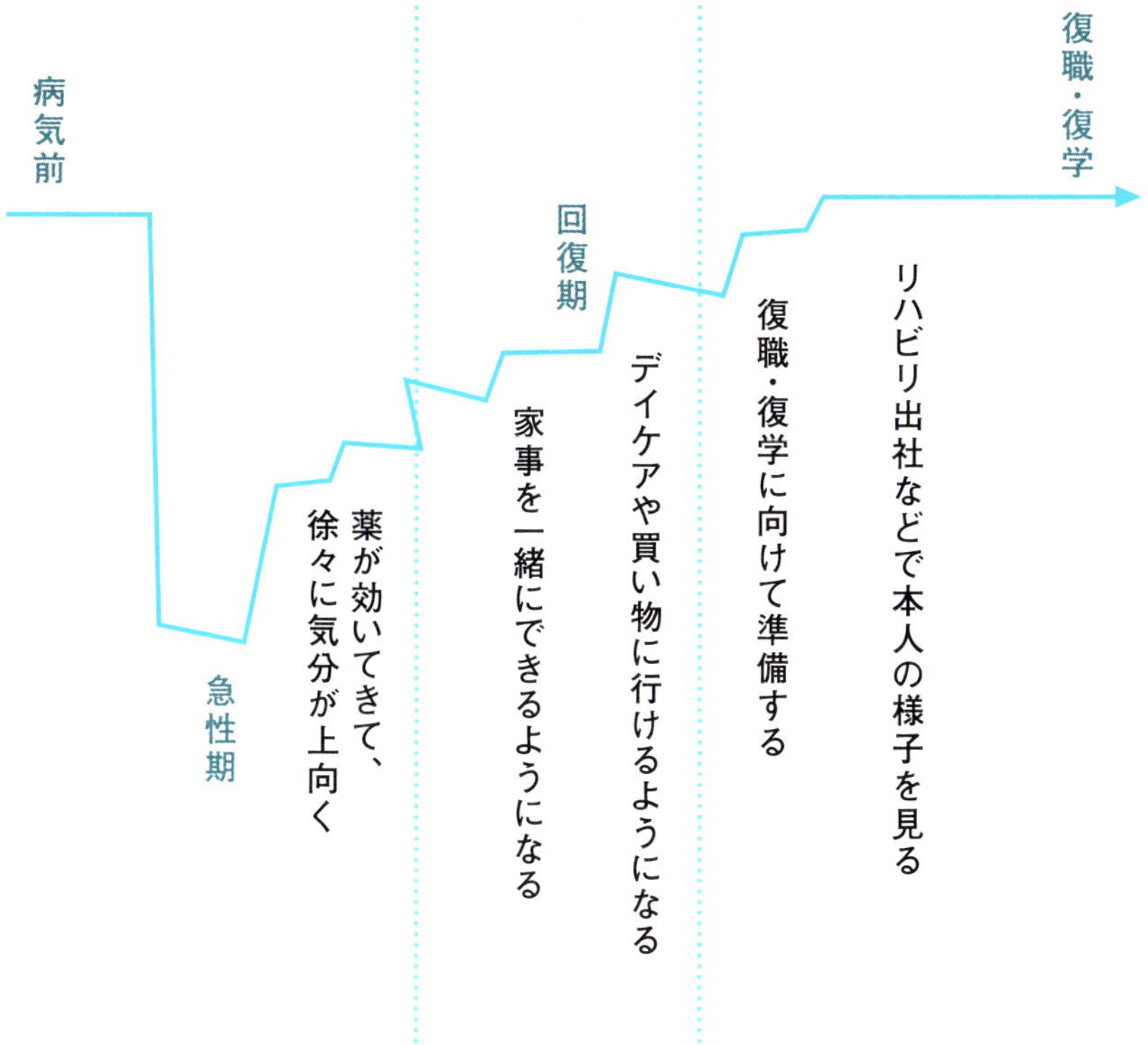
病気前
急性期
薬が効いてきて、徐々に気分が上向く
回復期
家事を一緒にできるようになる
デイケアや買い物に行けるようになる
復職・復学に向けて準備する
リハビリ出社などで本人の様子を見る
復職・復学

| 休養と服薬 | 今後への意思決定 | 復帰への準備 |
|---|---|---|

← この間、会社との連絡を取り続ける →

**うつ病に関する正確な知識を、本人も、家族も、職場（学校）も共有することを目指しましょう。**

**それぞれが、回復のプロセスを押さえ、プロセスに合わせた対応をしましょう。**

# 家族でできる服薬管理

本人が服薬に前向きになれる環境を作りましょう

## 服薬管理は家族の大切な仕事

薬物治療では、処方された薬を指示どおりに飲み続けることがとても大切です。けれども、それは案外、簡単なことではありません。

まず、本人が飲んだのか飲まなかったのかを思い出せないというケースがあります。ですから、ちゃんと薬を飲んでいるかどうか、同居している家族はチェックする必要があります。

また、本人が「副作用がつらい」からと服薬を中止したり、薬に対して抵抗感があって最初から飲まなかったりすることがあります。そんな場合は、なぜ薬を飲まなければいけないのかを話し、納得させる必要があります。これができていないと、本人が薬を処分してしまったり、少し症状が改善すると勝手に服薬を中止してしまったりして、症状が後退してしまいます。

症状がなくなっても、医師の判断がない限り、服薬を中断してはいけません。

抗うつ薬を飲み続けると、性格そのものが変わったり、認知症になりやすくなったりすると心配する人もいますが、そんなことはないので、安心して服薬するように伝えましょう。

きちんと服薬している様子なら、「薬が効いて、良くなってきたみたいだね」と言うなど、本人が服薬を継続する動機づけをするといいでしょう。

## 周囲が注意したい副作用

副作用が強そうであれば、注意深く見守る必要があります。いつもと様子が違っている場合は、周囲の人が医師にアドバイスを仰ぎましょう。

副作用が大変だと訴えても医師が耳を貸さなければ、セカンドオピニオンを考えてください。

抗うつ薬の副作用 92頁
セカンドオピニオン 154頁

## 服薬に前向きになれる環境を作る

**服用し続けても
性格が変わったりは
しないことを伝えましょう**

**軽度な副作用は
一過性のものだと
伝えましょう**

**「薬が効いているみたい、
良くなってきたね」
などと声をかけましょう**

**本人が自主的に
服薬できるように、
ピルケースや服用カレンダー
などを用意しましょう**

服薬カレンダー

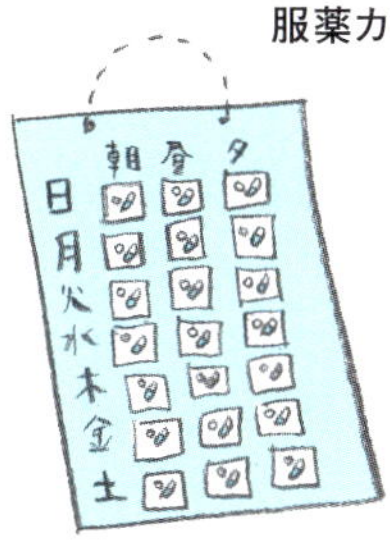
朝 昼 夕
日
月
火
水
木
金
土

**なぜ抗うつ薬などを
服用するのか
説明しましょう**

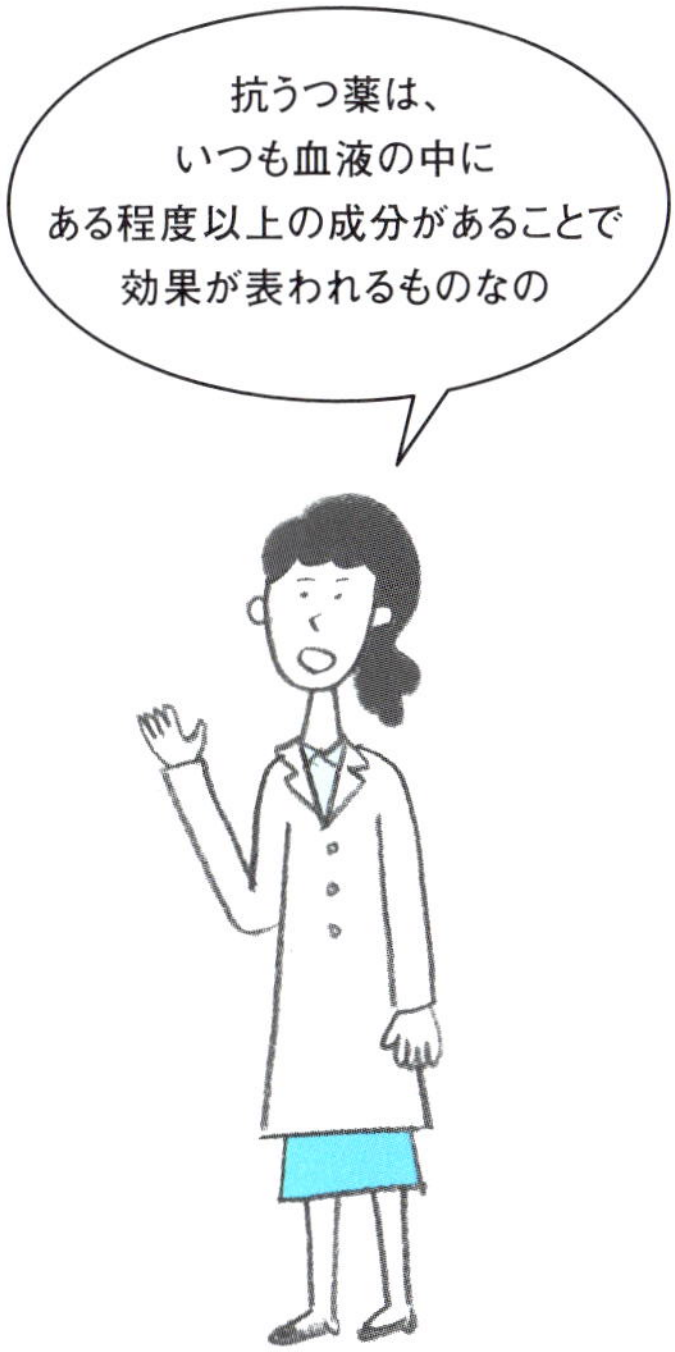
抗うつ薬は、
いつも血液の中に
ある程度以上の成分があることで
効果が表われるものなの

**規則正しい服薬のために、
食事時間を
規則正しくしましょう**

**薬を飲み始めてからの最初の2週間は、薬の効果よりも副作用が強く出ます。
そのため、症状が悪化したように思いがちですが、そうではありません。**

# 「セカンドオピニオン」「転院」を恐れない

他の医師を検討するのは、いけないことではありません

## 状況によっては必要なセカンドオピニオン

うつ病の治療は、短期間では終わりません。信頼できる主治医に初診からずっと診てもらえれば家族としても安心ですが、実際には、そういう主治医に巡り会えず、回復の兆しが見えないために、不信感を抱いたまま長年しぶしぶ通院していることがあります。

そういう場合は、思い切って他の医療機関にセカンドオピニオンを求めたり、転院を考えたりするのも、長い目でみれば良い方法です。

セカンドオピニオンをとったり転院したりするときは、きちんと主治医に伝え、できれば紹介状を書いてもらいましょう。ただし、紹介状を書くのを嫌がる医師もいます。その場合は、本人や家族が今までの治療経過と服薬している薬の名前をメモして、新しい医師に渡しましょう。

## 「ドクターショッピング」とは違う

ただし、初診を受けたぐらいの段階で、この先生とは合わないと思い込んで次々と病院を替わったり、まだ十分に服薬治療を続けていないのに効果が出ないからと別の先生を探したりすることはやめましょう。このような行為を「ドクターショッピング」と言います。

なかにはインターネットや書籍などから情報を仕入れ、自分の病状を素人判断し、病名や薬が自分が思っているものと違うからと転院を繰り返す人もいます。しかし、それでは永久にドクターショッピングを続けるだけで、回復は望めません。

なお、転居などに伴って病院を替えなくてはいけない場合も、きちんと主治医に相談し、通いやすい病院への紹介状を書いてもらうと、治療の継続がうまくいきます。

## セカンドオピニオンや転院を考えたほうがいいとき

6か月以上通院しているのに、
症状が改善されず、治療法も変化がない

治療についての質問に、
医師が誠意を持って答えようとしてくれない

副作用を訴えても、対処してくれない

「心理相談をしたい」と希望したのに、「必要ない」と言われる

どうしても医師と相性が悪いと思う

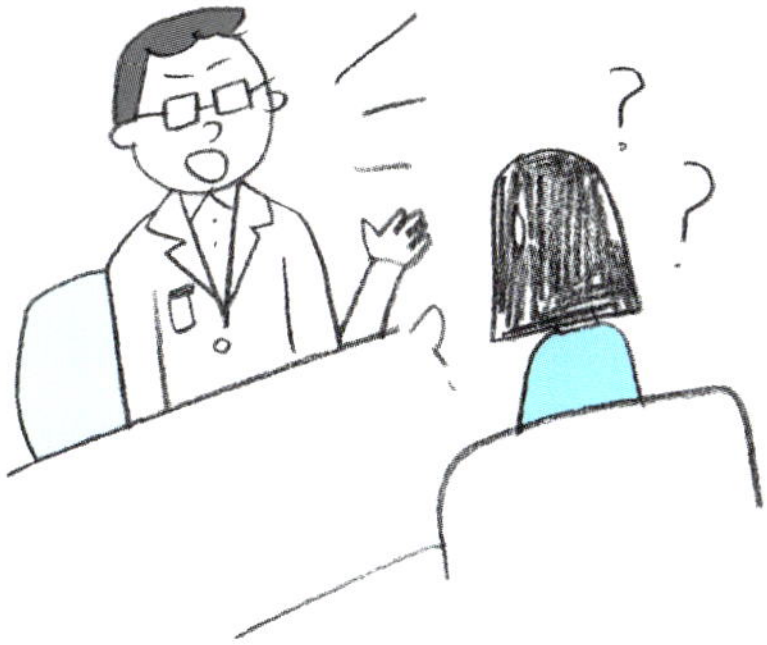

**相談先**

- 地域の保健所
- 全国の精神保健福祉センター
- 一部の労災病院に併設されている勤労者メンタルヘルスセンター

### ドクターショッピングは、治療の効果を遅らせます

- ✕ 初診だけの印象ですぐ病院を替わりたがる
- ✕ インターネットや本の情報を鵜呑みし、医師の言葉を信用しない
- ✕ 状態の悪い時だけ、薬を処方してもらいに病院へ行く

# 「外に助けを求める」ことをためらわない

## 本人も家族も、社会から孤立してはいけません

### 相談できる外部の人や組織を知ろう

家族の誰かがうつ病になると、自宅への来客などを嫌がるようになりがちです。本人の休養のために人の出入りは少ないほうが望ましいのですが、家族のほうもそれまでの人間関係が少しずつ薄れてしまう場合があります。そのような状況が続くと、本人だけでなく家族も社会から孤立していく恐れがあります。

そのようなことを避けるためには、本人や家族だけで病気を抱え込まないことです。具体的には、外部の人や組織、制度を活用し、家族の負担を減らします。

大きな病院にはたいてい医療ソーシャルワーカー（社会福祉士）や精神科ソーシャルワーカー（精神保健福祉士）という専門職がいて、経済的な問題、治療や病気の状況、回復してからの社会復帰、日常生活の注意点などの相談に乗ってくれます。

地域の保健所や精神保健福祉センターなども相談に乗ってくれます。本格的な回復後の就労については、各都道府県にある地域障害者職業センターの障害者職業カウンセラーなども対応してくれます。

### 「家族会」などの自助グループに参加する

うつ病を経験した本人や家族が自主的に運営している「自助グループ」や「家族会」は、日常的なケアについての相談や社会復帰のアドバイスなどを行なっています。実際に体験した人が集まっているので、参考になったり、悩みを共有し合えたりします。なかには、単なるセルフヘルプではなく、さまざまなプログラムを組んで幅広く活動している全国ネットの家族会もあります。

家族としてつらい思いを抱え込んでしまったときは、ぜひ一度、家族会に参加してみるといいでしょう。

地域障害者職業センター 178頁，202頁

## 助けを求められる外部の組織や職種

**保健所**

**精神保健福祉センター**

**地域障害者職業センター**

**家族会**

例えば、「MDA-Japan（うつ・気分障害協会）」は、幅広くしっかりした活動を広げています。
http://www.mdajapan.net/new/

**医療ソーシャルワーカー（社会福祉士）**

**精神科ソーシャルワーカー（精神保健福祉士）**

**臨床心理士**

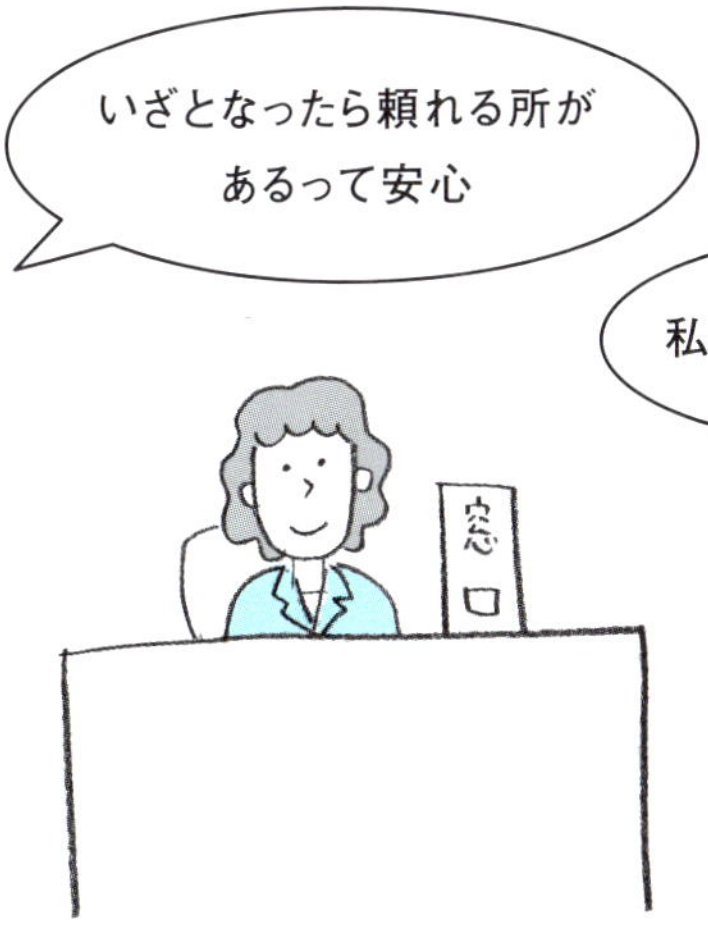
いざとなったら頼れる所が
あるって安心
窓口

健康保健福祉センターなど

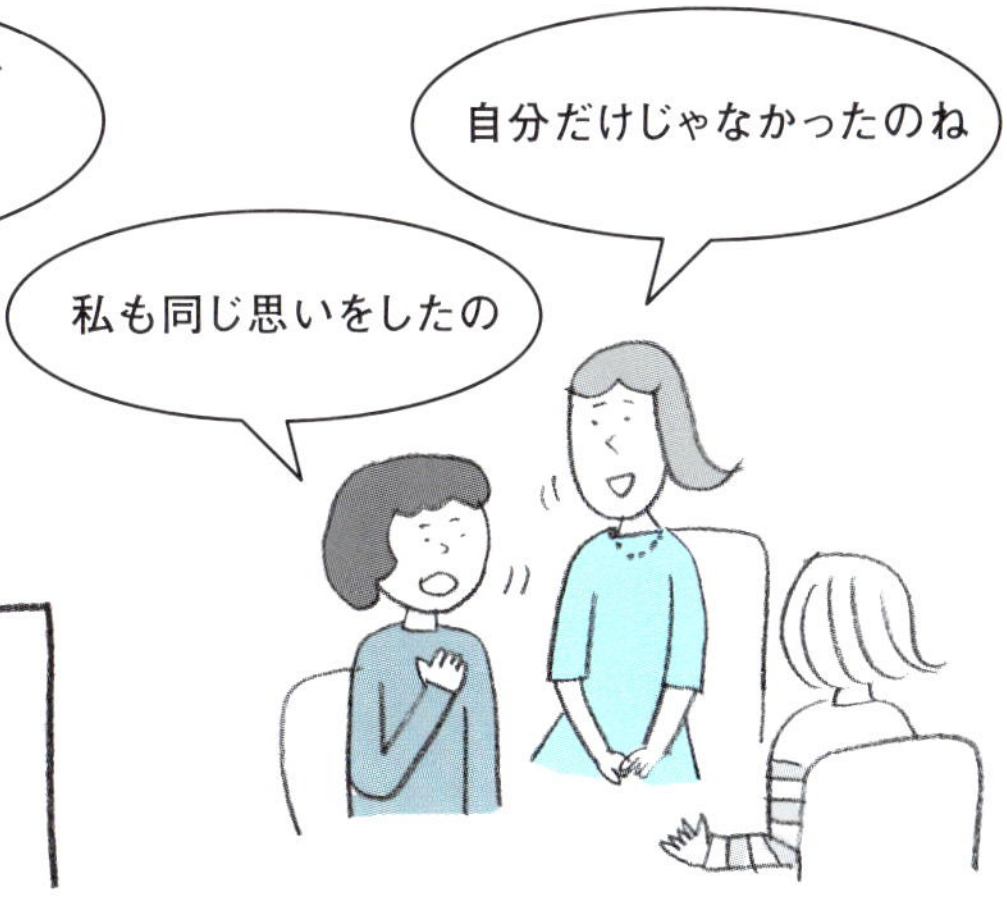
自分だけじゃなかったのね
私も同じ思いをしたの

家族会

# 経済的な不安に備える

いろいろな制度を利用して、安心して治療・休養できるようにしましょう

## 長期間の治療に備えるために

うつ病の治療は、どうしても長期間にわたります。通院するだけでも治療費や薬代がかかり、入院すればより費用がかさみます。しかも、治療中は仕事を長期間休むことになるため、収入が減少することが珍しくありません。

このような状況が長く続くと、本人が安心して治療に専念できず、通院や服薬を積極的にしなくなり、症状が改善しなくなる危険性があります。また、経済的に不安定になった家族が不安になり、その不安が患者と共鳴して症状が悪化する可能性もあります。さらに、家族が社会から孤立する原因にもなります。

ですから、積極的に経済的支援を受けて、金銭的な不安を少しでも解消し、治療・休養できる環境を整えることは、とても大切なのです。

## 誰でも利用できる「自立支援医療」

国民全体を対象にした支援制度としては、障害者自立支援法による「自立支援医療（精神通院医療）」があります。これは、精神科へ通院する場合、医療費の自己負担額が、健康保険で通常3割のところが1割になる制度です。その負担金も、年収に応じて上限が月額2500円、あるいは5000円と決められています。

医療費以外でも利用できる制度があります。

国民年金法で障害1級か2級と認められ、規定の国民年金を払っていれば、「障害年金」の給付を受けられます。また、うつ病が慢性化した場合などは「生活保護」を申請することもできます。

このように各種の支援制度があるので、経済的負担を家族だけで抱え込まないように、ソーシャルワーカーや役所や社会福祉協議会などに相談しましょう。

## 自立支援医療（精神通院医療）制度によるサポート

### 医療費の軽減が受けられる範囲

入院しないで行なわれるうつ病への医療
（外来、外来での投薬、デイケア、訪問看護なども含まれる）

### 軽減が受けられないもの

・入院費用
・保険対象外の治療や投薬（病院やクリニック以外でのカウンセリング）
・うつ病（や他の精神障害）と関係ない医療費

### 医療費の自己負担

・医療費の1割（一般の公的医療保険なら3割）
・1か月あたりの負担の上限額

| | |
|---|---|
| 生活保護受給世帯 | 0円 |
| 市町村民税が非課税で受給者の収入が80万円以下 | 2500円 |
| 市町村民税が非課税で受給者の収入が80万円よりも上 | 5000円 |
| 市町村民税が23万5000円未満 | 医療保険の自己負担限度額 |
| 市町村民税が23万5000円以上 | 本制度の対象外 |

### 申請

・申請先：市町村の担当窓口（障害福祉課、保険福祉課など）
・必要な物：申請書（窓口でもらう）
医師の診断書
世帯の所得などが確認できる資料
健康保険証

＊自治体によって必要な書類が異なる場合がある

### 期間

「受給者証（自立支援医療受給者証）」が交付されるが、
有効期限は原則として1年で、1年ごとに更新が必要

（2011年4月現在）

# 認知行動療法の専門家はなかなかいない？

うつ病の改善に最も効果的な心理療法は「認知行動療法」と「対人関係療法」だということが、最近のデータの蓄積によってわかってきました。

ただし、対人関係療法を施せる治療者は、日本ではまだごくわずかです。つまり、現在のところは認知行動療法が、うつ病の回復に期待できるほぼ唯一の心理療法だと言っていいでしょう。

ところが、実は認知行動療法も、日本ではきちんとできる治療者が少ないのが現状です。「カウンセラー」や「心理療法士」と呼ばれる人ばかりではなく、心理職の唯一のきちんとした資格だと言われる「臨床心理士」の中にも、認知行動療法を施せる人は多くありません。

ですから、うつ病に適切な心理療法を受けるためには、「認知行動療法のできる臨床心理士」がいる機関を探すべきでしょう。

なお、医師が行なう認知行動療法には保険が適用されますが、実際には認知行動療法を施せる医師は少数です。

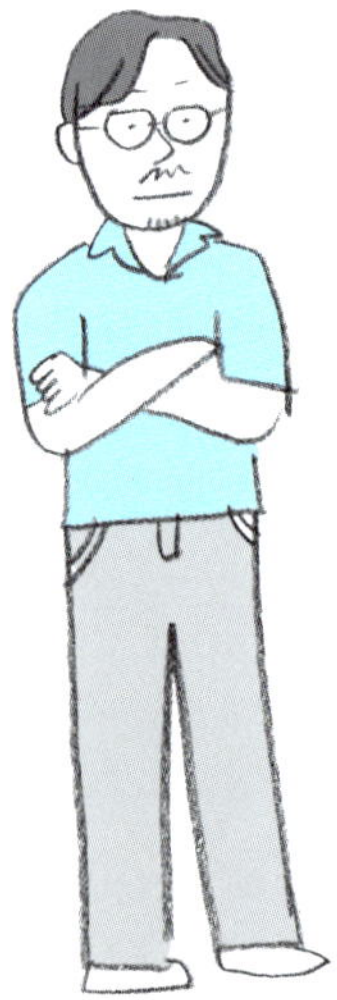

# 4章

# 「希望」を捨ててはいけません

# うつ病は「完治」するのでしょうか

## うつ病からの「回復」とは、元に戻ることではありません

### 時間は必要だが、治る病だと知っておく

うつ病から回復するまでには最短でも半年から1年ほどの期間が必要です。それならいいほうで、なかには数年、数十年も患っている人もいます。回復までの道のりがあまりにも長く感じられ、果たして完治するのだろうかと不安になることや、焦りや絶望感から良くなりかけていた状態が悪くなることもあります。

けれども、うつ病は主治医の指示を守りながら治療を続ければ治る病気です。回復までの時間や経過には個人差があるので、決して焦らないでください。

### 目指すのは「完治」でなく「再発しない生活」

ただし、うつ病で「治る」というのは、「治癒（病気の消失）」を意味しません。風邪で発熱などが収まって元気な状態に戻ることは「治癒」と言いますが、うつ病では病気の消失を確認することが難しいため、「寛解（病気は残っているが、症状は消失）」や「回復（寛解に加えて、日常生活や仕事の能力が改善された状態）」を「治る」こととして捉えます。つまり、うつ病からの回復とは、他の病気の治癒のように、前とまったく同じ状態に戻って、バリバリ仕事をこなせるようになることを指していないのです。

社会復帰に際して以前より仕事のペースを落としたり、環境を変えざるをえなくなったとしても、本人がその状況で大きなストレスを感じないで生活していけるようであれば、回復したと考えていいでしょう。

うつ病において目指すべきは、「完治」ではなく、「自分らしく生きられる生活への復帰」です。

さらに、「再発」しないことも目指さなければなりません。再発しないように常に留意しながらも、自分らしく過ごせる生活を目標にしてください。

## うつ病が治るのと、風邪が治るのとは違う

### 薬物療法の効果が表われてくると……

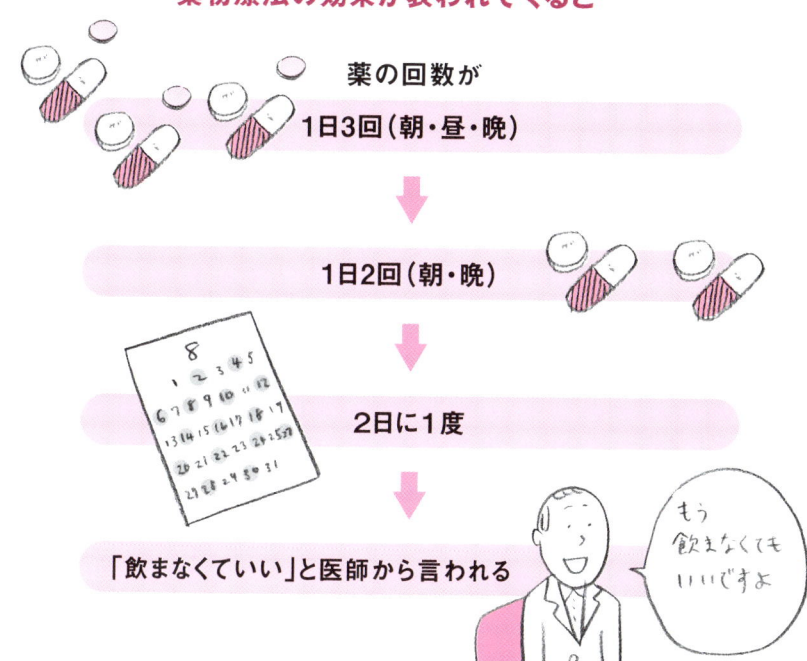

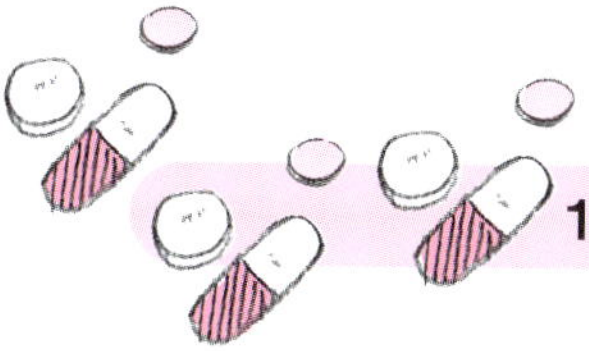

薬の回数が

1日3回（朝・昼・晩）

↓

1日2回（朝・晩）

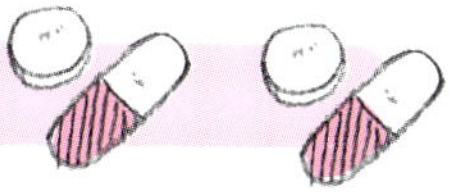

↓

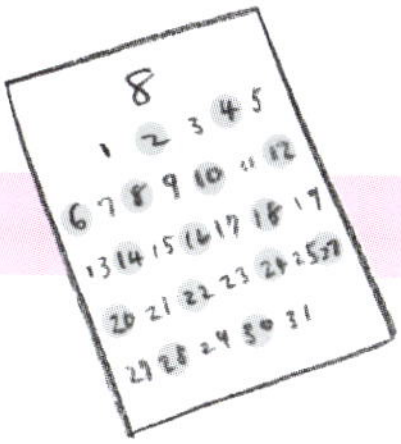

2日に1度

↓

「飲まなくていい」と医師から言われる

こうなると、家族も本人も「治った」と思うのですが、それは「治癒」ではありません

| | | |
|---|---|---|
| 治癒 | ＝ | 病気が消失すること |
| 寛解 | ＝ | 病気は残っているものの、表面に出てくる症状は消失している状態 |
| 回復 | ＝ | 寛解に加えて、人づきあいや日常生活、仕事の能力が改善された状態 |

**うつ病が「治る」とは、治癒ではなく寛解・回復**

# 休職・休学中の過ごし方

休むのは怠けることではなく、エネルギーチャージのための「必須科目」です

## 休職・休学は、「休む」理由を納得させてから

真面目に社会のルールに則《のっと》った生活を続けてきた人ほど、休むことが苦手です。日本人は世界的にも有給休暇を消化しないサラリーマンの割合が多く、欧米のような長期休暇（バカンス）の習慣もありません。そのため、休むことに罪悪感があるのです。

けれどもうつ病からの回復には、ある程度まとまった期間休むことが必要です。まずは本人が、その必要性を認識し、「休む」ことを納得しなければなりません。その認識と納得がないまま休職・休学に入っても、焦りの気持ちから症状の改善が見込めなくなります。

休んでいる期間は、回復を目指す生活を送ることが必要です。処方された薬をきちんと飲み、十分な睡眠をとって脳を休ませます。少し回復してきたら、リズムのある生活を目指します。

## 環境を変化させない、大きな決断をさせない

本人が休んでいる間、家族や周囲の人が注意しなければならないことがいくつかあります。

ひとつは環境を変えないことです。普通なら「気分転換」に思えるようなことであっても、変化というものは、うつ病の人にとって大きなストレスです。よかれと思って「離島にでも行ってのんびりしようよ」などと誘ってはいけません。引っ越しなども同様です。

大きな決断をさせてもいけません。例えば「もう会社を辞めたい」と言い出したら、退職ではなく休職を勧めてください。「回復してから改めて考えて」と言い、決断を先送りにさせてください。離婚なども同様です。

休み中は、できない事柄を受け入れ、できることを少しずつやっていきます。それができたら素直に喜び、静かに生活することを目指しましょう。

## 病気という事実と休む必要性を受け入れてもらう

**医師に「しっかり休養をとることです」と言われたとき……**

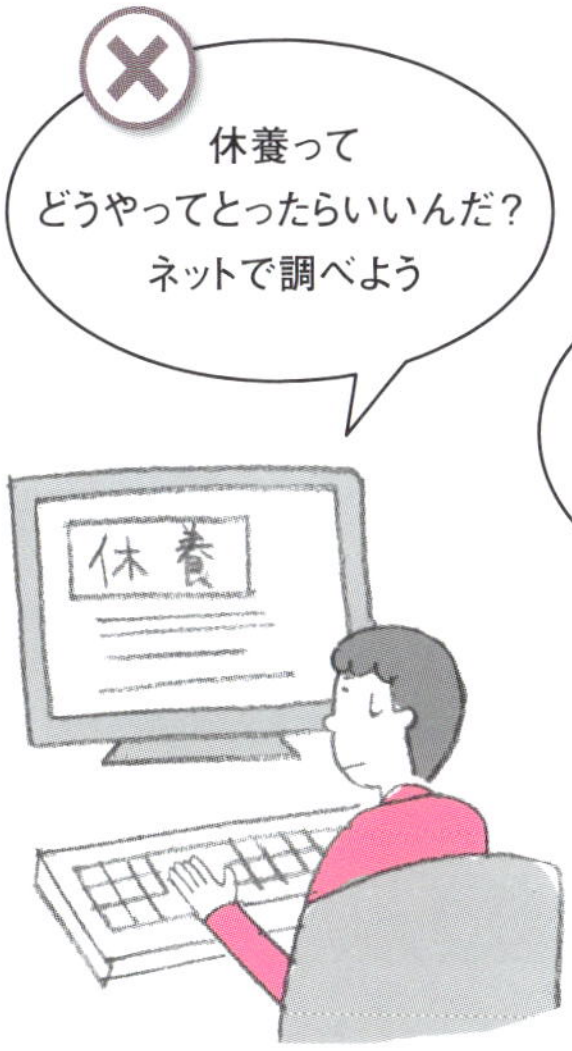
休養って
どうやってとったらいいんだ？
ネットで調べよう
休養

シンプルに考える
ことも大切

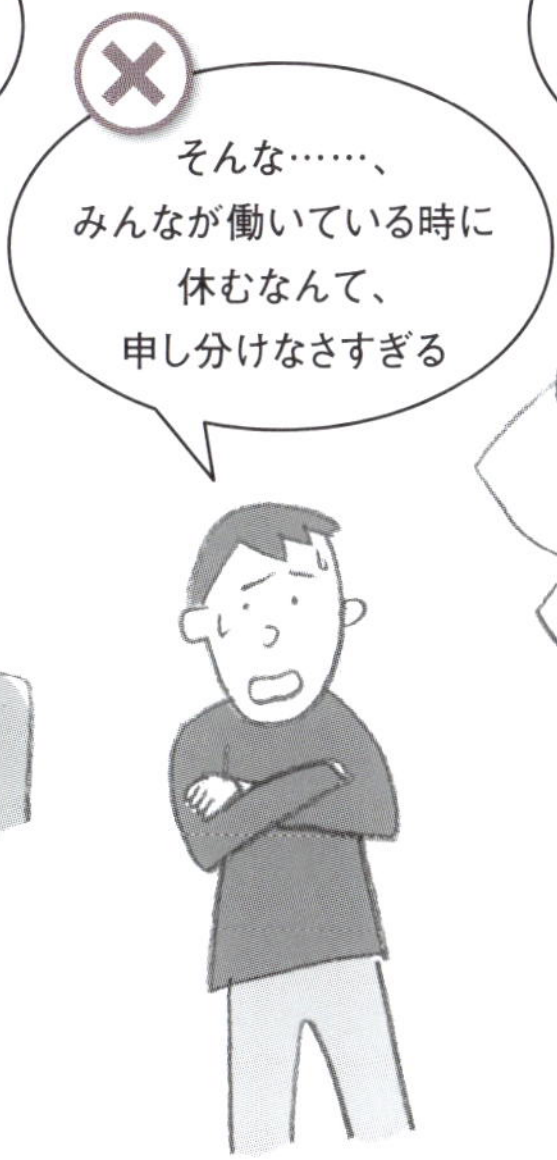
そんな……、
みんなが働いている時に
休むなんて、
申し分けなさすぎる

今は休むことが仕事

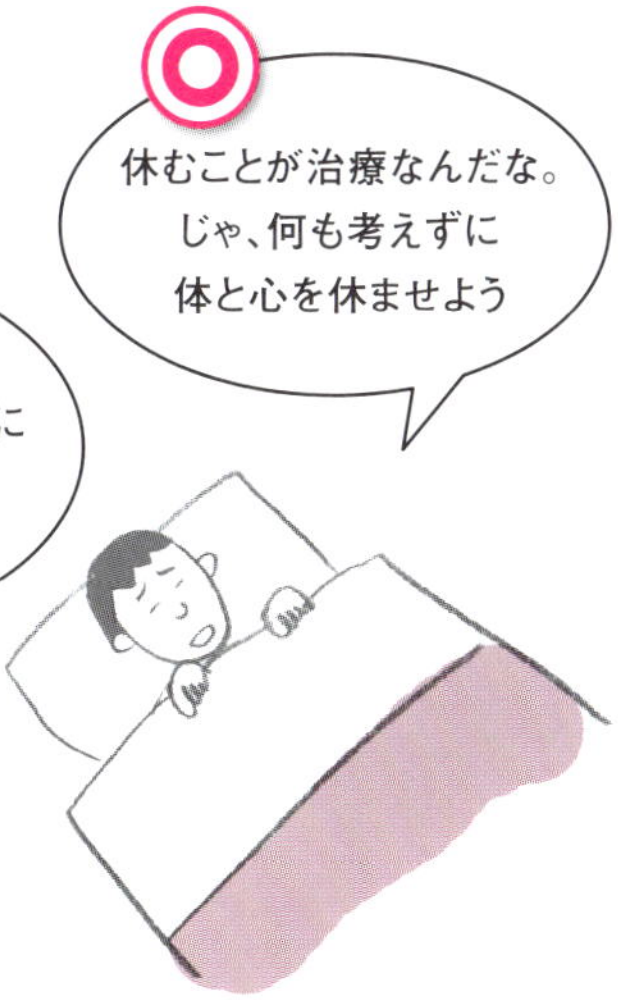
休むことが治療なんだな。
じゃ、何も考えずに
体と心を休ませよう

休む＝エネルギーの
補塡

### 休んでいる間は……

・過去を振り返らない（考えを切り替えてみる）
・原因を考え込まない（現実を受け入れる）

### 少しエネルギーが出てきたら……

・気晴らしをする（前からやっていて、無理なくできることなら）
・風呂、散歩など、本人が心地よいことなら何でもやってみる

# 「こんな症状」はうつ病のせい

## 家族としてやりきれないような思いをさせられるのも、本人のせいではなく病気のせいです

### 感情をコントロールできないのがうつ病

うつ病になると、「感情のコントロール」が困難になります。ですから、うつ病が悪化する段階においても、回復する過程においても、感情の表出は通常とはまるで違って見えます。

うつ病の症状が重い時期（極期）には、喜怒哀楽の感情が表に出ず、まるで能面のような無表情になります。

逆に、うつ病になりかけの頃や少し回復しかけた時期には、イライラや焦燥感が「コントロールできない怒り」となって表に出てきます。突然怒り出したり、なかには暴力を振るったりするケースもあります。

### 暴力・暴言も病気がさせていると受け止める

「私がこんなになったのは、あんたたちのせいだ」「どうせ俺なんか邪魔者だから死ねばいいと思ってるんだろう」——。こんなひどい言葉を吐かれたとしても、「これは本人のせいではない、うつという病が言わせているのだ」と冷静に考え、おだやかに対応しましょう。病気が治れば、そのような言動はなくなることを忘れてはいけません。

つられて感情的に応酬しても、状況は悪くなるだけです。そんな言葉を言わせる本人の内面を想像し、何を言いたいのかを考えてください。ただし、考えすぎると今度は周囲がうつ状態になってしまいます。

もし暴力がエスカレートして、家族に危害が加えられるような場合は、医師や専門家に相談して「医療保護入院」*するという選択肢もあります。専門家は、強い鎮静効果のある薬で感情の暴走を止めたり、認知行動療法によって心を解きほぐしたりして、本人の感情を「自力で制御可能」な状態にまで戻してくれます。

## うつ病の人は感情のコントロールが難しい

**うつ病が重い時期**
感情が表に出ず、能面のような顔になっている

**うつ病になりかけた頃や、少し回復した頃**
怒ったり沈んだりが激しく、突然、泣き出すようなこともある

### 感情的な攻撃にさらされたときは…

- うつ病がさせていること(=病気の症状)だと冷静に受け止め、温かいまなざしで黙って見守る
- 「病気=本人」ではないというスタンスを忘れない
- 感情的に反発したくなり、耐えられなくなったら、心理職に相談する

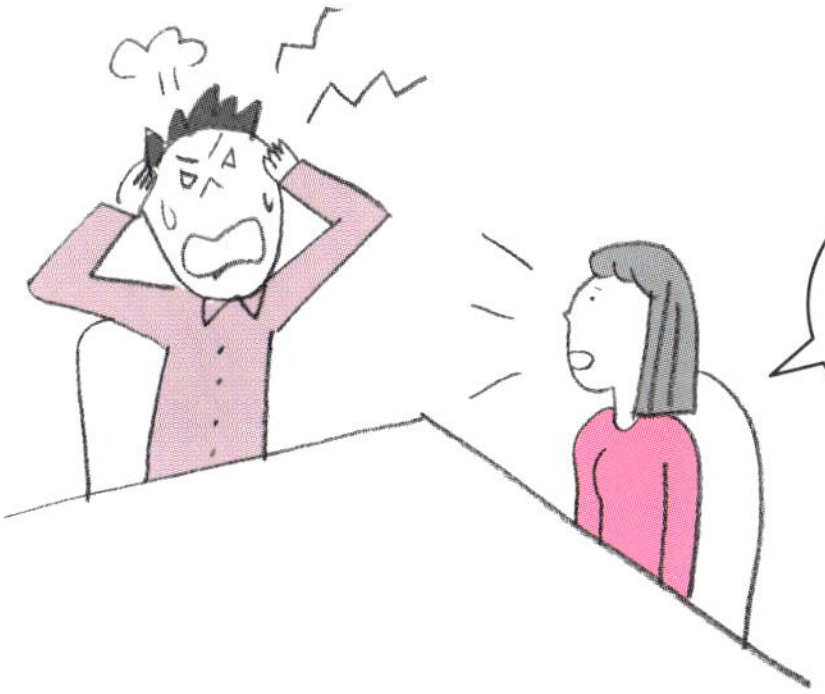
そういう気持ちは、
病気が言わせているのよ。
薬はちゃんと飲んでる?

本人にも、うつ病のせいだということを自覚してもらいます。
そうすれば、「今、すごく死にたいと思ってるけど、これは病気のせいだね。本当に思っているわけじゃないよね」と考えられるようになってきます。

＊医療保護入院　すぐに入院の必要がある場合に、保護者の同意を得たうえで行なわれる強制入院。精神保健指定医1名の判断によって入院が決定し、入院期間に制限はない。

# 回復を急かさない、焦らない

## 社会復帰を焦ると、長い時間をかけた治療がふいになりかねません

### 期待が本人を追いつめることも

うつ病からの回復に、焦りは禁物です。

投薬治療が終わり、規則正しく生活できるようになり、気分が落ち着いて見え、長時間外出できるようになり……と回復の兆しが見えてくると、家族は「やっとここまで来た。早く元の生活に戻ってほしい」という思いを強くするものです。

けれども、この時期こそ気をつけなければいけません。以前とほぼ同じように見える本人に「もう大丈夫なんじゃない？」「そろそろ仕事に戻ったら？」などの言葉をかけるのは、慎重にも慎重を期してください。

家族の切なる期待を込めたこのような言葉が、逆効果になることがあるのです。身近な人からかけられる「回復への期待」を、うつ病の人は自分の判断よりも優先してしまうものです。「早く戻らなければ」という気持ちがプレッシャーとなるため、回復が遅れるどころか、症状が悪化してしまうケースが多く見られます。

### 回復のプロセスは3歩進んで2歩下がる

うつ病からの回復は、3歩進んで2歩下がるように、少し良くなってはまた少し悪くなって……を繰り返すものです。良くなったように見えても、ちょっとしたストレスでまた症状が悪化するのです。

ですから、たとえ本人が「そろそろ会社に行こうかな」などと言い出しても、喜んだ顔など見せず、逆に「気持ちはわかるけど、もう少し休んだほうがいいんじゃない」とブレーキをかけてください。回復したかどうかの判断や社会復帰のタイミングを計るのは非常に難しいのです。家族だけで判断すべきではありません。特に回復の兆しが見えてきた頃が要注意です。復帰をあおるような言動は控え、温かく見守りましょう。

## 背中を押してはいけない

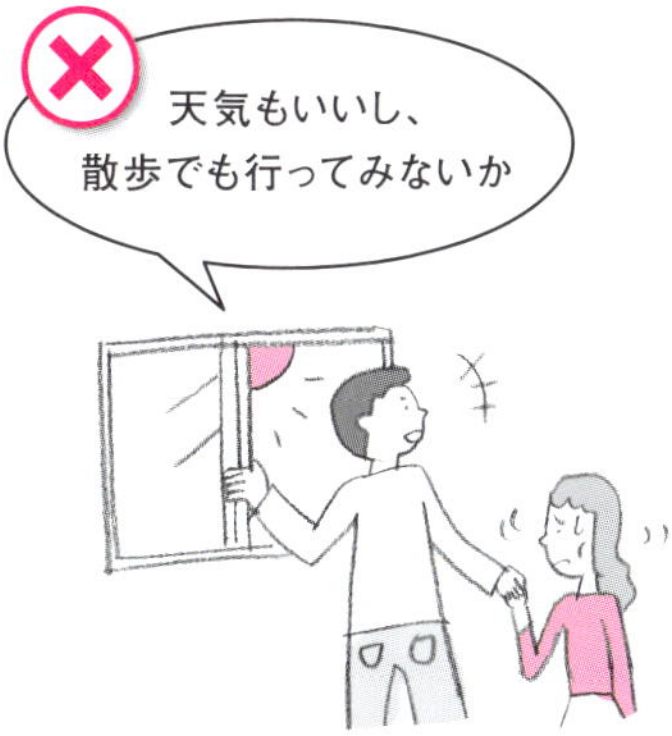
天気もいいし、
散歩でも行ってみないか

「散歩」など何でもないようなことが、うつ病の人には苦痛なものです。本人が「外に出たい」という意思表示をするまで、そっとしておきましょう。

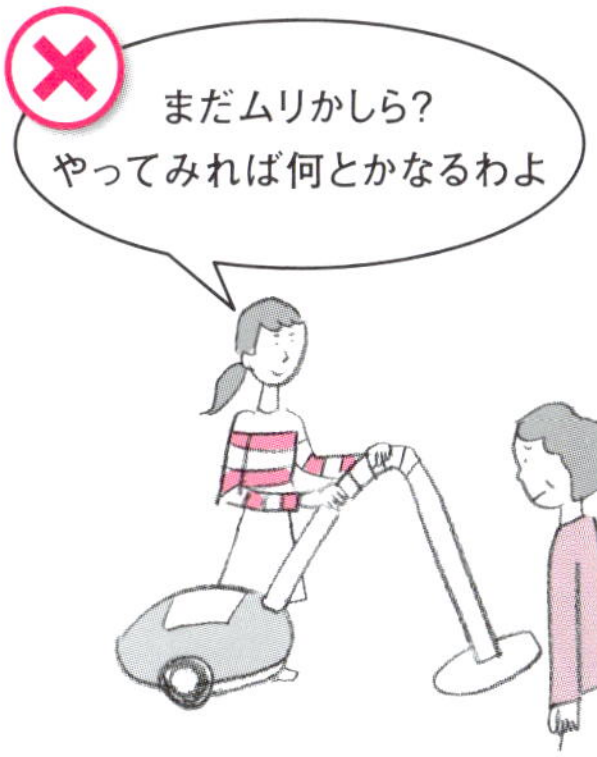
まだムリかしら？
やってみれば何とかなるわよ

「もう大丈夫なはずなのに、毎日自分は何をしているのか」と自分を責めてしまいます。少し元気になったように見えても、またすぐに悪くなるものです。

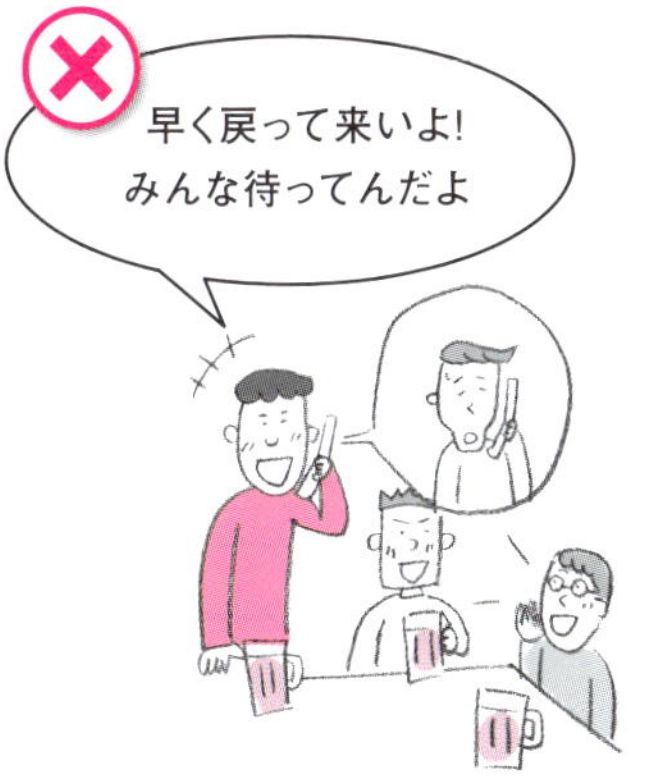
早く戻って来いよ!
みんな待ってんだよ

軽い励ましのつもりが、本人にはストレスとなって症状を悪化させます。プレッシャーをかけてはいけません。

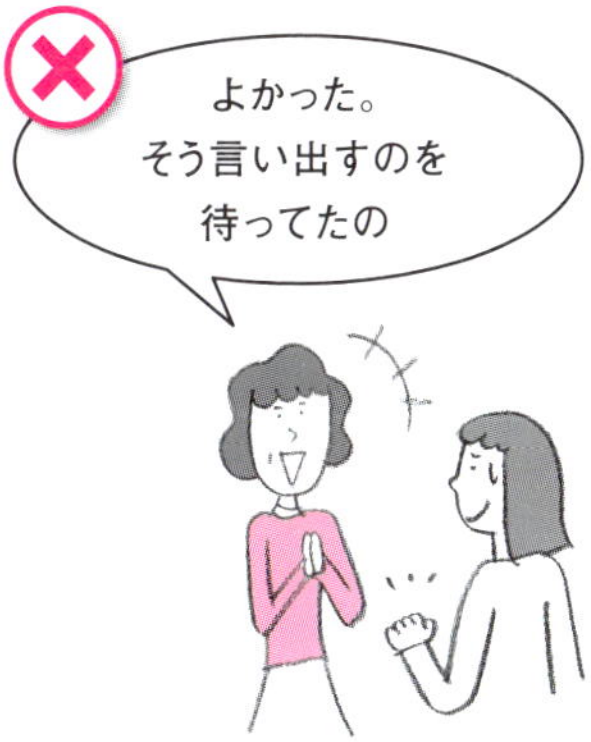
よかった。
そう言い出すのを
待ってたの

「そろそろ仕事に戻ろうかな」と言い出したとしても、その言葉に乗ってはいけません。自分の心を抑え、本人にもブレーキをかけてください。

**回復するまで、本人は闇夜の中にいるようなものです。**
**暗闇で下手に動けば、物にぶつかって転んでしまうでしょう。**
**ですから、焦らず、静かに、必ず訪れる「夜明け」を待ってください。**

※ただし、新型うつの人はこの限りではありません。

# 回復期の落とし穴

**良くなってきたからこそ、気をつけてほしいことがあります**

## 回復期に多い自殺

長い間の休養や治療を経て、表情がやや明るくなり、元気になったように見えるのが回復期です。今まで暗い表情ばかり見ていた周囲の人たちは、ようやく元気になってきたと思ってほっとしますが、実はこの回復期にこそ気をつけなければいけないことがあります。最大の注意事項は「自殺」です。

うつ病の症状がひどい時期は心身のエネルギーがないため、何もできず、何も考えられません。そのため自殺をしようと考えることも、ましてや行動に移すこともできない場合が多いのです。ところが回復期に入るとエネルギーが少しずつ出てくるため、小さなきっかけで自殺を図ってしまう人が増えてきます。

例えば、「回復してきたのだから会社へ行ってみよう」と思い立ったとします。ところが駅まで行ったものの急に怖くなり電車に乗れなかった、あるいは会社で以前の同僚に冷たくあしらわれたなど、落ち込んでしまう事態に次々と直面することが珍しくありません。それが原因で「やっぱり自分はダメなんだ」と自分を責めてしまい、自殺まで考えてしまうわけです。

## 回復期でも治療や見守りを継続する

回復期では家族や周囲の人たちが「良くなった」と喜んでいるので、本人はちょっとしたことで落ち込んでも、なかなか素直に自分の状態を話せません。実は具合が良くないのに我慢してしまうのです。

周囲の人たちは、発病前と同じ状態に戻るという期待を本人に押しつけず、徐々に社会復帰していけるよう、焦らずに見守ってください。時々は家族が主治医や心理職と連絡をとり、現状の報告や注意点の確認などをするといいでしょう。

自殺を防ぐ 146頁

## 回復期は自殺に注意

回復期になると少しずつ元気になります

↓

試しに仕事を少し始めたりしますが、まだ思ったようにできないものです

↓

そんな自分に対して「やっぱり自分はダメだ」と思ってしまいます

↓

家族もせっかく治ってきたのに……と残念がります

↓

期待に応えられない自分を責めて、自殺を考えてしまいます

**回復期には、症状のゆり戻しがくるもの、**
**ゆっくり、あせらず、見守り続けましょう**

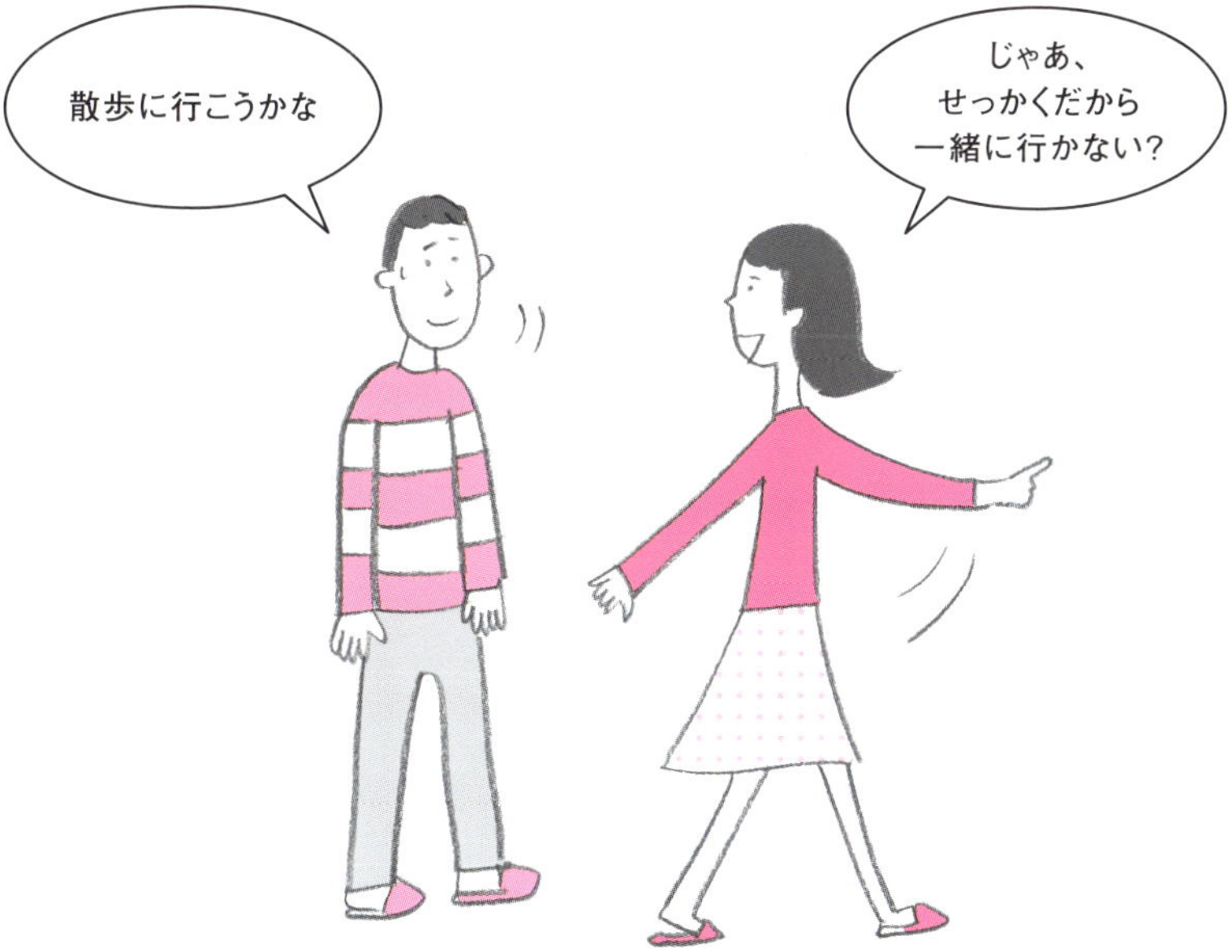
散歩に行こうかな
じゃあ、
せっかくだから
一緒に行かない?

**出かけるときは、一緒に行きましょう。**
**もしイヤだと言われたら、無理強いしてはいけません。**

# 「治りたい」と思わない患者

## 家族は「治らないほうが楽だ」などと本人に思わせてはなりません

### 「病気でいるほうが甘えられる」という心理

うつ病は苦しいものです。その苦しさから抜け出すために、誰もが「治りたい」と思うはずです。そして、その「治りたい」と思う気持ちこそが、回復に向かわせるのです。

ところが、「治りたい」と思わなくなってしまうケースが時折見られます。やや回復して、そのまま落ち着いている小康状態の頃に、家族から必要以上に甘やかされるなどすると、「健康な自分」というものを忘れてしまい、そこに安住する気持ちが芽生えてしまうのです。この気持ちが定着すると、実際に病気は治りにくくなります。

これは特に、新型のうつ病に多く見られます。うつ病の発症原因を自分の内側に認めず、環境や他者のせいにすることで、自分の「甘え」と正面から向き合わない人が多いせいでしょう。「治りたい」というモチベーション（動機）が働かず、投薬も支持療法的なカウンセリングもあまり効果が出ません。また、「自分はうつ病なのだから、仕事に行けないのは仕方がない」といった思考パターンに陥《おちい》るケースもあります。

### 再発を繰り返し慢性化すると治りにくくなる

新型うつだけではなく、従来型のうつ病でも、再発を繰り返し慢性化してしまうと、あきらめも入り交じるのか、同じような傾向が表われます。

いずれにしても、うつ病から回復するのに必要なのは本人の自覚です。医師や心理職や家族がいくら努力しても、本人が病気と向き合い、「治りたい」と心から思わなければ、本当に回復することは不可能です。家族や身近な人の協力や支えは大切ですが、最終的には本人がうつ病とどう向き合えるかが問われるのです。

## 「治りたくない」と思わせないために

### ✕ 一日中寝ているのをずっと放っておく

症状が最も重い時期はそれでいいのですが、回復しかけたら、規則正しい生活をできるようにします。

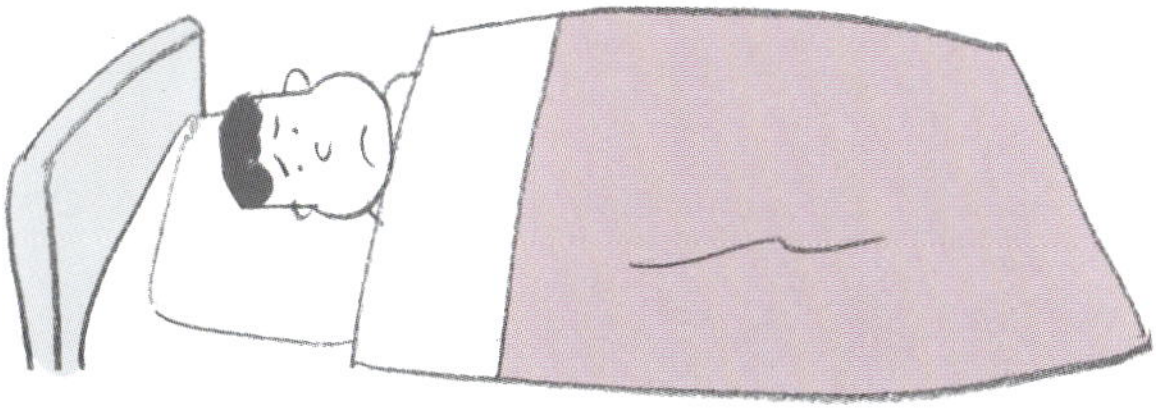

### ✕ 本人の不機嫌を、腫れ物に触るように扱う

本人の機嫌を損ねないように家族が気兼ねばかりしていると、その状況に甘えるようになってしまいます

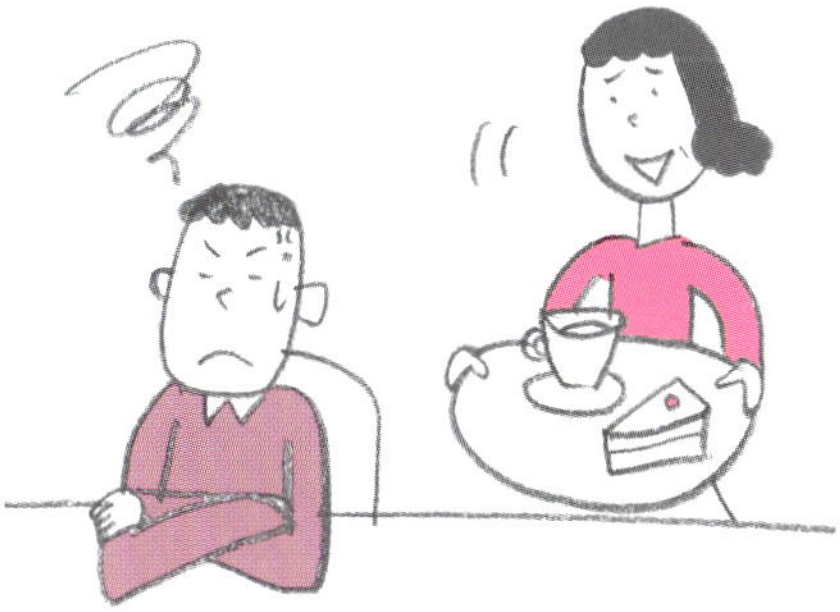

**うつ病は、治るものではなく、治すものです。
最終的には本人の自覚次第、
本気で「治したい」と思わなければ、決して治りません**

# 社会復帰をする前に

## 会社でも学校でも、社会にもう一度出ていく前には周到な準備が必要です

### 「家事」で家庭内リハビリをしてから

休学・休職の期間は、最低でも3か月はとりましょう。平均で半年間と考えてください。時期尚早な社会復帰は、再燃・再発の確率が高くなります。

家の中では普通に見えるようになったとしても、それで社会復帰できると考えてはいけません。治りかけの人にとって、家の中は安全地帯でも、外は地雷原のようなものです。ちょっとしたきっかけで落ち込んだかと思うと、急に躁状態になるなど、感情の起伏が激しくなることも珍しくありません。

学校や会社などに戻る前に、家で十分にリハビリをしましょう。最も手軽なのは「家事」です。やってもらうのではなく、一緒にするといいでしょう。皿を洗う、洗濯物をたたむなど、やりながら会話をし、上手にできたら必ずほめてください。

家事ができるようになったら、試しに電車に乗ってみる、会社の前まで行ってみるなど、少しずつ行動範囲を広げていきます。できないことを無理にさせず、できることを、できる範囲でやらせることが大切です。

### 復帰の際は臨床心理士のサポートを得て

復帰のタイミングについては、状態が良くなったり悪くなったりの「波」がなくなっているか、論理的でスムーズな会話ができるようになったかなど、冷静に見て判断してください。

会社に復帰する際は、心理職やソーシャルワーカーと会社の人（上司や人事担当者）と本人とで会って、無理のない復帰計画を練ることが大切です。

前の会社を辞めていて新しい職場を探す場合は、焦ると回復が遅くなるので、家族も本人もゆったり構えてください。

## 社会復帰の前に知っておきたいこと

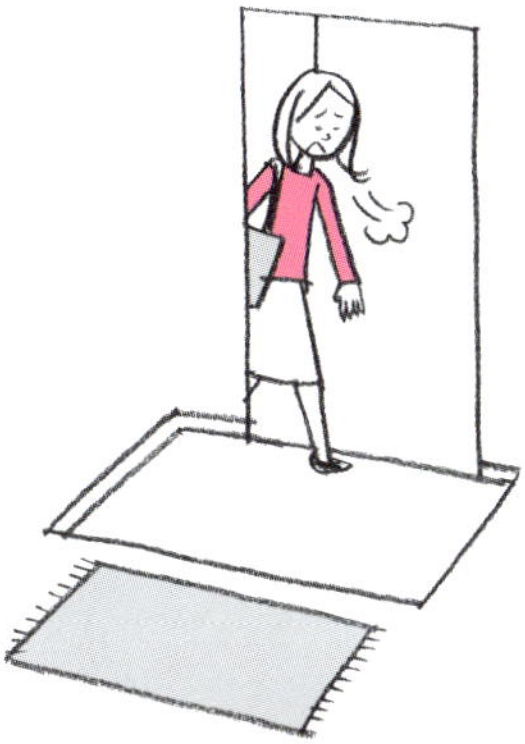

回復したように見えても、疲れやすさは残っているものです。疲れがたまってきたら要注意。不眠になったら、さらに注意しましょう。

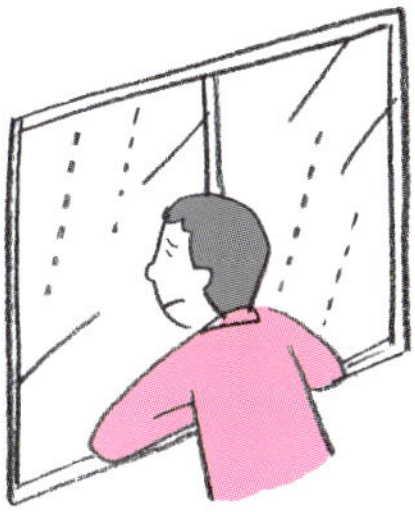

何をすると具合が悪くなるか注意して、そのパターンを把握しておきましょう。天気が悪いと調子を崩す人もいます。

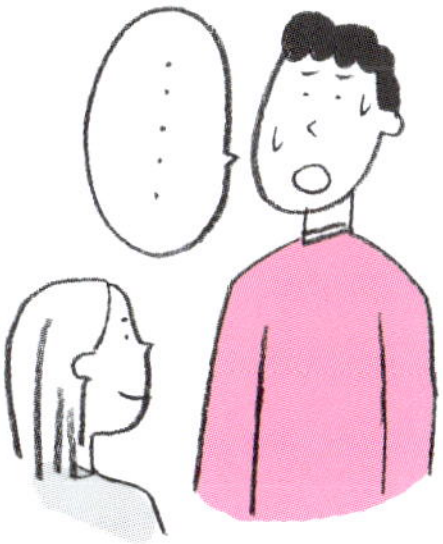

突然、言葉が出なくなったり、情緒不安定になったりしたら、危険信号。まだ復帰を検討する段階ではありません。

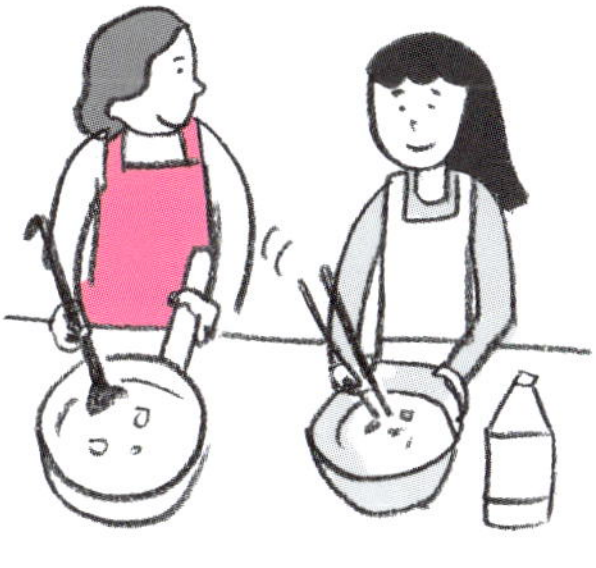

一緒に家事をやると、本人の調子がわかります。会話をしながら、手順どおりに的確にやっているかどうか見てあげましょう。

# 回復期には一緒に「活動日誌」を

「行動」と「気分」の関係を客観的に見る訓練をしてみましょう

## 職場復帰のための「認知行動療法」

休養と服薬によって症状が収まったら、職場復帰の前に認知行動療法を受けるといいでしょう。そうしないと、復職しても、仕事や人間関係のストレスによって再発してしまう可能性が高いからです。

最近は医療機関や専門相談機関などが「職場復帰支援サービス」を提供するようになり、そのサービスの中に認知行動療法が含まれる場合も増えました。回復が進んで職場復帰を視野に入れ始めたら、そういう機関に相談してみましょう。

けれども、そのようなサービスを受けられない人もいるでしょう。そういう場合は、家族が協力して社会復帰の準備を進める必要があります。ストレスを受けても再発しにくいように、素人にもできる初歩の認知行動療法をやってみましょう。

## 「活動日記」をつけてみる

そのために有効なのが、「活動日誌」（WAS）です。1時間ごとに区切られたタイムテーブル表に、活動とその時の気分を、本人が記録します（左頁）。

これに記入することで、自分の行動と気分を振り返ることができます。うつ病の人は快適な気分や達成感を記憶から追いやり、否定的な感情だけを記憶に残しがちです。それを防ぎ、快適さや達成感を増すには何をすればいいのかに気づかせることが、活動日誌の目的です。否定的な「自動思考」について、その妥当性を考える材料にもなるでしょう。

本来は、プロの心理職の指導を受けて行なうことが望ましいのですが、自分でやることも可能です。家族も協力すると、続けやすくなるはずです。

巻末の「活動日誌」シートを利用してください。

認知行動療法 102頁　自動思考 104頁　「活動日誌」シート 194頁

## 活動日誌（WAS＝The Weekly Activity Schedule）

| | 日曜 | 月曜 | 火曜 |
|---|---|---|---|
| 7〜8時 | | 起床・シャワー<br>快適さ：0<br>達成感：3 | 快適さ：<br>達成感： |
| 8〜9時 | 起床・シャワー<br>快適さ：0<br>達成感：3 | 自分と家族の朝食<br>快適さ：1<br>達成感：3 | 快適さ：<br>達成感： |
| 9〜10時 | 自分と家族の朝食<br>快適さ：1<br>達成感：3 | 買い物に行く<br>快適さ：2<br>達成感：5 | 快適さ：<br>達成感： |
| 10〜11時 | 教会へ行く<br>快適さ：2<br>達成感：2 | 快適さ：<br>達成感： | 快適さ：<br>達成感： |

※詳しい使い方は193頁参照

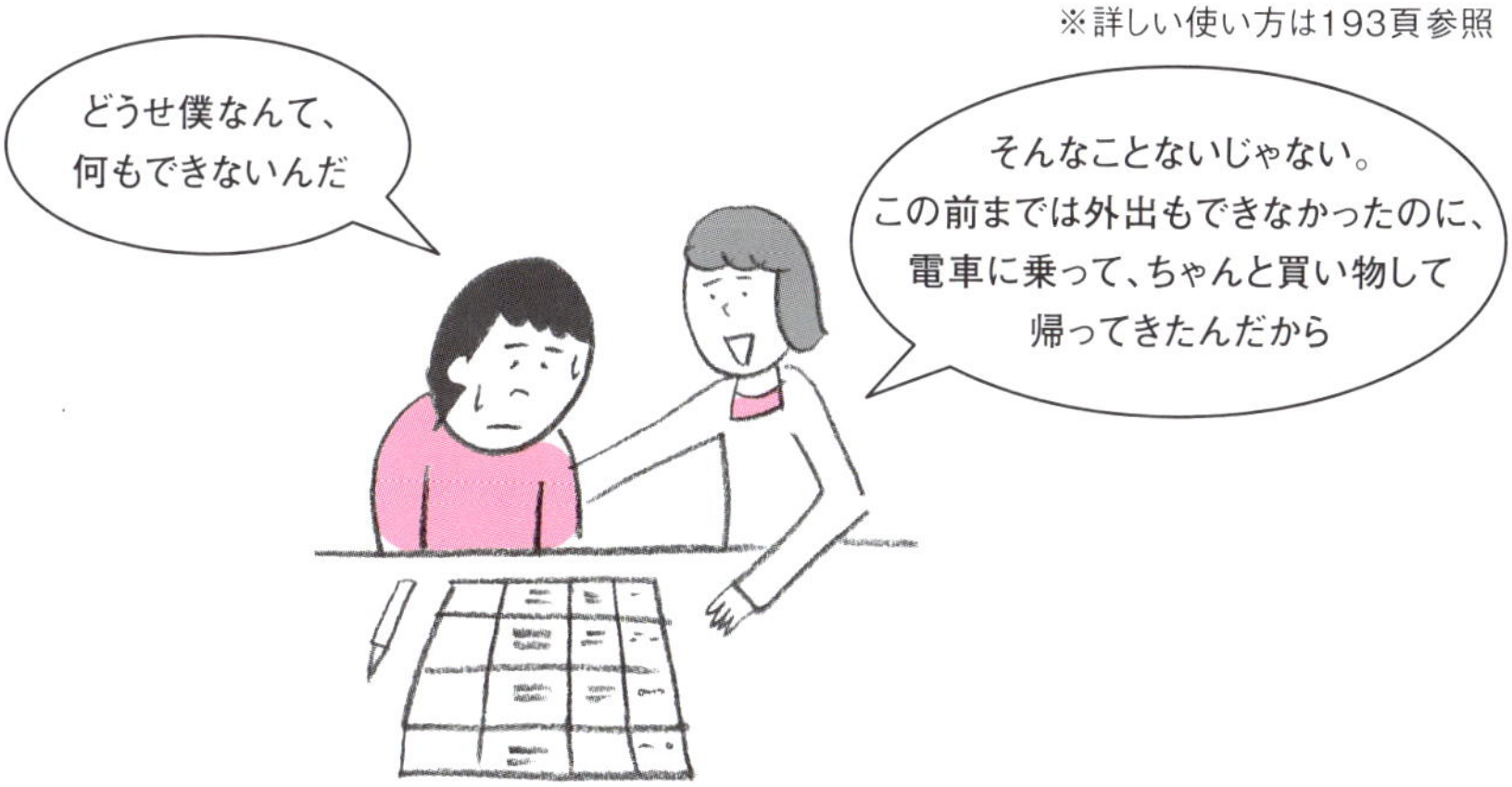
どうせ僕なんて、
何もできないんだ
そんなことないじゃない。
この前までは外出もできなかったのに、
電車に乗って、ちゃんと買い物して
帰ってきたんだから

「気分が悪いと何もできない」という自動思考に囚われている人も、「気分が悪くてもできることはある」「何かをやり始めると気分が変わることもある」という事実に気づくことがあります。

# 職場復帰のタイミングと準備

復帰の見極めも、復帰のための準備も、専門家と連携して周到にやりましょう

## 職場はリハビリの場ではない

回復が進み、家事も含めた日常生活が普通にできるようになったとしても、すぐに職場に復帰すべきではありません。本人や家族がそろそろ会社に戻れそうだと思っても、実際は難しいのです。例えば簡単なルーティンワークはこなせても、会議で発言を求められるなど高度な思考作業が必要なときに適切な対応ができないことがあるからです。すると、それが原因で再び抑うつ状態になってしまいます。

とりあえず復職し、時短出勤から始め、様子を見ながら段階的に普通の勤務に戻す、という方法は勧められません。学校は別ですが、職場はリハビリテーションの場ではないことを心得ておきましょう。

職場復帰のタイミングについては、最終的には専門家の判断を仰いでください。

## 「リワーク支援」プログラムを活用する

各都道府県に設置された「地域障害者職業センター」には、「リワーク支援」と呼ばれる無料の職場復帰支援プログラムがあり、本人・主治医・雇用事業主の合意があれば受けられます。

リワーク支援では、担当職員が、本人、主治医、会社（人事担当者、産業医、上長など）と連携をとり、復帰までに必要な課題（勤務時間や業務内容、異動の必要性などの検討、職業訓練、治療的な配慮等）を細かく詰めていきます。そして実際にセンターの中で作業訓練を行ない、その評価に基づいて復職に備えます。

復帰準備について会社側に向けた指針としては、厚生労働省が「職場への復帰に関するガイドライン」を策定していますが、大企業でなければ制度を整えるのは難しいのが現状です。

地域障害者職業センター 202頁

## 職場復帰を決めるポイント

- □ 1日8時間、週5日間活動できるか?
- □ 疲れても、翌日には回復しているか?
- □ 会社の定時の通勤ができるか?
- □ 最低90分間の連続集中作業ができるか?

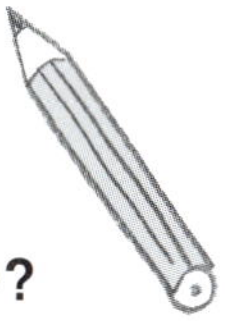

## リワーク支援

### 基礎評価の実施

**本人に**
面接・調査などを通じて、体調・気分の状態、復帰への課題などを把握する。

**雇用事業主に**
事業所の状況を分析し、職務内容・労働条件・職場内の理解促進などについて助言する。

**主治医に**
休職者の病状に応じた支援方法について把握する。

↓

### 「職場復帰支援計画」の策定

基礎評価の結果と主治医の意見などを踏まえ、支援内容・期間、協力機関などの連携などを含む、具体的な支援計画を策定する。

↓

### センター内支援の実施

休職者がセンターに通い、作業体験をする。体調などを確認しながら、体力の向上・作業遂行に必要な持続力養成・対人技能の習得などを目指す。

↓

### リハビリ出勤支援の実施

復職予定の職場で作業体験をし、ウォーミングアップを図る(正式な出勤ではないため、作業内容の指揮命令は会社からではなくセンターから受け、給料も出ない)。

＊上記は地域障害者職業センターによるものです。
リワークは、一部の医療機関、公共機関、NPO法人でも行なわれています。

# 復帰後に注意してほしいこと

「再発」には十分に注意してください

社会復帰した直後の数週間は、家族などが注意深く本人を見ている必要があります。変調に気づいたら、無理をさせず休ませ、早めに専門家に相談してください。復帰前の段階で、あらかじめ復帰後の診察や面談の予定を入れておくといいでしょう。

## 定期的に専門家の診察と上長との面談を

復帰後の3か月までは月に1回、その後は1年が経過するまでに2、3回は、医師か心理職と面談することが理想です。

上長や担任とも、定期面談をするといいでしょう。復帰後の1か月は毎週1回、その後3か月までは毎月1回、短時間でいいので、時間をとってください。

本人が常に「再燃・再発のリスク」を意識しつつ、必要なときは自ら専門家の手を借りる必要性を自覚していることがベストです。

## 復帰後早々に挫折するパターン

元の職場や学校に戻り、以前と同じ生活を取り戻した本人を見れば、家族や身近な人は肩の重荷を下ろしたような思いになるでしょう。けれども本人も家族も、うつ病が再び表われることを覚悟していてください。

状態が再び悪化するパターンは、復帰後比較的短い期間内に起こります。

職場やクラスに戻ったとき、自分の行動や周囲の対応が「以前と同じではない」と感じることがあります。すると、復帰の喜びが大きければ大きいほど挫折感に苛《さいな》まれ、再び抑うつ状態に陥るのです。

その際、すぐに医師や心理職に相談すればいいのですが、本人は「早くも挫折してしまった」ことを認めるのがつらく、なかなか言い出せません。家族も復帰した安堵感に浸っていて、気づきが遅れがちです。

再燃と再発の違い 17頁

## 回復してもアップダウンは続く

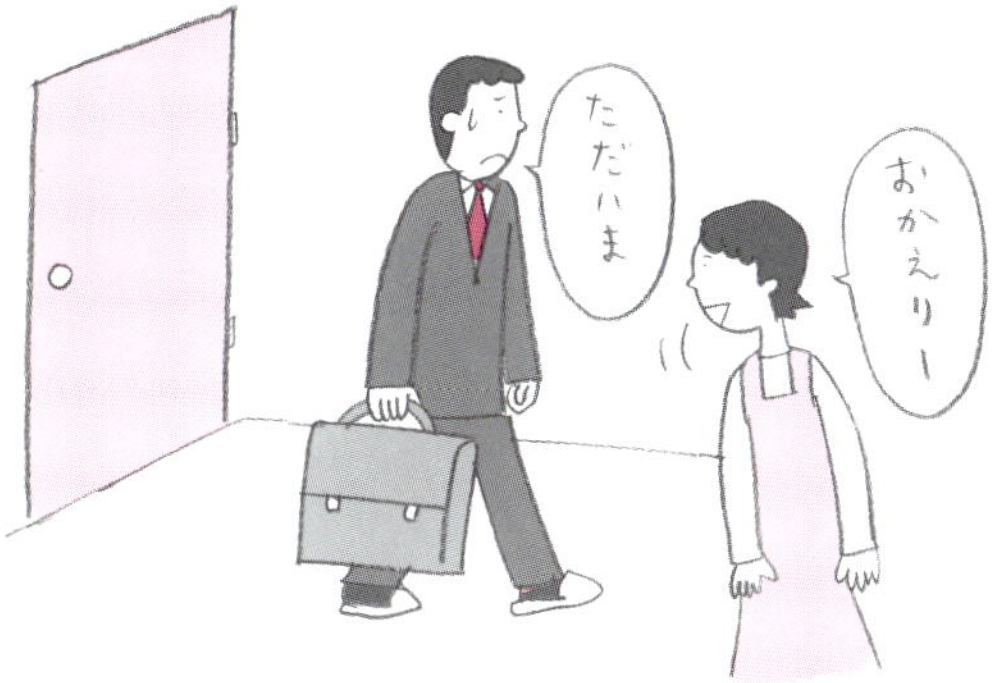


回復したように見えても、調子のアップダウンは続きます。復職した1週間後、1か月後、3か月後、半年後がポイントです。不安定になりがちな節目なので、抑うつ状態のサインがないかよく見てください。サインを認めたくないという意識が働きがちですが、あくまでも冷静に。

## 復帰初日のケア

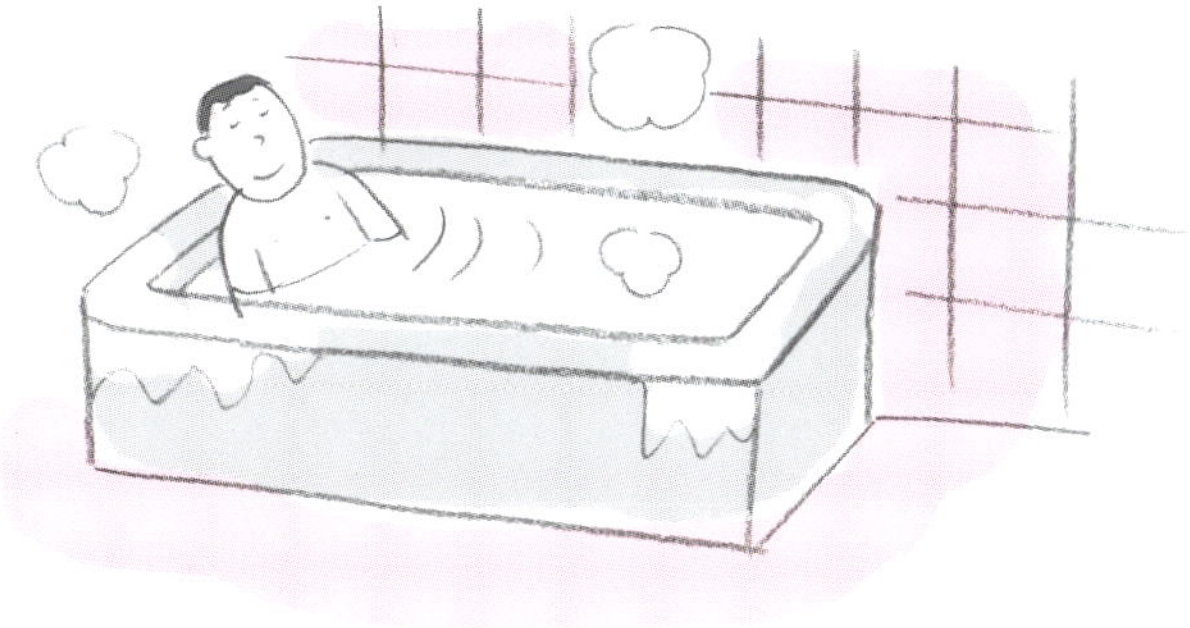

疲労困憊して帰宅するはずですから、いたわり、ねぎらいましょう。入浴してリラックスした後は早めに就寝して、夜のうちに明日のためのエネルギーをチャージさせます。翌朝はぎりぎりまで寝ていることが多いので、さっと食べられるものを用意しておきましょう。

# 元の場所に「復帰しない」という選択肢

「社会復帰」の「社会」が、必ずしも前にいた場所とは限りません

## 心がもろく疲れやすくなっている

うつ病の治療の目的は、症状を改善させて、本人が元のとおり学校や会社に行けるようになる、つまり「社会復帰」の手助けをすることだと言われます。この社会復帰という言葉には、発症前の状態に戻ることが最善であるようなニュアンスが感じられます。けれども、うつ病を発症した時と同じ環境に戻ることが、果たして最善かどうかは、冷静に検討する必要があります。

うつ病になった人は、健常者が想像する以上に心に深いダメージを負い、もろく、疲れやすくなっているものです。同じ環境に戻った途端に、状態が悪化したり、再燃・再発したりするケースが少なくありません。

本人が「同じ所で働きたい」と強く希望すれば、専門家はそれに沿った社会復帰のプログラムを作ります。家族や周囲の人たちも、復帰しやすい環境を整え、万全のサポートをすべきでしょう。けれども、それがベストな選択かどうか、一歩引いて考えてみてください。

## 別の道は人それぞれだが、家族の協力は必要

もちろん、戻っても大丈夫であればそれに越したことはありません。うつ病になった人は、「新しい環境」よりも、慣れた場所のほうが過ごしやすいからです。

それでも、あえて「戻らない」「新しい環境でリスタートしてみる」という選択肢も考えてみましょう。

社会復帰の真の意味は、必ずしも元いた場所に戻ることではなく、日々の生活に小さくても幸せを感じながら、一人の社会人として、自立して生きていけるようになることではないでしょうか。それは転職かもしれないし、退職して家事に専念することかもしれません。ベストな選択肢は、人によって違います。ただ、いずれにせよ、家族や身近な人の協力は欠かせません。

## 「社会復帰」の意味

**本人が、自分らしく、生き生きと社会生活を営めるようになること**

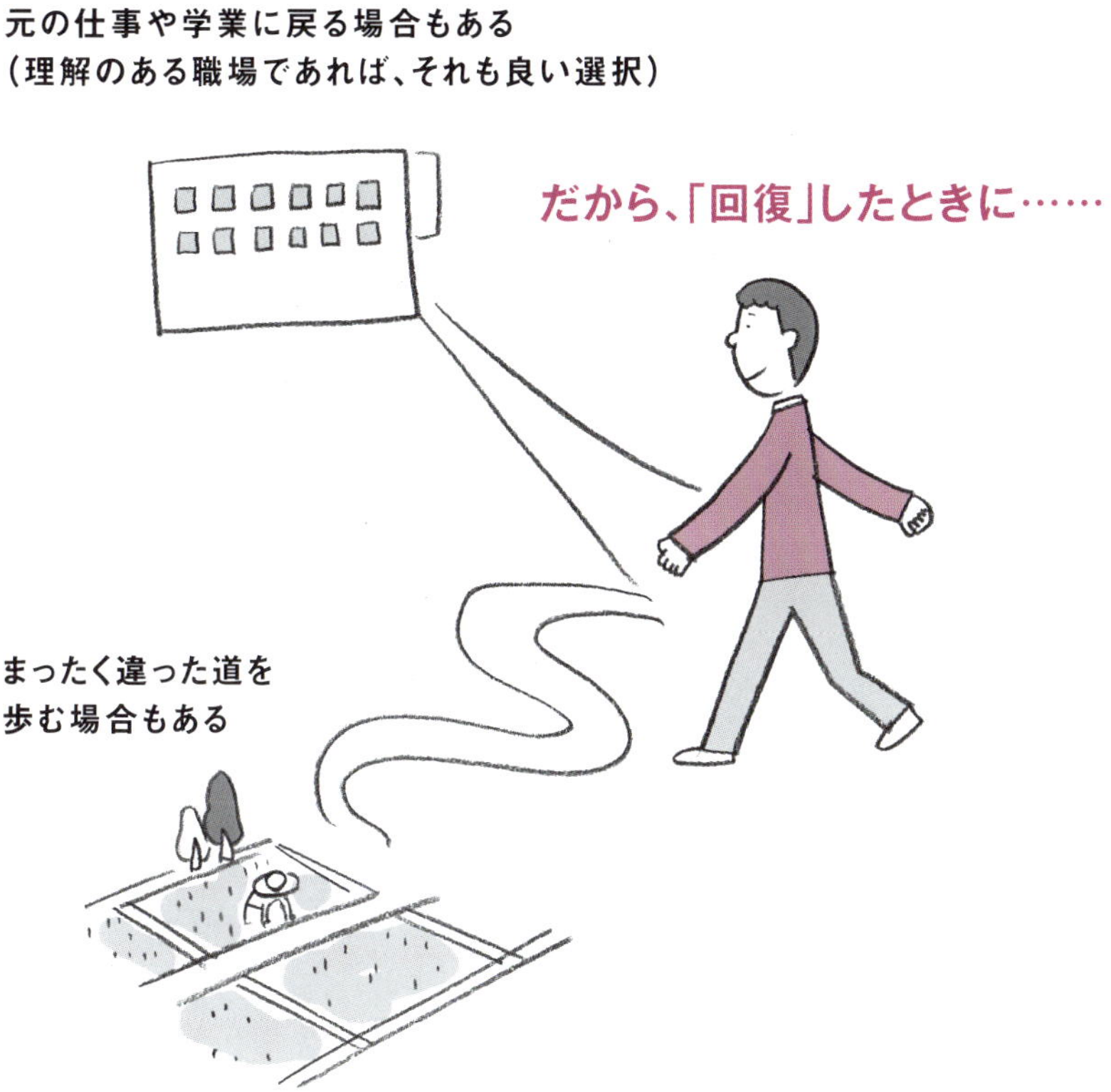
元の仕事や学業に戻る場合もある
(理解のある職場であれば、それも良い選択)
だから、「回復」したときに……
まったく違った道を
歩む場合もある

### 「本来の自分に戻る」ことがうつ病からの「回復」

うつ病からの回復とは、元の生活に戻ることではなく、本来の自分らしい自分に返ることです。例えば自殺を考えているときはその人本来の姿ではなく、自殺を考えるに至った認知の歪みなどがなくなった状態を「治った」と解釈します。

# 再発への心構えをしておく

## 再燃・再発を未然に防ぐために、チェックポイントを知っておきましょう

### うつ病の再燃・再発率は8割

うつ病から回復して、少しずつ社会復帰できるようになってくると、今までのつらさはなんだったのだろうと思えるほど気分が良くなってきます。ただし、それがずっと続くとは限りません。うつ病は「再燃・再発」の可能性が高いことを覚えておいてください。

アメリカのある調査によると、うつ病の再発率は80パーセントにも上ります。しかも、一度でも再燃・再発すると、その後数回にわたって再燃・再発を繰り返す確率が高くなります。

再燃・再発が起こりやすいのは、回復後に社会復帰を少しずつ始めた時期です。この頃は、自分ではできると思っていたことや以前は普通にできていたことが実際にはなかなかできないという事実に直面しがちです。また、以前と同じように仕事や家事などができることを周囲が期待するので、それに応えようと無理をすることもあります。そのため、ストレスがたまって抑うつ状態に戻ってしまうのです。

また、社会復帰後から数か月経過して順調に過ごせるようになってきた頃も、服薬を勝手に中止してしまうことで、再燃・再発が多くなる時期です。

### 再燃・再発を防ぐためには見守りが必要

回復後の再燃・再発を防ぐには、家族や身近な人たちの協力が欠かせません。

社会復帰直後から一年後ぐらいまでは、本人の様子を注意深く見守る必要があります。そして、少し具合が悪くなってきたと思ったらすぐに病院へ行き、医師や心理職に相談してください。

自己判断で服薬を中止しているようなら、医師の指示どおりに薬を飲むこともアドバイスしましょう。

再燃と再発の違い 17頁

## 再発予防のためのチェックポイント

- □ 以前と同じ仕事を無理にやろうとしていないか

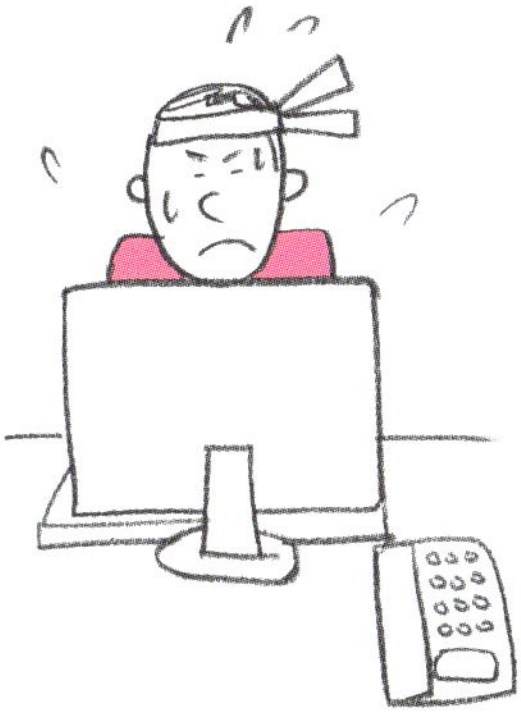

- □ 疲れているのに元気なふりをしていないか

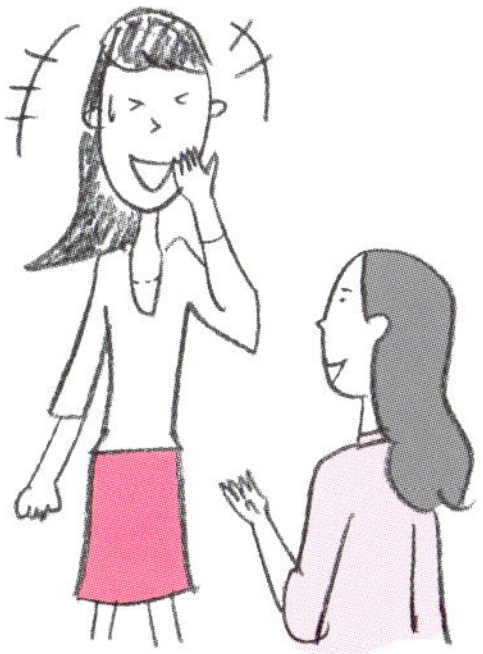

- □ 服薬を自分で勝手に中止していないか

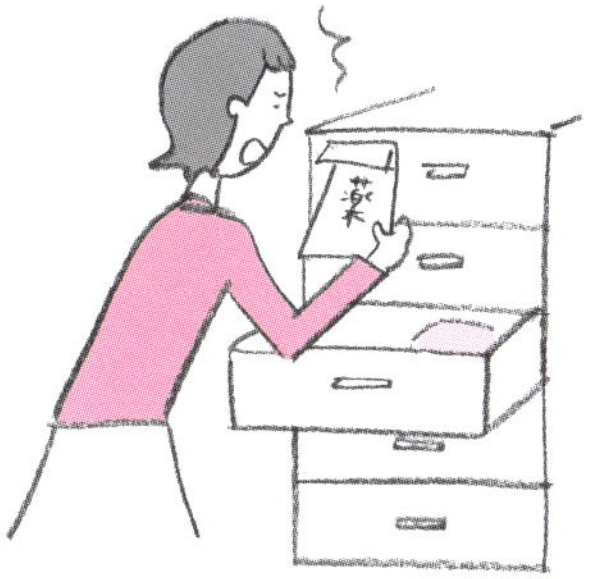


- □ まだ思うように仕事ができないことを苦にしていないか

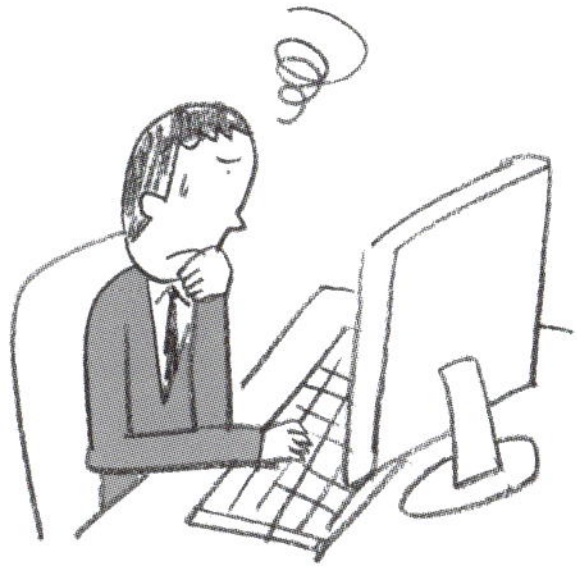

### “躁”が入っていた場合は特に注意

実際には「双極性障害Ⅱ型」（41頁参照）だったにもかかわらず、「うつ病」と誤診されて治療を続けてきた人が少なくありません。その場合は特に再燃・再発を起こしやすいため、闘病中に軽くても躁状態が見られた場合は、よくよく注意することが必要です。

# ストレスをためない練習

再燃・再発を防ぐ有効な方法は、ストレスをためない方法を会得することです

## ストレスを作るのは「状況」ではなく「捉え方」

無事に社会復帰できた後は、ストレスをためないように生活する必要があります。

それには、働きすぎないこと、ちゃんと食べて、しっかり寝ることなども必要ですが、物事の受け止め方や考え方に気をつけることも大きなポイントです。

同じ状況にあっても、ストレスを感じる人と感じない人がいます。それは、状況がストレスを作るのではなく、その人がその状況をどう捉えるかという「認知」の仕方がストレスを作るからです。

極端な例ですが、警官が立っているのを見たとき、どう感じるでしょうか？　これから泥棒に入ろうとしている人なら嫌な気がしますが、道に迷っている人ならホッとするでしょう。このように、同じ状況に置かれても、捉え方によって出てくる感情は違うのです。

## ストレスをためないために、考え方を変える

ストレスをためない考え方をするには少しの練習が必要ですが、そのノウハウを習得しましょう。

まず、自分の捉え方が必ずしも正しくないことを覚えておくことです。例えば、朝、家の近所で会って挨拶した相手に無視されたとき、「嫌われている」としか考えられなければ、それは心が硬くなっている証拠です。「嫌われているのかもしれないが、自分の声が聞こえなかっただけかもしれないし、心配事があって自分が目に入らなかったのかもしれない。もしかすると、挨拶を返してくれたのに、自分が聞こえなかっただけかもしれない」と、柔軟に考えてみましょう。そして、翌朝、もう一度大きな声で挨拶してみるのです。それで相手が挨拶を返してきた場合、それを記憶にとどめておくことが大切です。

## 心を柔軟にする

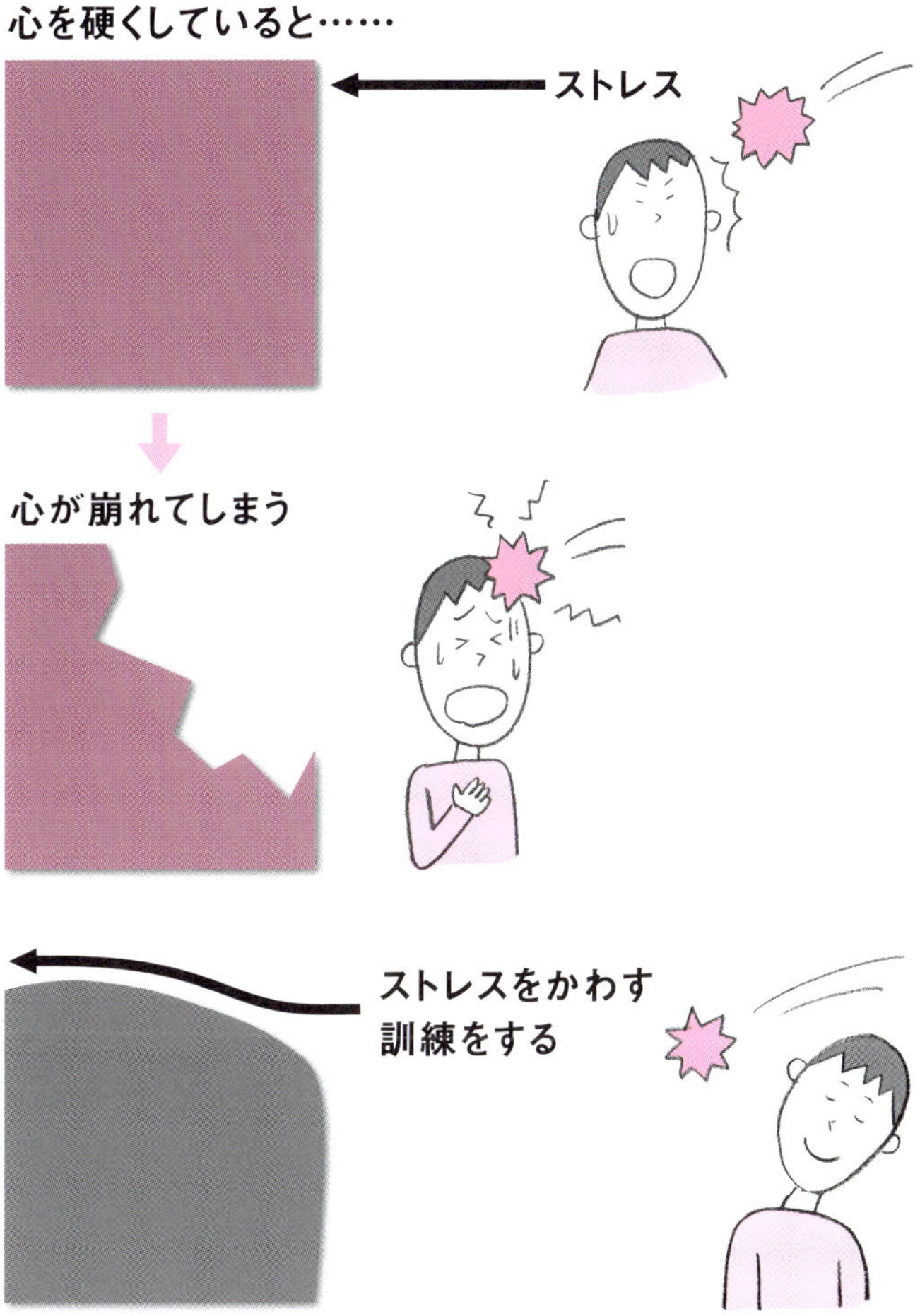
心を硬くしていると……
ストレス
心が崩れてしまう
ストレスをかわす
訓練をする

気晴らしをすること

悪い出来事に遭遇しても、考え込まないこと

否定的な考えを反芻《はんすう》しないこと（考え込まないこと）

自分を受け入れること

# 本人を「信頼すること」も大切

信頼は人を強くし、プレッシャーに負けない精神力を作ります

## 人間はもともと強くてしなやか

人間には、もともと「治癒力」が備わっています。切り傷を作ったとき、浅ければ放っておいても自然に治ることからもそれはわかります。

心も同じです。抑うつ状態になっても、たいていは時間が経てば元に戻ります。実際、うつ病と診断されたにもかかわらず、自分だけの力で治った人もいます。

切り傷でも深ければ手当てが必要なように、心の病も深刻になれば周囲のバイオ・サイコ・ソーシャルの助けが必要ですが、最終的にうつ病を克服するのは、本人以外にありません。ですから、周りの人は、「なんとかサポートしなくては」と思い詰めるのでなく、「きっと回復してくれるはずだ」という信頼を忘れないことです。人間はもともと強くてしなやかな面を持っていることを覚えておいてください。

## 本来の強さを信頼しよう

うつ病になりやすい人というのは、本来は心身のバランスをとる術がありながら、何らかの理由でバランスを崩してしまっただけとも言えます。過度な期待で追い詰めてはいけませんが、「あなたを信じている」という気持ちを上手に伝えることは、本人の自律的回復を促すことにつながります。

うつ病から回復した本人は、社会への見方が変わり、ある意味で生まれ変わったような気持ちになっているかもしれません。生まれ変わった新しい人として、信頼してあげてください。家族や周囲から信頼されているという確信があれば、人は少しぐらいのプレッシャーには負けません。またダメになるかもしれないと気遣うことも大切ですが、それが不信感につながってしまっては、本人にも悪影響を与えます。

人間はもともと
強いもの

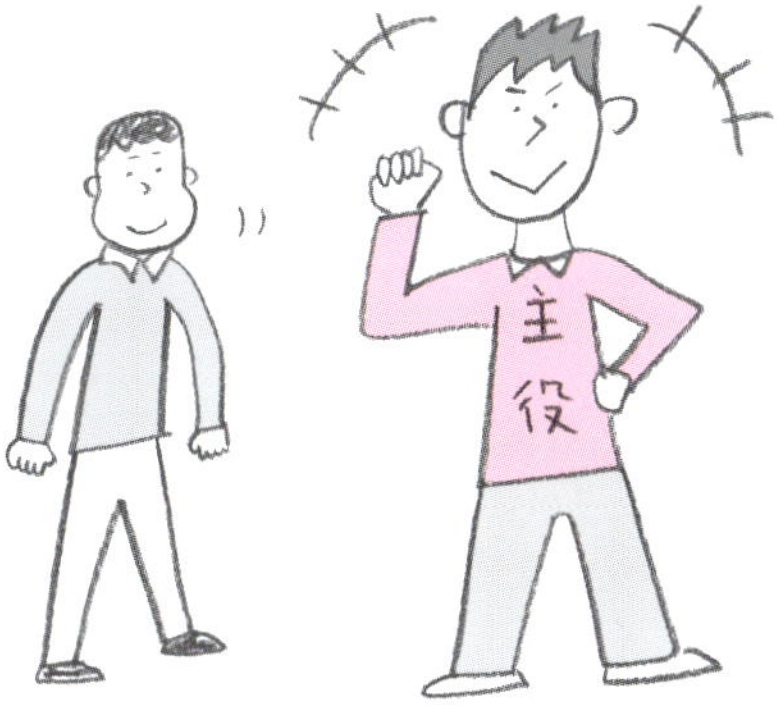


でも、
弱いところも
あります

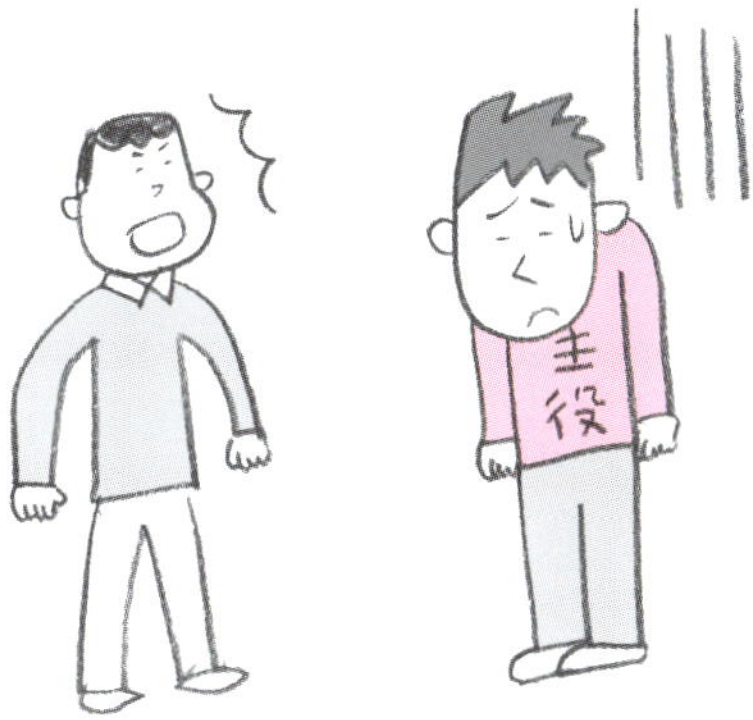


「信頼」されている
という思いは、
人を強くします

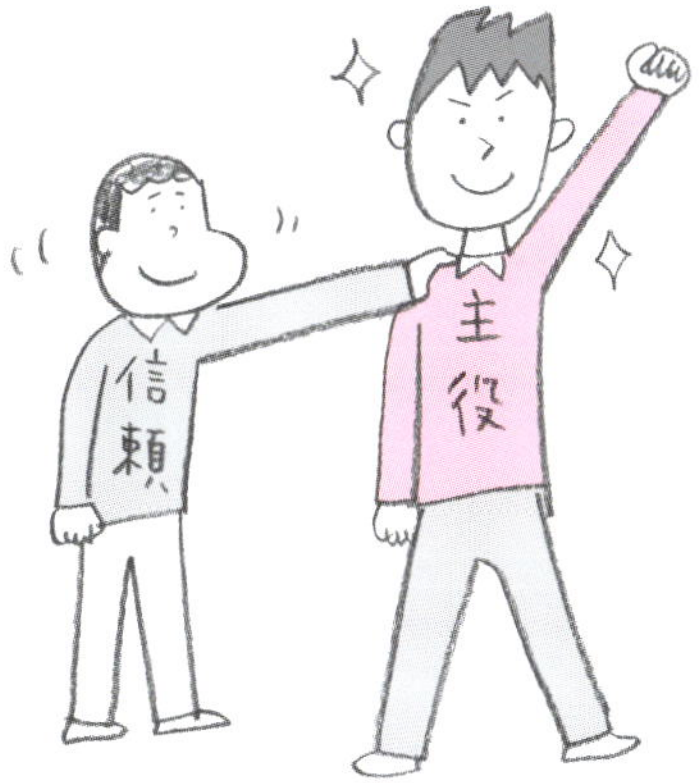

# 家族も一緒に、静かに闘う

闘病のただなかにあるときも、回復後も、家族は寄り添っていてください

## 「勇気」と「希望」を捨てないで回復を待つ

現代社会では、誰でもうつ病になる可能性がありま す。ですから、本人も家族も、発症したことを恥じたり後ろめたく思ったりする必要はありません。このことを、ぜひ肝に銘じておいてください。

そして、「うつ病と向き合う勇気」と、「きっと回復するという希望」を捨てないことです。それにはある程度の忍耐が伴いますが、「本人と一緒に闘う」気持ちが芽生えれば、回復の確率は飛躍的に高まります。「闘う」と言っても、勇ましさを要求しているわけではありません。必要なのは、偏見に負けず、焦りに屈せず、絶望に身を委ねない気構えです。

本人と一定の距離を保ちながらも常に愛情を注ぎ、うつ病を冷静に見つめながら、回復に向かえるように日々をサポートしてください。

## 一生つきあうつもりで

うつ病を一度発症すると、回復した後でも気分の上下があるもので、完璧に治るものではありません。うつ病は本人の「一部」になっていると考えてもいいでしょう。ただ、それはあくまでも一部であり、「全部」ではありません。少しぐらい調子が悪くても、それがその人なのだと、ありのままを受け入れてください。

うつ病の人に限らず、人間は誰でも、ほどよい距離を保ちながら、場と時間を共有してくれる人が必要です。そういう人がいれば、うつ病を抱えて生きる人も気持ちが楽になります。

家族がうつ病になったら、一生つきあうつもりで、静かに闘い続けてください。それは苦労が伴うことかもしれませんが、不幸なことではありません。そこには何らかの意味や意義が必ずあるはずです。

## 希望を持つ

あきらめない

偏見に負けない

絶望しない

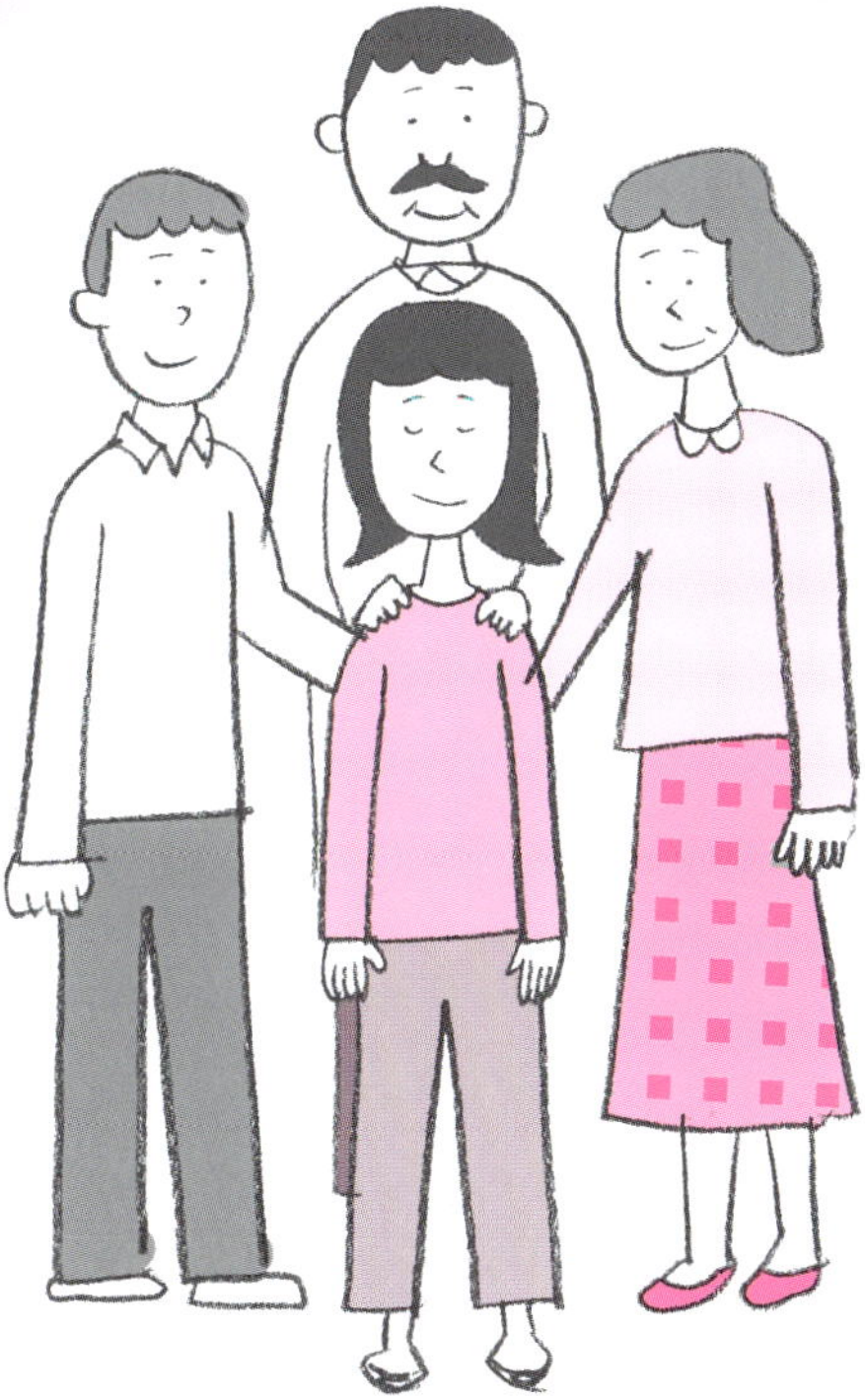

疲れ果てない

逃げない
(ときどきは逃げていい)

見捨てない

# 家族の考え方が変わってくる

うつ病が治った人の中には、「うつ病で会社を休まなければ、こんなに自分を振り返る機会はなかったし、自分の内面に気づくこともなかった。結果としては、うつ病になったことで人生を見直すことができた」と語る人が少なくありません。

同じように家族のなかにも、うつ病が治ってよかったという喜びと同時に、家族のあり方を改めて考えるきっかけになったと捉えている人がいます。

うつ病になったことで、今までの無理をさせている毎日に気づいたり、仕事一筋や家事一筋という生活パターンについて考えさせられたり、家族間のコミュニケーションの大切さに気づいたりしたと言うのです。また、稀薄になりつつあった家族の絆が、闘病を通して強くなったという人もいます。

そう考えると、うつ病は家族の関係やあり方を再検討させてくれる契機になるとも言えます。うつ病になったことを悲観するだけではなく、家族や社会の関係を考えるためのきっかけだと、ポジティブに受けとめてみましょう。

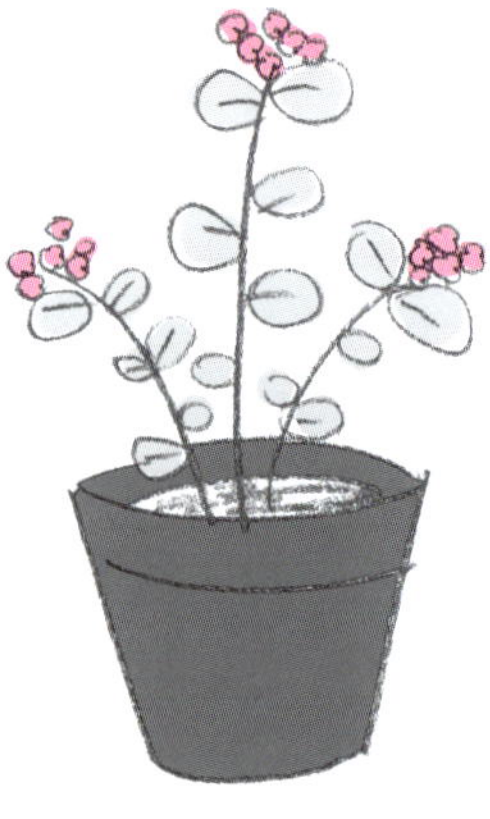

# 「活動日誌」シートの使い方

◎194〜195ページの「活動日誌」は、回復期に入り職場復帰が近くなった人が、復帰後の再発を防ぐために、認知行動療法の一環として使用するものです（176ページ参照）。

◎急性期の人には「休養・服用」が“課題”ですが、回復期に入り症状が落ち着いた人には「自分の考え方や物事の捉え方を見直すこと」が“課題”となります。

◎この表は、その課題に取り組むための一助となります。

**空欄に、その時間にやった行動を記入**してください。1日が終わってからでは忘れてしまうので、そのつど書き込みましょう。

**「達成度」と「快適度」は、1から5の評価**を入れてください。

「達成度」は、その行動がどのぐらい困難だったかを目安にします。つまり、ほとんど労力を要しなければ1、普通の労力でできた場合は3、かなり困難だった場合は5とします。うつの症状があると、ただコンビニに行って買い物をするだけでも、5ぐらいに感じるものです。

「快適度」は、その行動がどのぐらい快適だったかを目安にします。つまり、全然快適さを感じなければ1、非常に快適だった場合は5とします。

自分の活動を振り返ってみれば、どう行動し、何を達成したのかを客観的に見ることができます。うつ病の症状が残っていると、「自分は何もできていない」と思いがちですが、そうではないことがわかるのです。

**注意!**

使用するタイミングを間違えないことが重要です。まだ回復が十分でない時期に始めると、逆効果になることがあるからです。

家族は強制的にさせるのではなく、軽く応援するというスタンスが必要です。また、人によってはこの方法が合わない場合もありますので、その見極めも必要です。

| | 月　　日(水曜日) | 月　　日(木曜日) | 月　　日(金曜日) | 月　　日(土曜日) |
|---|---|---|---|---|
| | 達成度：<br>快適度： | 達成度：<br>快適度： | 達成度：<br>快適度： | 達成度：<br>快適度： |
| | 達成度：<br>快適度： | 達成度：<br>快適度： | 達成度：<br>快適度： | 達成度：<br>快適度： |
| | 達成度：<br>快適度： | 達成度：<br>快適度： | 達成度：<br>快適度： | 達成度：<br>快適度： |
| | 達成度：<br>快適度： | 達成度：<br>快適度： | 達成度：<br>快適度： | 達成度：<br>快適度： |
| | 達成度：<br>快適度： | 達成度：<br>快適度： | 達成度：<br>快適度： | 達成度：<br>快適度： |
| | 達成度：<br>快適度： | 達成度：<br>快適度： | 達成度：<br>快適度： | 達成度：<br>快適度： |
| | 達成度：<br>快適度： | 達成度：<br>快適度： | 達成度：<br>快適度： | 達成度：<br>快適度： |
| | 達成度：<br>快適度： | 達成度：<br>快適度： | 達成度：<br>快適度： | 達成度：<br>快適度： |
| | 達成度：<br>快適度： | 達成度：<br>快適度： | 達成度：<br>快適度： | 達成度：<br>快適度： |
| | 達成度：<br>快適度： | 達成度：<br>快適度： | 達成度：<br>快適度： | 達成度：<br>快適度： |
| | 達成度：<br>快適度： | 達成度：<br>快適度： | 達成度：<br>快適度： | 達成度：<br>快適度： |
| | 達成度：<br>快適度： | 達成度：<br>快適度： | 達成度：<br>快適度： | 達成度：<br>快適度： |
| | 達成度：<br>快適度： | 達成度：<br>快適度： | 達成度：<br>快適度： | 達成度：<br>快適度： |
| | 達成度：<br>快適度： | 達成度：<br>快適度： | 達成度：<br>快適度： | 達成度：<br>快適度： |
| | 達成度：<br>快適度： | 達成度：<br>快適度： | 達成度：<br>快適度： | 達成度：<br>快適度： |
| | 達成度：<br>快適度： | 達成度：<br>快適度： | 達成度：<br>快適度： | 達成度：<br>快適度： |
| | 達成度：<br>快適度： | 達成度：<br>快適度： | 達成度：<br>快適度： | 達成度：<br>快適度： |
| | 達成度：<br>快適度： | 達成度：<br>快適度： | 達成度：<br>快適度： | 達成度：<br>快適度： |
| | 達成度：<br>快適度： | 達成度：<br>快適度： | 達成度：<br>快適度： | 達成度：<br>快適度： |

## 活動日誌

| 時 間 | 月　日(日曜日) | 月　日(月曜日) | 月　日(火曜日) |
|---|---|---|---|
| 06:00～07:00 | 達成度：<br>快適度： | 達成度：<br>快適度： | 達成度：<br>快適度： |
| 07:00～08:00 | 達成度：<br>快適度： | 達成度：<br>快適度： | 達成度：<br>快適度： |
| 08:00～09:00 | 達成度：<br>快適度： | 達成度：<br>快適度： | 達成度：<br>快適度： |
| 09:00～10:00 | 達成度：<br>快適度： | 達成度：<br>快適度： | 達成度：<br>快適度： |
| 10:00～11:00 | 達成度：<br>快適度： | 達成度：<br>快適度： | 達成度：<br>快適度： |
| 11:00～12:00 | 達成度：<br>快適度： | 達成度：<br>快適度： | 達成度：<br>快適度： |
| 12:00～13:00 | 達成度：<br>快適度： | 達成度：<br>快適度： | 達成度：<br>快適度： |
| 13:00～14:00 | 達成度：<br>快適度： | 達成度：<br>快適度： | 達成度：<br>快適度： |
| 14:00～15:00 | 達成度：<br>快適度： | 達成度：<br>快適度： | 達成度：<br>快適度： |
| 15:00～16:00 | 達成度：<br>快適度： | 達成度：<br>快適度： | 達成度：<br>快適度： |
| 16:00～17:00 | 達成度：<br>快適度： | 達成度：<br>快適度： | 達成度：<br>快適度： |
| 17:00～18:00 | 達成度：<br>快適度： | 達成度：<br>快適度： | 達成度：<br>快適度： |
| 18:00～19:00 | 達成度：<br>快適度： | 達成度：<br>快適度： | 達成度：<br>快適度： |
| 19:00～20:00 | 達成度：<br>快適度： | 達成度：<br>快適度： | 達成度：<br>快適度： |
| 20:00～21:00 | 達成度：<br>快適度： | 達成度：<br>快適度： | 達成度：<br>快適度： |
| 21:00～22:00 | 達成度：<br>快適度： | 達成度：<br>快適度： | 達成度：<br>快適度： |
| 22:00～23:00 | 達成度：<br>快適度： | 達成度：<br>快適度： | 達成度：<br>快適度： |
| 23:00～24:00 | 達成度：<br>快適度： | 達成度：<br>快適度： | 達成度：<br>快適度： |
| 24:00～01:00 | 達成度：<br>快適度： | 達成度：<br>快適度： | 達成度：<br>快適度： |

## 「思考記録表」の使い方

◎197ページの「思考記録表」は、「活動日誌」がつけられるほど回復した人が、活動日誌に慣れた頃に、さらに認知の方法を改善するために使う表です。

◎物事を「不快」に感じる捉え方は、うつ病の症状と関係があります。なぜ、その物事を「不快に感じたのか」を、客観的に、系統立てて見直すことは、認知の歪みを変えていくために必要なことです。

ここでは「不快感」の原因を、3つの認知の歪み（103ページ参照）に当てはめてみます。

**❶飛躍した結論づけ** ＝不快な現象がこれからも続くと思う

（例：彼女はメールをくれなかった。これからもくれないだろう）

**❷過度の一般化** ＝1つの失敗や失望を人生全体に広げて考える

（例：簡単な計算ができなかった。自分には何もできることがない）

**❸二分割思考** ＝失敗を生来の欠陥によるとし、すべて1か0かで考える

（例：私はすごく頭がいいか、ものすごく悪いかの、どちらかだ）

不快な思いをした時に、この記録表を用います。

左端の欄に、**その思いが浮かんだ時の「出来事」や「考えていたこと」**を記入してください。

左から2番目の欄に**「浮かんだ不快な思い」**を記入してください。例えば「悲しかった」「傷ついた」「腹が立った」などです。また、その脇に、**その度合いを1～10の数値で**記してください。

3番目の欄には、**不快な思い起こさせた「自動思考」**（104ページ参照）を記入してください。例えば「悲しい」と感じたのであれば、なぜ悲しく思ったのか、その「根拠」を探ります。

右端の欄には、**当てはまると思える「認知の歪み」（上の❶～❸）**を記入（可能であれば）してください。

## 思考記録表

| 状　況 | 感　情 | 自動思考 | 思考の誤り |
| --- | --- | --- | --- |
| 不快な感じが始まった時、どんなことをしたり、考えたりしていたか？ | どんな不快感（悲しみ、無気力など）で、どの程度（1～10）だったか？ | 不快感が起こる直前に、どんな考えが心に浮かんだか？ | ①飛躍した結論づけ<br>②過度の一般化<br>③二分割思考<br>に当てはまるか？ |
| | | | |
| | | | |
| | | | |

### 記入例

| 状　況 | 感　情 | 自動思考 | 思考の誤り |
| --- | --- | --- | --- |
| 家計簿をつけたら計算を間違えた | 悲しい ／ 8<br>絶望 ／ 5 | 私の人生はもう終わり | ① |
| 結婚について考えた | 傷ついた ／ 6<br>怒り ／ 7 | 絶対にうまくいかない | ②と③ |
| | | | |

# 都道府県「臨床心理士会」一覧

| 名称 | 住所 | 電話／FAX／E-mail |
| --- | --- | --- |
| 北海道臨床心理士会 | 〒060-0042<br>札幌市中央区大通西18丁目1番地40<br>プログレッシブ・オフィス　401号室 | ―――<br>011-615-4842<br>info@hokkaido-cp.net |
| 青森県臨床心理士会 | 〒036-8065<br>弘前市西城北1-3-7<br>青森県弘前児童相談所内 | ―――<br>017-771-4969<br>aomorisccp@gmail.com |
| 岩手県臨床心理士会 | 〒025-0033<br>岩手県花巻市諏訪500<br>独立行政法人国立病院機構花巻病院<br>心理療法室内 | ―――<br>―――<br>iwate_sccp@mail.goo.ne.jp |
| 宮城県臨床心理士会 | 〒983-0836<br>仙台市宮城野区幸町4-7-2<br>みやぎいのちと人権リソースセンター内 | ―――<br>―――<br>secretary_mcp@yahoo.co.jp |
| 秋田県臨床心理士会 | 〒010-8502<br>秋田市手形学園町1-1　秋田大学<br>教育文化学部附属教育実践総合センター内 | ―――<br>―――<br>akirinshin@r6.dion.ne.jp |
| 山形県臨床心理士会 | 〒990-0023<br>山形市松波2-7-4　山形大学地域教育文化学部<br>附属教職研究総合センター<br>心理教育相談室 | ―――<br>023-624-2847<br>yamagatacp@yahoo.co.jp |
| 福島県臨床心理士会 | 〒970-8551<br>いわき明星大学人文学部心理学科内 | ―――<br>―――<br>fuku-cp@iwakimu.ac.jp |
| 茨城県臨床心理士会 | 〒305-8574<br>つくば市天王台1-1-1<br>筑波大学体育系　坂本研究室内 | ―――<br>050-3145-8256<br>ibaraki_rinshikai@yahoo.co.jp |
| 栃木県臨床心理士会 | 〒320-0857<br>宇都宮市鶴田2-1-8<br>ムギショウビル2F<br>栃木県カウンセリングセンター内 | 028-649-1210<br>028-649-1213<br>tochigi-sccp@npo-tca.jp |
| 群馬県臨床心理士会 | 〒373-0001<br>群馬県太田市西長岡町728番地 | ―――<br>050-3730-8779<br>info@gsccp.jp |
| 埼玉県臨床心理士会 | 〒330-0074<br>さいたま市浦和区北浦和4-6-13<br>ベルコート北浦和301号室 | ―――<br>―――<br>saitamacp-office@khh.biglobe.ne.jp |
| 千葉県臨床心理士会 | 〒260-0014<br>千葉市中央区本千葉町10-23<br>DIKマンション418号 | ―――<br>043-226-1360<br>cpsccp@ybb.ne.jp |

＊掲載情報は変更の可能性がございますので、各ホームページにてご確認ください。

| 名称 | 住所 | 電話／FAX／E-mail |
|---|---|---|
| 神奈川県臨床心理士会 | 〒222-0037<br>横浜市港北区大倉山3-1-25-107 | ―――<br>―――<br>kanagawa-cp@ksccp.jp |
| 東京臨床心理士会 | 〒113-0033<br>文京区本郷2-40-14<br>山崎ビル301 | 03-3818-1176<br>03-3818-1176<br>info@tsccp.jp |
| 新潟県臨床心理士会 | 〒950-0994<br>新潟市中央区上所2-2-3<br>新潟ユニゾンプラザ ハート館2F | 025-284-2345<br>025-284-2345<br>――― |
| 長野県臨床心理士会 | 〒390-8648<br>松本市城西1-5-16<br>城西医療財団 城西病院<br>臨床心理部内 | ―――<br>―――<br>nagano-shinri@muh.biglobe.ne.jp |
| 山梨県臨床心理士会 | 〒400-8555<br>甲府市横根町888<br>山梨英和大学 大学院内 | ―――<br>―――<br>psychoyamanashi@yahoo.co.jp |
| 富山県臨床心理士会 | 〒939-2638<br>富山市婦中町吉谷1-1 | ―――<br>―――<br>toyamakenshikai2008@yahoo.co.jp |
| 石川県臨床心理士会 | 〒920-8557<br>金沢市本多町3-1-10<br>石川中央保健福祉センター 福祉相談部内 | ―――<br>050-3588-7489<br>jimu@shinrishi-ishikawa.com |
| 福井県臨床心理士会 | 〒915-8586<br>福井県越前市大手町3-1-1<br>仁愛大学人間学部心理学科 森研究室 | ―――<br>―――<br>mori@jindai.ac.jp |
| 静岡県臨床心理士会 | 〒420-0856<br>静岡市葵区駿府町1-12<br>財団法人静岡県教育会館内 | ―――<br>054-284-1450<br>ccp-shizuoka@silver.plala.or.jp |
| 愛知県臨床心理士会 | 〒460-0022<br>ループ金山郵便局留<br>（メール便不可） | ―――<br>―――<br>aee06255@nifty.com |
| 岐阜県臨床心理士会 | 〒503-8550<br>大垣市北方町5-50<br>岐阜経済大学岸研究室気付 | ―――<br>―――<br>gifucp@gmail.com |
| 三重県臨床心理士会 | 〒510-0298<br>鈴鹿市郡山町663-222<br>鈴鹿国際大学内<br>三重県臨床心理士会事務局室 | ―――<br>―――<br>mierinsin@m.suzuka-iu.ac.jp |

都道府県「臨床心理士会」一覧（続き）

| 名称 | 住所 | 電話／FAX／E-mail |
|---|---|---|
| 滋賀県臨床心理士会 | 〒520-0047<br>大津市浜大津4-1-1<br>明日都浜大津1階 大津市民活動センターSO内 | ———<br>———<br>——— |
| 京都府臨床心理士会 | 〒611-0041<br>京都府宇治市槇島町千足80<br>京都文教大学臨床心理学部内 | ———<br>075-606-2484<br>——— |
| 大阪府臨床心理士会 | 〒540-0012<br>大阪市中央区谷町2-3-1<br>ターネンビルNO.2　9階 | ———<br>06-6942-5110<br>osakacp@osccp.jp |
| 兵庫県臨床心理士会 | 〒658-8501<br>神戸市東灘区岡本8-9-1<br>甲南大学18号館 心理共同研究室内 | ———<br>———<br>cps@hyogo.email.ne.jp |
| 奈良県臨床心理士会 | 〒631-8585<br>奈良市学園南3-1-3<br>帝塚山大学 | ———<br>———<br>nsccp@tezukayama-u.ac.jp |
| 和歌山県臨床心理士会 | 〒640-8155<br>和歌山市九番丁4-1<br>ラウムズ和歌山九番丁702号<br>和歌山心療オフィス内 | ———<br>———<br>jsccpwakayama@yahoo.co.jp |
| 鳥取県臨床心理士会 | 〒683-8503<br>米子市西町86番地<br>鳥取大学大学院 医学系研究科<br>臨床心理学専攻 菊池研究室内 | ———<br>———<br>kikuchip@med.tottori-u.ac.jp |
| 島根県臨床心理士会 | 〒690-0048<br>松江市西嫁島2-7-7<br>Mオフィス | 0852-28-0221<br>0852-28-0221<br>cp_shimane0221@ybb.ne.jp |
| 岡山県臨床心理士会 | 〒700-0031<br>岡山市北区富町2-15-21<br>一般財団法人河田病院企画室内 | 086-232-2962<br>086-232-2962<br>office@osccp.com |
| 広島県臨床心理士会 | 〒730-0031<br>広島市中区紙屋町1-4-3-802 | ———<br>082-258-3662<br>rinshikai34@gmail.com |
| 山口県臨床心理士会 | 〒755-0805<br>宇部市文京台2-1-1<br>宇部フロンティア大学 高田研究室 | ———<br>———<br>kohda@frontier-u.jp |
| 香川県臨床心理士会 | 〒760-8521<br>高松市幸町1-1<br>香川大学保健管理センター内 | 050-3301-3695<br>050-3301-3695<br>sugioka@cc.kagawa-u.ac.jp |

＊掲載情報は変更の可能性がございますので、各ホームページにてご確認ください。

| 名称 | 住所 | 電話／FAX／E-mail |
| --- | --- | --- |
| 徳島県臨床心理士会 | 〒772-8502<br>鳴門市鳴門町高島字中島748<br>鳴門教育大学<br>臨床心理士養成コース内 | ———<br>———<br>mogura@naruto-u.ac.jp |
| 愛媛県臨床心理士会 | 〒790-0855<br>松山市持田町1-5-22<br>愛媛大学教育実践総合センター<br>信原研究室内 | ———<br>———<br>esccp@nifty.com |
| 高知県臨床心理士会 | 〒782-8502<br>香美市土佐山田町宮ノ口185<br>高知工科大学 共通教育教室 | ———<br>0887-53-9058<br>——— |
| 福岡県臨床心理士会 | 〒810-0042<br>福岡市中央区赤坂1-2-7<br>みずほビル607号 | ———<br>———<br>——— |
| 佐賀県臨床心理士会 | 〒849-0906<br>佐賀市金立町大字金立2215-27<br>佐賀整肢学園こども発達医療センター<br>リハビリテーション科内 | ———<br>———<br>sagarinshikai@izm.bbiq.jp |
| 長崎県臨床心理士会 | 〒852-8558<br>長崎市三ツ山町235<br>長崎純心大学<br>心理教育相談センター内 | ———<br>095-846-3583<br>rinshikai@n-junshin.ac.jp |
| 熊本県臨床心理士会 | 〒861-0142<br>鹿本郡植木町鐙田1025<br>向陽台病院 臨床心理科 | ———<br>———<br>kouyoudai@able.ocn.ne.jp |
| 大分県臨床心理士会 | 〒870-0868<br>大分市野田380<br>別府大学短期学部 大分キャンパス<br>飯田研究室気付 | ———<br>———<br>oitacp.jimu@gmail.com |
| 宮崎県臨床心理士会 | 〒889-2192<br>宮崎市学園木花台西1-1<br>宮崎大学教育文化学部佐藤容子研究室内<br>(古賀総合病院ストレスケア臨床心理室) | ———<br>———<br>miyazaki_rinsyo@yahoo.co.jp |
| 鹿児島県臨床心理士会 | 〒890-0023<br>鹿児島市永吉1-11-1<br>横山病院 臨床心理室内 | ———<br>050-3383-2687<br>sccp-kagoshima@oasis.email.ne.jp |
| 沖縄県臨床心理士会 | 〒904-1201<br>国頭郡金武町字金武7958-1<br>独立行政法人国立病院機構<br>琉球病院 心理療法室内 | ———<br>———<br>office@okisccp.jp |

# 「地域障害者職業センター」一覧

| 名称 | 住所 | 電話／FAX／E-mail |
|---|---|---|
| 北海道障害者職業センター | 〒001-0024<br>札幌市北区北二十四条西5-1-1<br>札幌サンプラザ5階 | 011-747-8231<br>011-747-8134<br>hokkaido-ctr@jeed.or.jp |
| 北海道障害者職業センター<br>旭川支所 | 〒070-0034<br>旭川市四条通8丁目右1号<br>ツジビル5階 | 0166-26-8231<br>0166-26-8232<br>asahikawa-ctr@jeed.or.jp |
| 青森障害者職業センター | 〒030-0845<br>青森市緑2-17-2 | 017-774-7123<br>017-776-2610<br>aomori-ctr@jeed.or.jp |
| 岩手障害者職業センター | 〒020-0133<br>盛岡市青山4-12-30 | 019-646-4117<br>019-646-6860<br>iwate-ctr@jeed.or.jp |
| 宮城障害者職業センター | 〒983-0836<br>仙台市宮城野区幸町4-6-1 | 022-257-5601<br>022-257-5675<br>miyagi-ctr@jeed.or.jp |
| 秋田障害者職業センター | 〒010-0944<br>秋田市川尻若葉町4-48 | 018-864-3608<br>018-864-3609<br>akita-ctr@jeed.or.jp |
| 山形障害者職業センター | 〒990-0021<br>山形市小白川町2-3-68 | 023-624-2102<br>023-624-2179<br>yamagata-ctr@jeed.or.jp |
| 福島障害者職業センター | 〒960-8135<br>福島市腰浜町23-28 | 024-526-1005<br>024-535-1000<br>fukushima-ctr@jeed.or.jp |
| 茨城障害者職業センター | 〒309-1703<br>笠間市鯉淵6528-66 | 0296-77-7373<br>0296-77-4752<br>ibaraki-ctr@jeed.or.jp |
| 栃木障害者職業センター | 〒320-0865<br>宇都宮市睦町3-8 | 028-637-3216<br>028-637-3190<br>tochigi-ctr@jeed.or.jp |
| 群馬障害者職業センター | 〒379-2154<br>前橋市天川大島町130-1 | 027-290-2540<br>027-290-2541<br>gunma-ctr@jeed.or.jp |
| 埼玉障害者職業センター | 〒338-0825<br>さいたま市桜区下大久保136-1 | 048-854-3222<br>048-854-3260<br>saitama-ctr@jeed.or.jp |
| 千葉障害者職業センター | 〒261-0001<br>千葉市美浜区幸町1-1-3 | 043-204-2080<br>043-204-2083<br>chiba-ctr@jeed.or.jp |

＊掲載情報は変更の可能性がございますので、各ホームページにてご確認ください。

| 名称 | 住所 | 電話／FAX／E-mail |
|---|---|---|
| 東京障害者職業センター | 〒110-0015<br>台東区東上野4-27-3<br>上野トーセイビル3階 | 03-6673-3938<br>03-6673-3948<br>tokyo-ctr@jeed.or.jp |
| 東京障害者職業センター<br>多摩支所 | 〒190-0012<br>立川市曙町2-38-5<br>立川ビジネスセンタービル5階 | 042-529-3341<br>042-529-3356<br>tama-ctr@jeed.or.jp |
| 神奈川障害者職業センター | 〒252-0315<br>相模原市南区桜台13-1 | 042-745-3131<br>042-742-5789<br>kanagawa-ctr@jeed.or.jp |
| 新潟障害者職業センター | 〒950-0067<br>新潟市東区大山2-13-1 | 025-271-0333<br>025-271-9522<br>niigata-ctr@jeed.or.jp |
| 富山障害者職業センター | 〒930-0004<br>富山市桜橋通り1-18<br>住友生命富山ビル7階 | 076-413-5515<br>076-413-5516<br>toyama-ctr@jeed.or.jp |
| 石川障害者職業センター | 〒920-0856<br>金沢市昭和町16-1<br>ヴィサージュ1階 | 076-225-5011<br>076-225-5017<br>ishikawa-ctr@jeed.or.jp |
| 福井障害者職業センター | 〒910-0026<br>福井市光陽2-3-32 | 0776-25-3685<br>0776-25-3694<br>fukui-ctr@jeed.or.jp |
| 山梨障害者職業センター | 〒400-0864<br>甲府市湯田2-17-14 | 055-232-7069<br>055-232-7077<br>yamanashi-ctr@jeed.or.jp |
| 長野障害者職業センター | 〒380-0935<br>長野市中御所3-2-4 | 026-227-9774<br>026-224-7089<br>nagano-ctr@jeed.or.jp |
| 岐阜障害者職業センター | 〒502-0933<br>岐阜市日光町6-30 | 058-231-1222<br>058-231-1049<br>gifu-ctr@jeed.or.jp |
| 静岡障害者職業センター | 〒420-0851<br>静岡市葵区黒金町59-6<br>大同生命静岡ビル7階 | 054-652-3322<br>054-652-3325<br>shizuoka-ctr@jeed.or.jp |
| 愛知障害者職業センター | 〒453-0015<br>名古屋市中村区椿町1-16<br>井門名古屋ビル4階 | 052-218-2380<br>052-218-2379<br>aichi-ctr@jeed.or.jp |
| 愛知障害者職業センター<br>豊橋支所 | 〒440-0888<br>豊橋市駅前大通り1-27<br>MUS豊橋ビル6階 | 0532-56-3861<br>0532-56-3860<br>toyohashi-ctr@jeed.or.jp |

「地域障害者職業センター」一覧（続き）

| 名称 | 住所 | 電話／FAX／E-mail |
|---|---|---|
| 三重障害者職業センター | 〒514-0002<br>津市島崎町327-1 | 059-224-4726<br>059-224-4707<br>mie-ctr@jeed.or.jp |
| 滋賀障害者職業センター | 〒525-0027<br>草津市野村2-20-5 | 077-564-1641<br>077-564-1663<br>shiga-ctr@jeed.or.jp |
| 京都障害者職業センター | 〒600-8235<br>京都市下京区西洞院通塩小路下る<br>東油小路町803 | 075-341-2666<br>075-341-2678<br>kyoto-ctr@jeed.or.jp |
| 大阪障害者職業センター | 〒541-0056<br>大阪市中央区久太郎町2-4-11<br>クラボウアネックスビル4階 | 06-6261-7005<br>06-6261-7066<br>osaka-ctr@jeed.or.jp |
| 大阪障害者職業センター<br>南大阪支所 | 〒591-8025<br>堺市北区長曽根町130-23<br>堺商工会議所5階 | 072-258-7137<br>072-258-7139<br>minamiosaka-ctr@jeed.or.jp |
| 兵庫障害者職業センター | 〒657-0833<br>神戸市灘区大内通5-2-2 | 078-881-6776<br>078-881-6596<br>hyogo-ctr@jeed.or.jp |
| 奈良障害者職業センター | 〒630-8014<br>奈良市四条大路4-2-4 | 0742-34-5335<br>0742-34-1899<br>nara-ctr@jeed.or.jp |
| 和歌山障害者職業センター | 〒640-8323<br>和歌山市太田130-3 | 073-472-3233<br>073-474-3069<br>wakayama-ctr@jeed.or.jp |
| 鳥取障害者職業センター | 〒680-0842<br>鳥取市吉方189 | 0857-22-0260<br>0857-26-1987<br>tottori-ctr@jeed.or.jp |
| 島根障害者職業センター | 〒690-0877<br>松江市春日町532 | 0852-21-0900<br>0852-21-1909<br>shimane-ctr@jeed.or.jp |
| 岡山障害者職業センター | 〒700-0821<br>岡山市北区中山下1-8-45<br>NTTクレド岡山ビル17階 | 086-235-0830<br>086-235-0831<br>okayama-ctr@jeed.or.jp |
| 広島障害者職業センター | 〒732-0052<br>広島市東区光町2-15-55 | 082-502-4795<br>082-211-4070<br>hiroshima-ctr@jeed.or.jp |
| 山口障害者職業センター | 〒747-0803<br>防府市岡村町3-1 | 0835-21-0520<br>0835-21-0569<br>yamaguchi-ctr@jeed.or.jp |

＊掲載情報は変更の可能性がございますので、各ホームページにてご確認ください。

| 名称 | 住所 | 電話／FAX／E-mail |
| --- | --- | --- |
| 徳島障害者職業センター | 〒770-0823<br>徳島市出来島本町1-5 | 088-611-8111<br>088-611-8220<br>tokushima-ctr@jeed.or.jp |
| 香川障害者職業センター | 〒760-0055<br>高松市観光通2-5-20 | 087-861-6868<br>087-861-6880<br>kagawa-ctr@jeed.or.jp |
| 愛媛障害者職業センター | 〒790-0808<br>松山市若草町7-2 | 089-921-1213<br>089-921-1214<br>ehime-ctr@jeed.or.jp |
| 高知障害者職業センター | 〒781-5102<br>高知市大津甲770-3 | 088-866-2111<br>088-866-0676<br>kochi-ctr@jeed.or.jp |
| 福岡障害者職業センター | 〒810-0042<br>福岡市中央区赤坂1-6-19<br>ワークプラザ赤坂5階 | 092-752-5801<br>092-752-5751<br>fukuoka-ctr@jeed.or.jp |
| 福岡障害者職業センター<br>北九州支所 | 〒802-0066<br>北九州市小倉北区萩崎町1-27 | 093-941-8521<br>093-941-8513<br>kitakyusyu-ctr@jeed.or.jp |
| 佐賀障害者職業センター | 〒840-0851<br>佐賀市天祐1-8-5 | 0952-24-8030<br>0952-24-8035<br>saga-ctr@jeed.or.jp |
| 長崎障害者職業センター | 〒852-8104<br>長崎市茂里町3-26 | 095-844-3431<br>095-848-1886<br>nagasaki-ctr@jeed.or.jp |
| 熊本障害者職業センター | 〒862-0971<br>熊本市大江6-1-38 4階 | 096-371-8333<br>096-371-8806<br>kumamoto-ctr@jeed.or.jp |
| 大分障害者職業センター | 〒874-0905<br>別府市上野口町3088-170 | 097-503-6600<br>097-503-6601<br>oita-ctr@jeed.or.jp |
| 宮崎障害者職業センター | 〒880-0014<br>宮崎市鶴島2-14-17 | 0985-26-5226<br>0985-25-6425<br>miyazaki-ctr@jeed.or.jp |
| 鹿児島障害者職業センター | 〒890-0063<br>鹿児島市鴨池2-30-10 | 099-257-9240<br>099-257-9281<br>kagoshima-ctr@jeed.or.jp |
| 沖縄障害者職業センター | 〒900-0006<br>那覇市おもろまち1-3-25<br>沖縄職業総合庁舎5階 | 098-861-1254<br>098-861-1116<br>okinawa-ctr@jeed.or.jp |

## 子どもと若者向けの「うつの認知行動療法」

「東京大学大学院教育学研究科附属心理教育相談室」において、子どもと若者向けのうつの認知行動療法を受けることができます。ご希望の方は、下山研究室のHP(http://www.p.u-tokyo.ac.jp/shimoyama/)にアクセスし、内容と連絡先を確認のうえ、お申し込みください。

**主な参考資料**


『職場のうつ　復職のための実践ガイド』(朝日新聞社)

『うつ病をなおす』　野村総一郎著(講談社)

『あなたの身近な人が「新型うつ」かなと思ったとき読む本』倉成央著(すばる舎)

『対人関係療法でなおす うつ病』水島広子著(創元社)

『うつを克服する10のステップ(ユーザー・マニュアル)』ゲアリィ・エメリィ著／前田泰宏・東斉昭彰監訳(金剛出版)

『災害とトラウマ』こころのケアセンター編(みすず書房)

『うつ　家族ができること』関谷透＋下山晴彦監修(池田書店)

## 監修者プロフィール

教育学博士／東京大学大学院教育学研究科教授

### 下山 晴彦 （しもやま・はるひこ）

1957 年生まれ。東京大学教育学部心理学科卒業、東京大学大学院教育学研究科教育心理学専攻第1種博士課程退学。臨床心理学を専門とし、東京大学学生相談所臨床心理士、東京工業大学保健管理センター臨床心理士を歴任、現在は大学で教鞭を執るかたわら、初台関谷神経科クリニックにて臨床心理士を務める。著書（共著・訳・共訳・編纂を含む）は、『認知行動療法—理論から実践的活用まで』（金剛出版）、『テキスト臨床心理学』（誠信書房）等、約 40 冊。

医学博士／三井記念病院精神科部長／東京大学大学院教育学研究科客員教授

### 中嶋 義文 （なかしま・よしふみ）

1961 年生まれ。東京大学医学部医学科卒業、東京大学医学部附属病院、スウェーデン・カロリンスカ医科大病院精神科（1993〜1995 年）を経て三井記念病院勤務（1996 年〜）。現在は精神科臨床のかたわら、東京大学と上智大学で教鞭を執り、官庁・企業の産業医として多くのうつ病を持つ職員の支援を行なっている。著書（共著を含む）に『リエゾン心理士』（星和書店）、『今、心理職に求められていること—医療と福祉の現場から』（誠信書房）、他。

| | |
|---|---|
| 執　筆 | 望月芳子・鈴木健司 |
| 編　集 | 飯田みか |
| イラスト | 須山奈津希 |
| デザイン | プロップ |

家族のための　よくわかるうつ

監修者　下山晴彦・中嶋義文
発行者　池田士文
印刷所　TOPPANクロレ株式会社
製本所　TOPPANクロレ株式会社
発行所　株式会社池田書店
〒162-0851　東京都新宿区弁天町43番地
電話　03-3267-6821(代)
振替　00120-9-60072

落丁・乱丁はおとりかえいたします。

ISBN978-4-262-12349-3



25035503